Matthias Frank

Meine Arztpraxis – erfolgreich im neuen Gesundheitsmarkt

Die besten Strategien, Ideen und Konzepte

www.erfolgreich-im-gesundheitsmarkt.de

Die Internetseite zu Ihrem Buch mit aktuellen nützlichen Zusatzinformationen. U.a. mit

- Praxisbeispielen
- Arbeitsunterlagen
- Checklisten
- Literaturhinweisen

Erfolge ergeben sich nicht zufällig.
Nutzen Sie die Anregungen, Ideen und Informationen aus Buch und Internetseite für sich und Ihre Mitarbeiter.
Als Besitzer dieses Buchs erhalten Sie Ihren Zugang zu **www.erfolgreich-im-gesundheitsmarkt.de** über folgende Zugangsdaten:
Benutzer: **praxis2010**
Zugangscode: **erfolg2010**

Viel Erfolg!

Auch diese Bücher könnten Sie interessieren

Unsere Reihe »Erfolgskonzepte Praxis- & Krankenhaus-Management«

- Kutscher, Seßler
  Kommunikation – Erfolgsfaktor in der Medizin
  Teamführung, Patientengespräch, Networking & Selbstmarketing
  2007. 144 S. 18 Abb. Geb. **€ (D) 29,95**
  ISBN 978-3-540-48590-2

- Papenhoff, Schmitz
  BWL für Mediziner im Krankenhaus
  Zusammenhänge verstehen – erfolgreich argumentieren
  2009. 145 S. 33 Abb. Geb. **€ (D) 39,95**
  ISBN 978-3-540-89178-9

- Ertl-Wagner, Steinbrucker, Wagner
  Qualitätsmanagement & Zertifizierung
  Praktische Umsetzung in Krankenhäusern, Reha-Kliniken, stationären Pflegeeinrichtungen
  2009. 204 S. 48 Abb. Geb. **€ (D) 39,95**
  ISBN 978-3-540-89084-3

- Schurr, Kunhardt, Dumont
  Unternehmen Arztpraxis – Ihr Erfolgsmanagement
  Aufbau – Existenzsicherung – Altersvorsorge
  2009, 178 S. 91 Abb. Geb. **€ (D) 39,95**
  ISBN 978-3-540-48559-9

- Schüller, Dumont
  Die erfolgreiche Arztpraxis
  Patientenorientierung – Mitarbeiterführung – Marketing
  3. Aufl. 2010. 192 S. 20 Abb. Geb. **€ (D) 39,95**
  ISBN 978-3-642-00733-0

- Papenhoff, Platzköster
  Marketing für Krankenhäuser und Reha-Kliniken
  Marktorientierung & Strategie, Analyse & Umsetzung, Trends & Chancen
  2010. 152 S. 30 Abb. in Farbe. Geb. **€ (D) 39,95**
  ISBN 978-3-540-89090-4

- Hollmann
  Führungskompetenz für Leitende Ärzte
  Motivation, Teamführung, Konfliktmanagement im Krankenhaus
  2010. 200 S. 30 Abb. Geb. **€ (D) 44,95**
  ISBN 978-3-642-05264-4

- Frank
  Meine Arztpraxis – erfolgreich im neuen Gesundheitsmarkt
  Die besten Strategien, Ideen und Konzepte
  2010. 190 S. 15 Abb. Geb. **€ (D) 39,95; €**
  ISBN 978-3-540-89088-1

- Stiller
  Übernahme und Gründung einer Arztpraxis
  Entscheidungsfindung, Organisation, Kooperationen, EDV, Finanzen, Recht
  2010. 200 S. 40 Abb. Geb. **€ (D) 39,95**
  ISBN 978-3-642-04544-8
  Erscheinungstermin: August 2010

Matthias Frank

Meine Arztpraxis – erfolgreich im neuen Gesundheitsmarkt

Die besten Strategien, Ideen und Konzepte

Mit 20 Abbildungen und 12 Tabellen

Springer

Dr. med. Matthias Frank
Am Brurain 12
76187 Karlsruhe

E-Mail: mb.frank@t-online.de
www.erfolgreich-im-gesundheitsmarkt.de

ISBN-13 978-3-540-89088-1 Springer-Verlag Berlin Heidelberg New York

Bibliografische Information der Deutschen Nationalbibliothek
Die Deutsche Nationalbibliothek verzeichnet diese Publikation in der Deutschen Nationalbibliografie; detaillierte bibliografische Daten sind im Internet über http://dnb.d-nb.de abrufbar.

Springer Medizin
Springer-Verlag GmbH
Ein Unternehmen von Springer Science+Business Media

springer.de

Printed in Germany

Planung: Hinrich Küster, Heidelberg
Projektmanagement: Claudia Bauer, Heidelberg
Lektorat: Dr. med. Monika Merz, Sandhausen
Layout und Umschlaggestaltung: deblik Berlin
Satz: TypoStudio Tobias Schaedla, Heidelberg

SPIN: 12546787

Gedruckt auf säurefreiem Papier 22/2126/cb – 5 4 3 2 1 0

Für Lisa-Marie und Paulina

Geleitwort

Matthias Frank, darin lässt er schon im 1. Abschnitt dieses Buches keinen Zweifel, sieht sich als Unternehmer und eine Arztpraxis (auch) als Unternehmen. Daraus ergibt sich für ihn, und das ist das Erfrischende an seinen Ausführungen, ein Perspektivwechsel: Die Praxis orientiert sich nicht mehr an äußeren Systemanforderungen allein, sondern versucht ein eigenes Profil zu bilden. So werden aus Mitarbeitern Menschen in einem Team, aus anderen Akteuren im Gesundheitswesen werden Kooperationspartner, aus kurzfristigen Reaktionen werden Projekte. Völlig unverkrampft kann man wie er dann auch mit Themen, die für manche Niedergelassenen noch Reizwörter sind, wie »Evidenzbasierte Medizin« oder »Disease-Management-Programm« umgehen. Wie ein roter Faden zieht sich der Gedanke selber pro-aktiv zu gestalten, statt gestaltet zu werden, durch die vielen Beispiele und Praxistipps. Dabei spart Frank nicht an interessanten Zitaten und kleinen Anekdoten, die den Leser immer wieder zum Nachdenken und Schmunzeln bringen.

Für die ständige Verbesserung als Unternehmensziel spielt für den Autor das Praxisteam und seine Interaktion mit dem Patienten eine zentrale Rolle. Nur wer genau weiß, was seine Patienten wollen und wer auf gute Kommunikation mit ihnen achtet, wird hier erfolgreich sein. Dafür liefert Frank erfahrungsbasierte Beispiele: Von Info-Materialien, der Gestaltung von Praxistagen für die Patienten, bis hin zur Pressearbeit greift er tief in die Werkzeugkiste.

Auch wenn man wie ich nicht allen Vorschlägen, wie z. B zur Schmerztherapie folgen will, bietet das Buch doch eine Fülle von Anregungen, von denen viele sich leicht in den Praxisalltag integrieren lassen. Man muss es nur zulassen. Oder, wie es der Autor ganz prägnant sagt: »Erfolg beginnt im Kopf«. Von daher macht die Lektüre auch Mut und erscheint mir als gute Prophylaxe des oft zitierten »Burn-out« geeignet.

Heidelberg, im März 2010

Prof. Dr. med. Joachim Szecsenyi, Dipl. Soz.
Ärztlicher Direktor der Abteilung Allgemeinmedizin
und Versorgungsforschung an der Universität Heidelberg

Vorwort

Viele sind hartnäckig in Bezug auf den einmal eingeschlagenen Weg, wenige in Bezug auf das Ziel.
Friedrich Nietzsche (1844–1900), deutscher Philosoph

Wenn alle das Gleiche machen, kann es keinen Erfolg bringen. Leider scheuen sich viele ärztliche Kollegen vor Erneuerungen und lassen sich lieber leiten, anstatt den Weg zum Erfolg selbst zu gestalten. Wenn Sie sich lieber anpassen, dann legen Sie dieses Buch am besten gleich zur Seite.

Oder Sie wollen etwas bewegen. Sie sind davon überzeugt, dass man die Zukunft aktiv gestaltet und Zukunft nicht etwas ist, was einem widerfährt. Sie suchen eine solide Ausgangsbasis für Ihre unternehmerischen Entscheidungen, stellen sich den Herausforderungen und gehen Veränderungen offensiv an. Dieses Buch ist Ihr Routenplaner, der Ihnen den Weg weist und die notwendigen Rahmenbedingungen schafft. Ambitionierte Ziele und Kernkompetenzen sind hierbei die Säulen, auf die Sie bauen werden. Sie erfahren, wie Sie Ihrer Praxis ein eigenes Profil geben und wie andere Sie als Experten wahrnehmen. Sie lernen Erfolg versprechende Wege und Konzepte kennen, um eine exzellente Qualität zu erreichen, die Patientenzufriedenheit und Patientenbindung garantiert. Sie entwickeln zukunftsfähige Ziele und Strategien für Ihre Arztpraxis und sorgen für einen Wertzuwachs in Ihrem Unternehmen.

Gute Strategien entstehen in einem Prozess von Kreativität und Kommunikation. Doch sie bewirken nur dann etwas, wenn auf die Ideen Handlungen folgen. Wer beides vereint, kann die Spielregeln am Gesundheitsmarkt verändern. Lassen Sie sich aber nicht verunsichern. Wer einen eigenen Weg geht abseits ausgetretener Pfade, eckt häufig an. Skeptiker werden nicht müde zu mahnen, dass Sie doch den bequemeren Weg beibehalten sollten, so wie alle anderen auch. Wer Veränderungen jedoch nicht offensiv angeht und Trends ignoriert, verspielt seine Zukunft und übersieht eine Vielzahl von Chancen vor allem dort, wo man sie am wenigsten vermutet.

Erfolge ergeben sich nicht zufällig. Deshalb steckt in diesem Praxis- und Arbeitsbuch weit mehr, als Sie bisher gewohnt sind. Zahlreiche Beispiele, Literaturhinweise, Arbeitsunterlagen und Checklisten dienen direkt der Umsetzung in der Arztpraxis und finden sich auf der zugehörigen **Homepage** (**www.erfolgreich-im-gesundheitsmarkt.de**). Mit dem ganz am Anfang dieses Buches angegebenen **Benutzernamen und Zugangscode** haben Sie Zugang und können weitere interessante Themen und wichtige Informationen abrufen. So wird dieses Buch zu Ihrem persönlichen Praxisguide, der Sie dabei unterstützt Ihre Zukunft als niedergelassener Arzt oder Ärztin aktiv zu gestalten.

Einen Schritt im Voraus zu sein, das macht den Erfolg aus.

Karlsruhe, im Juni 2010 — Matthias Frank

Inhaltsverzeichnis

1 Spielregeln auf dem Weg nach oben 1
1.1 Der Arzt als Unternehmer 2
1.2 Perspektiven öffnen 5
1.3 Bewährtes hinterfragen 8
1.3.1 Qualität der ärztlichen Behandlung 9
1.3.2 Evidenzbasierte Medizin und evidenzbasierte Leitlinien 10

2 Erfolgsprinzipien 13
2.1 Inhabergeführte Praxis 13
2.2 Raumgestaltung und Corporate Identity 14
2.3 Suche nach dem Erfolgsgeheimnis 15
2.4 Differenzierungsmerkmale 16
2.4.1 Persönliche Servicequalität 16
2.4.2 Innovation und Wandel 17
2.5 Persönliche Erfolgsstrategie 19
2.5.1 Konkurrenz und Marktumfeld 19
2.5.2 Management der Arztpraxis 20
2.5.3 Informationen, Ideen und Notizen im schnellen Zugriff 21
2.5.4 Analyse der Praxisstruktur 21
2.6 Wachstum statt Budgetzwänge 22

3 Von der Arztpraxis zur Marke 25
3.1 Prävention 27
3.2 Lassen Sie sich durch andere Branchen inspirieren 28
3.3 Schritt für Schritt zu mehr Qualität 30
3.3.1 Begeistern 31
3.3.2 Erfolgsfaktor Impfmanagement 32
3.3.3 Vorsorge und Früherkennung 43
3.3.4 Arzt als Gesundheitscoach 44
3.3.5 Lebensstil 47
3.4 Kompetenzzentrum Prävention 57
3.4.1 Handlungspfad für die Betreuung von Diabetikern 57
3.4.2 Resümee 60

4 Tipps und Tools 63
4.1 Kreativitätstechniken – Wie entstehen Ideen? 63
4.1.1 Delphi-Methode 64
4.1.2 Systematik der kreativen Ideenfindung 65
4.2 Menschen statt Mitarbeiter 76
4.2.1 Exzellenz in der Teamarbeit 77
4.2.2 Kommunikation 78
4.3 Machen Sie sich interessant 85
4.3.1 Öffentlichkeitsarbeit 86
4.3.2 Erfolgreiche Pressearbeit 87
4.3.3 Pressemitteilung 88
4.3.4 Raus aus der Routine 89

5 Die andere Zukunft 97
5.1 Welt der modernen Medizin 98
5.2 Konzentration auf das Wesentliche 102
5.3 Erfolg beginnt im Kopf 104
5.4 Für die Patienten oder für wen arbeiten Sie? 105
5.5 Ziele definieren und Strategien entwickeln 107
5.6 Stärken stärken und Besonderheiten identifizieren 109
5.7 Bausteine für die erfolgreiche Arztpraxis ...111
5.7.1 Mach es zu Deinem Projekt 111
5.7.2 Legen Sie das Fundament 112
5.7.3 Projekte und Projektmanagement 113
5.7.4 Vorbereitung – Projektstart 115
5.7.5 Ohne Planung geht es nicht – Projektorganisation 116
5.7.6 Kennzahlen und Nachbesprechung 118
5.8 Was motiviert Menschen? 120

6 Patientenorientierung durch qualifizierte Schmerztherapie 123
6.1 Betreuung des Schmerzpatienten 124
6.2 Schmerzsprechstunde in der Arztpraxis 125
6.3 Behandlungsmöglichkeiten harmonisieren 127
6.4 Naturheilverfahren in der Arztpraxis 128
6.4.1 Schröpftherapie und Canthariden-pflaster 131
6.4.2 Blutegeltherapie 132
6.4.3 Neuraltherapie 132
6.4.4 Akupunktur 133
6.4.5 Triggerpunkttherapie 135
6.4.6 Homöopathie 135
6.5 Integrative Schmerztherapie 135
6.6 Mögliche Kooperationsform für Ärzte 137

7 Über das Vergnügen, sich ein Profil zu geben ... 139
7.1 Kunst, zu überzeugen ... 141
7.1.1 Rhetorische Kompetenzen ... 142
7.1.2 Zielgerichtet und erfolgreich präsentieren ... 144
7.1.3 Souverän präsentieren und vortragen ... 145
7.2 Kein Tag wie jeder andere ... 149
7.2.1 Patientenbetreuung einmal anders ... 150

8 Erfolg beginnt im Kopf ... 161
8.1 Fundament ... 161
8.2 Qualitätsmanagement als Grundlage des Erfolgs ... 163
8.2.1 Qualitätsmanagerin der Arztpraxis ... 164
8.2.2 Von Qualität zum Qualitätsmanagement ... 165
8.2.3 Richtlinien für Qualitätsmanagement ... 168
8.2.4 Überprüfung der Umsetzung ... 169
8.3 Schritt für Schritt zu mehr Qualität mit Handlungspfaden ... 169
8.3.1 Wie Sie herausfinden, was Ihre Patienten erwarten ... 171
8.3.2 Nachfrage beim Patienten ... 173
8.3.3 Patientenorientierung ... 174
8.4 Qualitätsorientierte Zukunft: Besser werden und besser bleiben ... 175

9 Wissen kompakt ... 177
9.1 Arztbehandlungen dürfen nichts kosten? ... 177
9.1.1 Privatpatienten und Selbstzahler ... 178
9.1.2 Rechnungslegung bei IGeL ... 179
9.1.3 Abrechnung nach der GOÄ ... 179
9.2 Einfach organisiert ... 183
9.2.1 Organisationsstrategien ... 184
9.3 Ziele und Motive ... 184

Stichwortverzeichnis ... 187

Der Autor

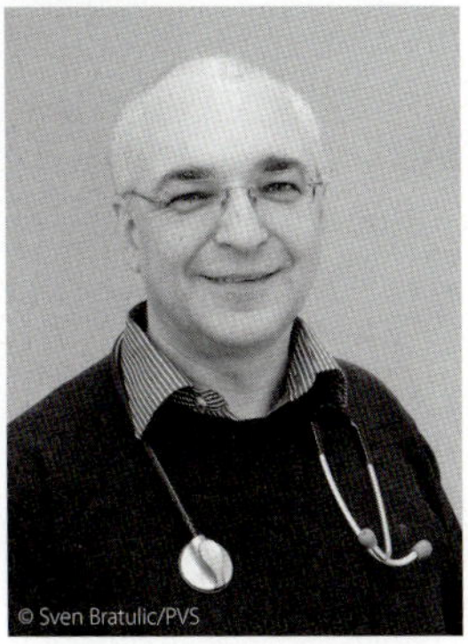

Dr. Matthias Frank

Facharzt für Allgemeinmedizin – Akupunktur – Naturheilverfahren und Rehabilitationswesen.

Dr. Frank ist in eigener Arztpraxis in Karlsruhe niedergelassen. Als akademische Lehrpraxis der Universität Heidelberg engagiert sich Dr. Frank auch in der Aus- und Weiterbildung von Medizinstudenten.

Seine besondere Qualifikation als Referent und Experte zu den Themen Qualitäts- und Praxismanagement, Impfmanagement und Prävention beweisen zahlreiche Veröffentlichungen. Er ist Autor mehrerer Bücher u.a. »Qualitätsmanagement in der Arztpraxis – erfolgreich umgesetzt«.

Seine Praxis war eine der ersten Hausarztpraxen in Deutschland, die nach DIN ISO zertifiziert wurde. Darüber hinaus ist er Geschäftsführer der Privatärztlichen Berufsausübungsgemeinschaft in Karlsruhe.

Spielregeln auf dem Weg nach oben

Überwinde Dich anzufangen, und Du hast bereits das Meiste getan.
Carl Peter Fröhling (*1933), Germanist und Philosoph

Sind Sie fit für den Wettbewerb?

Gesundheit und ewige Jugend gelten als die größten Sehnsüchte der Menschen und vieles wird unternommen, um sie zu erhalten oder zu erreichen. So soll der sagenhafte König Gilgamesch, der etwa 2600 v. Chr. in Mesopotamien lebte, zeitlebens auf der Suche nach dem Unsterblichkeitselixier gewesen sein. Zwar können wir keine 969 Jahre alt werden wie der in der Heiligen Schrift erwähnte Methusalem; durch wirtschaftliche Entwicklungen, gesellschaftliche Errungenschaften und den medizinischen Fortschritt jedoch nimmt in den westlichen Ländern die Lebenserwartung der Menschen stetig zu. Hierdurch eröffnen sich neue Lebensphasen und Perspektiven, in denen dank guter körperlicher Gesundheit und geistiger Fitness auch ältere Menschen länger aktiv bleiben können. Wie gesund wir im Alter sind wird allerdings von vielen Faktoren beeinflusst, maßgeblich aber durch unser eigenes Verhalten. Es liegt in unserer individuellen Freiheit, ob wir rauchen und ständig an Gewicht zunehmen oder ob wir aktiv die eigene Gesundheit in die Hand nehmen und fördern.

Aufgrund ihres wachsenden Gesundheitsbewusstseins und ihres Bedürfnisses, die eigene körperliche und geistige Vitalität möglichst lange zu erhalten, werden ältere Menschen zu einer der bedeutendsten Konsumentengruppe, die beständig und gewissenhaft in ihre persönliche Gesundheit investiert. Diese Entwicklungen werden sich in den bevorstehenden Jahren mit einer noch größeren Dynamik fortsetzen und den Gesundheitsmarkt entscheidend verändern. Ein weiterer Grund hierfür ist, dass die Themen Gesundheit, Sport und Ernährung derzeit en vogue sind und zu einem wesentlichen Anteil moderner Lebensstile wurden. Davon abgesehen ist das Thema Gesundheit inzwischen allgegenwärtig, im unmittelbaren Alltag ebenso wie in der öffentlichen Diskussion.

Unsere Patienten entwickeln sich zunehmend zu selbstbewussten »Kunden«, die Gesundheit konsumieren wollen. Sie werden selbst aktiv, von der Suche nach Informationen über Krankheitsbilder und geeigneten Präventionsmaßnahmen bis hin zu Bezugsquellen von Medikamenten und Lifestyle-Produkten. Hierdurch wird ein Teil des medizinischen Bedarfs maßgeblich von der Patientennachfrage und somit von den Wettbewerbskräften im Gesundheitsmarkt bestimmt. Folge ist, dass die Patienten in Zukunft mehr Mitsprache einfordern und ihren Anspruch an medizinische Einrichtungen deutlich erhöhen werden. Die Patienten erwarten ein umfassendes und ganzheitliches Gesundheitskonzept. Dieses muss auch Bedürfnisse befriedigen, die jenseits der bloßen Behandlung von Krankheiten liegen. Arztpraxen werden die angebotenen Leistungen deshalb verstärkt an den Wünschen ihrer Patienten ausrichten und sich »kundenorientiert« verhalten müssen.

Fitness- und Gesundheitsboom

Personal Trainer gab es zuerst in den USA und dort vor allem in der Künstlerszene Kaliforniens, wo Fitness und Sportlichkeit seit den frühen 70er-Jahren des letzten Jahrhunderts eine immer größere Rolle spielten. Besser situierte Menschen mit höherem Einkommen und wenig Freizeit begannen sich mit Hilfe von persönlichen Trainern fit zu halten.

Gegenwärtig treten die Lohas auf den Plan. Das Kürzel steht für »Lifestyle of Health and Sustainability«, einen Lebensstil, bei dem konsumfreudige Menschen besonderen Wert auf ihre gute Gesundheit legen. Lohas sind individuelle Konsumenten mit hochgradig individualisierten Ansprüchen an Produkte und Dienstleistungen. Sie orientieren sich an unmittelbaren körperlichen Wohlfühlbedürfnissen und somit natürlich am Megatrend Gesundheit. In den USA machten Trendforscher schon vor Jahren auf die Lohas aufmerksam und identifizierten vor allem Prominente als deren Galionsfiguren.

Auch in Deutschland erreicht die Gruppe inzwischen eine beachtliche Zahl. Mit diesem Fitness- und Gesundheitsboom entstand auch in Deutschland ein umfangreicher Markt, was an den unzähligen Fitness-Studios erkennbar ist. Dort führen die persönlichen Trainer neben der obligatorischen Geräteeinweisung zusätzlich Einzeltraining mit Personen durch, die eine besondere Betreuung wünschen, z. B. zur Gesunderhaltung, zur Steigerung der körperlichen Leistungsfähigkeit, zum Abnehmen oder als Vorbereitung zum ersten Marathon. Aber auch Anti-Aging-Medizin und Männergesundheit zählen zum medizinischen Mainstream, nicht nur in den USA, sondern auch in Europa. Diese Trends führen zu einem kontinuierlichen Wandlungsprozess, der an Dynamik gewinnt und auch den deutschen Gesundheitsmarkt stetig verändert.

Solche Erneuerungen sind immer durch Instabilität gekennzeichnet und erfordern deshalb eine schnelle Anpassung an die sich ändernden Bedingungen. Sie stellen außerordentlich hohe Anforderungen auch an das Management einer Arztpraxis. Der Druck auf Arztpraxen, sich den neuen Strukturen und veränderten Anforderungen zu stellen, wird weiter steigen. Der Wandel im Arzt-Patienten-Verhältnis macht darüber hinaus ein Umdenken in der Praxisorganisation notwendig. Beratung, Information und Serviceorientierung werden künftig die wesentlichen Erfolgsfaktoren sein.

Tipp

Kooperationen – etwa im Rahmen überörtlicher Berufsausübungsgemeinschaften – bieten eine sehr gute Möglichkeit, sich den veränderten Marktbedingungen anzupassen.

1.1 Der Arzt als Unternehmer

Im Wettbewerb der Gesundheitsmärkte reicht medizinisches Fachwissen alleine nicht mehr aus, um mit dem »Unternehmen« Arztpraxis erfolgreich am modernen Gesundheitsmarkt bestehen zu können. Als Dienstleistungsunternehmen wird eine Arztpraxis infolgedessen künftig wie ein mittelständisches Unternehmen geführt werden müssen. Das Praxisteam wird hierbei laufend eine am Gesundheitsmarkt orientierte Analyse und Planung sämtlicher Marktaktivitäten vornehmen. Etwas einfacher ausgedrückt meint der Sachverhalt, dass sich jeder Arzt, wenn es auch schwer fällt, die Begriffe **Marketing**, **Ökonomie**, **Konkurrenzanalyse** und **Werbung** zu eigen machen muss. Wie Sie schnell erkennen können, beschäftigen wir uns nun schon nach kurzer Zeit mit betriebswirtschaftlichen Inhalten des Praxisbetriebes.

Aber nicht nur Einblicke in gesamtwirtschaftliche Zusammenhänge, sondern auch die Beschäftigung mit der aktuellen Wirtschaftspolitik wird zunehmend wichtiger, um den ökonomischen Erfolg der eigenen Arztpraxis auf Dauer zu sichern. Anerkennung und Gelingen sind nämlich nicht das Ergebnis einer entscheidenden und glücklichen Wendung, sondern resultieren aus einer Vielzahl von Faktoren, Erfolg versprechenden Strategien, erkannten Gelegenheiten, Ideen, Kreativität und – persönlichem Engagement.

Deshalb bestimmen in erster Linie auch nicht der Standort der Praxis oder das Fachgebiet über den Erfolg oder Misserfolg, sondern nur vorausschauendes und zukunftsorientiertes Denken. Die Anforderungen an den Arzt sind hierbei vielfältig. Er muss nicht nur sein Unternehmen managen, die Mitarbeiter führen, betriebswirtschaftliche Kenntnisse vorweisen, Marktdifferenzierung betreiben und Marketingmaßnahmen als Instrument der Patientenbindung verstehen, sondern auch weitreichende Veränderungen aktiv angehen und sich auf Patientenpräferenzen, Qualität und Schnittstellen konzentrieren. Er muss die Praxisabläufe effektiv organisieren und darf auch sein Privatleben und die Familie nicht vernachlässigen – **Work-Life-Balance**.

Für viele Ärzte ist es schon immer selbstverständlich, der Versorgung der Patienten und dem Beruf die höchste Priorität einzuräumen. Sie halten am Beruf als Berufung fest und sind davon überzeugt, dass diese Einstellung unerlässlich ist, um ihre Tätigkeit jederzeit stimmig ausüben zu können. Diese persönliche Sicht verlangt eine inhaltlich und zeitlich nahezu unbegrenzte Hingabe zum Beruf. Natürlich ist das Verhältnis zwischen Arzt und Patient im Allgemeinen ein anderes, als das eines Anbieters von Konsumartikeln. Und in der Geschichte der Kulturen und Gesellschaften bestanden schon immer spezifische Vorstellungen darüber, was man von einem Arzt erwarten kann. Doch niemand – auch nicht wir Ärzte – sollte sich zum Sklaven seines Berufes machen und das Gefühl haben, ständig im Dienst sein zu müssen. Es gibt eine Unzahl von menschlichen und fachlichen Anforderungen und viele Risiken für uns Ärzte, überstarke Belastungen zu erleben. Die Auswirkungen dieser Belastungen sind vielfältig und die Auslöser für Stressreaktionen haben auch ganz unterschiedliche Gesichter. Stress wird ausgelöst durch ein zu hohes Arbeitspensum, Zeitdruck, Überforderung, Ärger mit Patienten oder Mitarbeitern. Und immer wieder kommt es auch vor, dass Sie durch ein Telefonat aus dem Patientengespräch herausgerissen werden. Sie haben nie Zeit und den Eindruck, Sie hetzen ständig dem Terminkalender und den Patienten hinterher. Das alles führt zu persönlichen Überlastungen, Interessenskonflikten und Problemen damit Job, Familie, Freunde und die eigenen Interessen zu berücksichtigen. Am Ende bleibt nur noch der Beruf übrig, das Arzt sein. Sie realisieren nicht mehr, dass nicht nur der berufliche Erfolg Ihre Zufriedenheit dauerhaft sichern kann. Und Sie respektieren Ihre Grenzen nicht. In Folge führen diese Überlastungen und Grenzüberschreitungen zu emotionaler Erschöpfung, einem Symptom für Burnout.

Auch ein Arzt muss in der Lage und bereit sein, sich selbst wahrzunehmen und mit seinen Kräften und Möglichkeiten zu haushalten. Denn die eigene Gesundheit ist die Voraussetzung für die eigene Arbeits- und Leistungsfähigkeit. Es ist ein Irrtum zu meinen, dass Berufstätigkeit und Privatleben kaum zu vereinbaren seien, und man sich für eines von beiden entscheiden müsse. Besonders viele Unternehmer leben vor und zeigen, dass das so nicht stimmen muss. Helfen kann Ihnen eine gute Work-Life-Balance, also das ausgewogene Gleichgewicht zwischen Beruf und persönlichem Leben. Dank dieser Balance – Gesundheit und Erholung, Leistung und Arbeit, Familie und Privatleben – werden Sie nicht nur entspannter und zufriedener sein, sondern auch die Zusammenarbeit in Ihrem Team verbessern und die Qualität Ihrer Arbeit erhöhen können. Das zu erreichen ist nicht einfach und erfordert ein besonderes Gefühl für die eigenen Bedürfnisse und einen cleveren Umgang mit Interessenskonflikten. Sie müssen ein Gefühl für neue Perspektiven und Aufgaben entwickeln, aus Widerständen Energie für wichtige Veränderungen gewinnen und dem Praxisteam erfolgreiche Wege zu bestmöglichen Ergebnissen weisen. In diesem Sinne wird ein Arzt auch zum Unternehmer.

Arztpraxis im Wettbewerb

Alle Unternehmen haben Mitbewerber. Je mehr Anerkennung ein Unternehmen hat, desto größer wird aber auch die Konkurrenz. Hüten Sie sich davor, Ihre Konkurrenten zu ignorieren und sie zu verkennen. Im Prinzip sind diejenigen Konkurrenten am problematischsten, die Ihrer Arztpraxis am meisten ähneln. Denn die Patienten werden den Unterschied zwischen Ihrer und der Praxis des Kollegen gleichen Fachgebietes kaum erkennen. Das bedeutet, die Angebote der Dienstleistung gleichen sich, und die Patienten nehmen die Praxen als austauschbar wahr. Deshalb muss Ihre Devise lauten: **Differenzierung**.

Dabei dürfen Sie sich aber nicht auf einen einzelnen Wettbewerbsvorteil verlassen, sondern Sie sollten Ihre Vorteile immer wieder durch neue ersetzen. **Service- und Zusatzleistungen** werden von Patienten allgemein sehr geschätzt. Nicht nur bei der Behandlung von Krankheiten bestimmt die Nachfrage das Angebot, sondern auch beim Service und bei den zusätzlichen Angeboten der Praxis. Zusatzleistungen erhöhen nicht nur die Patientenbindung, sondern bringen über Empfehlungen auch viele neue Patienten. Vielfach werden Zusatzleistungen zwar erbracht, aber es wird kein Wort darüber verloren. Deshalb ist jeder Arzt darauf angewiesen, durch Marketing und Werbung auf seine Leistungen aufmerksam zu machen. Erfolgreiches Marketing zahlt sich immer aus.

! Nur wenn Arztpraxen ihren Patienten zukünftig einen besonderen Nutzen bieten, werden sie sich von den Wettbewerbern differenzieren können.

Die Zukunft des Gesundheitswesens

Wenn es angesichts demographischen Wandels und sinkender Geburtenrate, wegen anhaltender Arbeitslosigkeit und mäßiger Aussichten auf hohes Wirtschaftswachstum zukünftig vermehrt an Beitragszahlern der gesetzlichen Krankenversicherung mangelt, wenn Überalterung mit Anstieg chronischer Erkrankungen und medizinischer Fortschritt die Gesundheitsversorgung per se teurer machen, müssen unsere Politiker viel Phantasie aufbringen um die Finanzierung unseres Gesundheitswesens auch weiterhin garantieren zu können. Medizinische Leistungen werden vermutlich rationiert und somit – wenn auch möglichst geringfügig – eingeschränkt werden müssen. So genannte Kostendämpfungsmaßnahmen sind gewiss unvermeidlich, der Weg in eine Zwei-Klassen-Medizin ist hierdurch aber vorgezeichnet. Aber nicht nur unsere Politiker sind gefordert. Gilt es doch zu verhindern, dass unser gesamtes Gesundheitswesen immer tiefer in die Krise gerät. Auch Krankenkassenvertreter, die Kassenärztlichen Vereinigungen und unsere gewählten Ärztevertreter müssen gemeinsam an einem Strang ziehen, damit die Rahmenvorgaben des Gesundheitssystems optimal gestaltet sind und sich Lösungen für die Herausforderungen der Zukunft finden.

Manch ein Entscheidungsträger oder Meinungsbildner hat die Probleme vielleicht noch nicht realisiert und stellt sich pragmatischen Lösungen in den Weg und in der gegenwärtigen Diskussion seine Kompetenz als unangreifbar dar. Man hat aber immer gute Gründe, vermeintlichen Autoritätspersonen zu misstrauen. Eine Bestandaufnahme der Entwicklung der letzten Jahre zeigt einen nahezu unüberschaubaren Dschungel mit strengen Reglementierungen und zunehmender Bürokratisierung des Gesundheitswesens mit nur schwer zu verstehenden Zusammenhängen.

> »Wenn ich ein Wort benutze«, sagte Humpty Dumpty ziemlich höhnisch, »bedeutet es nur, was ich es bedeuten lassen will – nicht mehr und nicht weniger.«
> »Die Frage ist«, sagte Alice, »ob Sie den Wörtern so viele verschiedene Bedeutungen verleihen können.«
> »Die Frage ist«, antwortete Humpty Dumpty, »wer die Macht hat – das ist alles.«

Dieser aufschlussreiche Dialog von Lewis Carroll in »Alice hinter den Spiegeln« beweist, wie man durch den Gebrauch der Sprache Macht ausüben kann. Deshalb sollte man nicht immer allen Dichtungen Glauben schenken, die uns manche Experten tagtäglich schildern. So werden sie nicht müde ständig zu behaupten, dass die Alterung der

Bevölkerung, die Kosten für notwendige Medikamente und vor allem die Honorare für uns Ärzte für den derzeitigen Kostendruck im Gesundheitswesen verantwortlich seien. Durch regelmäßige und gebetsmühlenartige Wiederholungen wird diese Behauptung aber nicht wahrer. Was den Druck auf die Beitragssätze verursacht, ist derzeit sicherlich nicht eine Kostenexplosion, sondern ein **Einnahmenproblem**. Richtig ist, dass durch die hohe Arbeitslosigkeit, Minijobs, Frühverrentung und die Fehlbeträge mancher Krankenkassen finanzielle Mittel zur gesetzlichen Krankenversicherung fehlen.

Eine weitere dieser zum wiederholten Male aufgeführten Ansichten ist, dass sich mehr Fortschritt in der Medizin nur durch mehr Geld erreichen lässt. Dass dies so nicht immer zutrifft, hat beispielsweise die Entdeckung von Helicobacter pylori und dessen kostengünstige Behandlung mit modernen Antibiotika bewiesen. Eine andere besonders attraktive Neuentwicklung ist die Impfung gegen Humane Papillomviren (HPV). Der Impfstoff kann, wie aktuelle Studien gezeigt haben, eine hohe Zahl der Gebärmutterhalskarzinome verhindern.

Fast eine halbe Millionen Säuglinge und Kleinkinder erkranken jedes Jahr in Deutschland an einer Gastroenteritis durch Rotaviren. Das ist umso bedauerlicher, weil hochwirksame Impfstoffe gegen Rotaviren zur Verfügung stehen. Die bisherige Datenlage ist eindeutig, denn die Rotavirus-Impfung verhindert die Erkrankung durch Rotaviren eindeutig. In einer weltweiten Studie mit 70.000 Säuglingen wurde die hohe Wirksamkeit der Impfung nachgewiesen. Die Impfung verhindert 98% der schwer verlaufenden Rotavirus-Durchfälle. In weiteren Studien wurde gezeigt, dass eine Impfung gegen Rotaviren die durch das Virus bedingten Krankenhauseinlieferungen und Notfallbehandlungen um bis zu 95% senken kann. Zudem wurde festgestellt, dass die stationäre Behandlung eines an Rotaviren erkrankten Säuglings Behandlungskosten von rund 2.100 € verursacht. Die number needed to treat (NNT) beträgt in diesem Fall 35. Das bedeutet, dass um eine solche Behandlung – eines an Rotaviren schwer erkrankten Säuglings – verhindern zu können, nur 35 Säuglinge geimpft werden müssten.

Die **number needed to treat (NNT)** wird in der evidenzbasierten Medizin (EBM) herangezogen, um den Nutzen einer Behandlung in der Praxis zu beurteilen. Sie gibt an, wie viele Patienten mit einer bestimmten Therapie behandelt werden müssen, um im Vergleich zu einer anderen Therapie ein positives Ereignis herbeizuführen. Welche andere medizinische Maßnahme ist so effektiv und Kosten einsparend wie **Impfungen**? Ein Schlüssel zur Gesunderhaltung mit massiven Spareffekten sind Impfungen par excellence. Sie kosten meist nur wenig, retten aber viele Menschenleben oder verhindern lebenslange Beeinträchtigungen. Grund genug für uns Ärzte, dem Thema Impfungen einen besonderen Stellenwert einzuräumen und unseren Patienten unbeirrt die notwendigen Impfungen zu verabreichen – und deren Gesundheit durch die Impfung konsequent zu schützen.

1.2 Perspektiven öffnen

Unsere Patienten werden künftig nicht nur eine einheitliche Behandlungsqualität auf höchstem Niveau voraussetzen, sondern den gezielten Einsatz aktuellen medizinischen Wissens und neuer Therapieverfahren unbeirrt einfordern. Die Bereitschaft, nur standardisierte Dienstleistungen zu erhalten, wird nicht mehr gebilligt, denn immer häufiger werden sich insbesondere jüngere Patienten als umfassend informierte und mitverantwortliche Partner der Behandlungsabläufe verstehen.

Für die Patienten sind Gesundheitsinformationen heute leichter zugänglich als zu früheren Zeiten. Durch die zunehmende Verbreitung des Internets als Informationsmedium auch für die medizinische Versorgung haben unsere Patienten ebenfalls Zugang zu aktuellen Forschungsberichten, Expertenmeinungen, medizinischen Leitlinien, Anbieteradressen, Bewertungsportalen über niedergelassene Ärzte und Benchmarking-Ergebnissen. Das Angebot umfasst inzwischen sowohl allgemeine Gesundheitsseiten als auch spezialisierte Seiten für ausgesuchte Patientengruppen. Zunehmende Individualisierung und ungebremster medizinischer Fortschritt führen zusätzlich dazu, dass die Nachfrage und die Erwartungen an das medizinisch Machbare deutlich zunehmen.

Mit Kernkompetenzen Vertrauen schaffen

Zu den Kernaufgaben jedes Unternehmens gehört es, Wettbewerbsvorteile aufzubauen. Hierfür sind günstige Voraussetzungen insbesondere dann gegeben, wenn das eigene Leistungsangebot in der Wahrnehmung der Patienten so positiv erscheint, dass sie es der Konkurrenz vorziehen. In Unternehmen und Organisationen mit hohem Serviceanteil verspricht ein exklusiver, geradliniger und patientenorientierter Service den größten Erfolg. Gleichzeitig spielen in der Strategiearbeit aber auch die Entwicklung und der Aufbau von Kernkompetenzen eine entscheidende Rolle. Kernkompetenzen zu haben und zu managen bedeutet, einzigartige Fähigkeiten und Prozesse aufzubauen. Mit anderen Worten: Die Segel bestimmen den Kurs und nicht der Wind.

Die Erfahrungen meiner eigenen Praxistätigkeit haben gezeigt, dass vor allem durch eine konsequente **Patientenorientierung** und **Dienstleistungsqualität** und deren Umsetzung in einem **systematischen Qualitätsmanagement** deutliche Chancen zur Erlangung von Wettbewerbsvorteilen bestehen.

Wer die Qualität seiner Dienstleistungen verbessern will, kommt nicht umhin, Informationen über die Zufriedenheit der Patienten zu erheben. Hierzu gibt es umfangreiche Möglichkeiten. Sie können eine Patientenumfrage sowohl in Papierform als auch über die Homepage starten oder ausgesuchte Patienten anhand standardisierter Fragen persönlich interviewen. Wenn Sie dann noch ausführliche Mitarbeitergespräche und Umfragen bei Ihren Lieferanten, Ärzten in den nahe liegenden Kliniken und bei den Apothekern durchführen, lässt sich aus diesen Beobachtungen und Erkenntnissen die **eigene Standortbestimmung** sehr gut ableiten. Eine fundierte Qualitätswahrnehmung ist ein wichtiger Baustein der Kernkompetenzanalyse. Sie erhalten neue und wertvolle Impulse, die nun auch zu einer Umstrukturierung Ihrer Praxisorganisation führen sollten.

Die größte Herausforderung ist hierbei aber sicherlich, die eigenen Wünsche und Ziele zu definieren und die **Neuorientierung** konsequent umzusetzen. Hierzu muss innerhalb des Praxisteams ein fruchtbares Klima für Veränderungen geschaffen werden und ein Umdenken im Hinblick auf ein neues Verständnis von Personalmanagement, Mitarbeiterführung und Organisation erfolgen. Kernkompetenzen zu formen bedeutet, Ballast abzuwerfen und maßgeschneiderte Angebote für Ihre Patienten zu schaffen, die einen augenfälligen Nutzen bieten und nicht imitierbar sind. Hierzu sollten Sie nicht nur entsprechende Informationen generieren und aufarbeiten, sondern Ihren Patienten möglichst etwas bieten, was sie sonst nirgends bekommen. Es erzeugt große Unzufriedenheit bei den Patienten, wenn Mindestanforderungen nicht erfüllt werden. Umfassende Anamnese, Diagnostik und Therapie lege artis sind Basisanforderungen an eine moderne ärztliche Praxis und keine Stärken.

Auf dem Weg zum Kompetenzzentrum

Zusätzliche Praxisangebote stellen einen wesentlichen Ansatzpunkt für die Differenzierung dar. Sie werden von den Patienten häufig nicht ausdrücklich gewünscht oder artikuliert. Zu diesen Punkten zählen Ernährungsberatung, Raucherentwöhnung, Informationen über körperliche Bewegung und der Wunsch, selbst etwas für die eigene Gesundheit zu tun. Sorgen Sie sich um die Gesundheit Ihrer Patienten und erfassen Sie deren Bedürfnisse!

Prävention ist ein entscheidender Schlüsselfaktor. Die Arztpraxis als erste Anlaufstelle für die Patienten sollte die zentrale Rolle in Prävention und Früherkennung spielen, denn nicht nur Menschenleben können gerettet, sondern auch Kosten eingespart werden. Früherkennung bedeutet eine kürzere und weniger belastende Behandlung sowie bessere Heilungschancen für die Patienten. Die Erkenntnis des deutschen Philosophen Arthur Schopenhauer gilt in besonderem Maße: »Gesundheit ist zwar nicht alles – aber ohne Gesundheit ist alles nichts«.

Nutzen Sie die Gelegenheit sich mit Prävention und aktivem Impfmanagement am Gesundheitsmarkt zu positionieren und hierdurch ein hoch qualifiziertes Kompetenzzentrum zu gestalten.

Die Liste ärztlicher Präventionsangebote und denkbarer Präventionsleistungen ist sehr lang. Die folgende Übersicht gibt nur einen kleinen Ausschnitt vorstellbarer Module wieder.

Kompetenzzentrum Prävention: Module zur Gesundheitsberatung

- **Impfungen:**
  Impfung gegen Herpes zoster, Pertussis- und HPV-Impfung; Schutzimpfungen für Erwachsene: Indikations- und Auffrischimpfungen; Impfkalender für Kinder und Jugendliche, Impfempfehlungen und Prophylaxe für Auslandsreisende
- **Vorsorge- und Früherkennung, Screening:**
  Herz-Kreislauf-Vorsorge, Schlaganfall- und Thrombose-Check, Hormon-Status, Krebsvorsorgeuntersuchungen
- **Anti-Aging:**
  Hormonersatztherapie, Multivitalstoffpräparate zur Prophylaxe, Radikale und oxidativen Stress reduzieren, Antioxidantien
- **Bewegungs- und Sportberatung – auch für Kids:**
  Fitness-Check, Ergometrie mit Laktat-Messung, Beratung zu Ausdaueraktivitäten. Kein modernes Präventionskonzept ohne entsprechendes Bewegungsprogramm. Rückenschule
- **Ernährungsberatung und Lebensstiloptimierung, Nahrungsumstellung und körperliche Aktivität:**
  Body-Mass-Index und Bioimpedanz-Analyse, Ernährungsberatung und Diätetik, körperliche Aktivität, Belastungsuntersuchungen
- **Raucherentwöhnungsseminare – auch für rauchende Kids:**
  Lungenfunktionsdiagnostik und Belastungsuntersuchungen, Ernährungsberatung und Diätetik, körperliche Aktivität, Lebensstiloptimierung, pädagogische Intervention für rauchende Kids
- **Stressbewältigungsprogramme – auch für Kids:**
  Entspannungsübungen: Yoga, Qi Gong, Autogenes Training; Tiefenmuskelentspannung.

Vielen Menschen wird eine angemessene Prävention vorenthalten, obwohl Prävention bessere Lebensqualität bedeutet. Jedes Modul hat direkte Auswirkungen auf die Gesundheit des Einzelnen und zielt auf die Vermeidung von Risikofaktoren.

Das Angebot kann mit zahlreichen Kursangeboten zur Prävention, beispielsweise im Rahmen ärztlicher Kooperationsformen, abgerundet werden. So können Yoga, Qi Gong, Kochkurse, Stretching, Fitness-Training und Nordic Walking zum Programm gehören. Auch die Verbindung von Schul- und Alternativmedizin ist bei den Patienten sehr beliebt. Deshalb sollten Sie sich gewissermaßen als Gesundheitscoach Ihrer Patienten verstehen. Der Begriff Coach meint im eigentlichen Sinne die Unterstützung des Einzelnen. Gemeinsam erarbeiten Sie mit Ihrem Patienten einen individuellen Plan mit konkreten und realistischen Zielen aus. Dieser muss permanent überprüft, modifiziert und nach gewissen Zeitspannen die vereinbarten Ziele auch erreicht werden. Als Gesundheitscoach unterstützen Sie Ihren Patienten bei der Umsetzung.

Tipp

- Betrachten Sie ein Projekt aus jeder möglichen Perspektive.
- Nehmen Sie nichts als gegeben hin.
- Steigern Sie mit attraktiven Zusatzangeboten das Wohlbefinden Ihrer Patienten.
- Wenn eine Vorsorgeuntersuchung nützen soll, müssen die Menschen auch zur Teilnahme ermutigt werden.
- Eine frühe Diagnose verbessert nicht nur die Prognose, sondern spart auch Folgekosten

Wenn Sie diesen Weg konsequent verfolgen und darüber hinaus gekonnt kommunizieren, Sie die Mitarbeiter motivieren und diese teamfähig sind, bringen Sie gute Voraussetzungen mit, um sich im Wettlauf des Gesundheitsmarkts eindeutig zu positionieren. Allerdings müssen Sie bei Ihren Entscheidungen immer langfristig denken, denn es gibt stets mehrere Wege, Abzweigungen und

Möglichkeiten, die genutzt werden können. Immer wenn Sie Prioritäten setzen, müssen Sie die relative Wichtigkeit erkennen und die Umstände entsprechend berücksichtigen. Außerdem sollten Sie bereit sein, Ihre eigenen Regeln jederzeit auch wieder zu ändern. Vergessen Sie nicht, dass die Referenz einer Arztpraxis nicht von alleine entsteht. Sie muss erarbeitet, erhalten und notfalls auch verteidigt werden. Auch Reputation muss gemanagt werden.

Tipp

Patientenorientierung setzt voraus, dass eine am Patienten orientierte Einstellung existiert.

Wenn Sie heutzutage mit Ihrer Arztpraxis erfolgreich sein wollen, brauchen Sie eine große Portion Entschlossenheit, Durchhaltevermögen und einen festen Glauben an die eigene Sache. Jede Verbesserung hat direkte Auswirkungen auf die Qualität Ihrer persönlichen Arbeit, Sicherheit, Effizienz und Zuverlässigkeit. Neuorientierung ist notwendig. Das bedeutet aber nicht, dieselben alten Möbel in denselben alten Räumen umzustellen. Vielmehr ist grundlegendes Umdenken und Neustrukturierung notwendig. Dabei sollten Sie über den Tag hinaus denken, einige einfache Regeln beachten und Verbesserungen bei Kosten, Qualität und Service anstreben. Im Kern der gesamten Anstrengungen steht nur die **Frage nach dem Ziel**. »Wo will ich hin?«

1.3 Bewährtes hinterfragen

Ich kann, weil ich will, was ich muss.
Immanuel Kant (1724–1804), deutscher Philosoph

Was zeichnet besonders erfolgreiche Praxisteams aus? Vielleicht der bisherige Berufsweg des Arztes und dessen Bekanntheit in der Fachwelt und Öffentlichkeit? Oder sind es ganz andere Faktoren, wie z. B. die Organisation der Praxis als Ganzes oder das Equipment? Spielt vielleicht ein Qualitätsmanagementsystem die wesentliche Rolle oder gar die Ausstrahlung des Praxisinhabers?

Als Allererstes sollten Sie sich zurücklehnen, bereit sein Ihre Denkweise zu ändern und offen für Neues sein, denn sonst reproduzieren Sie nur das Altbekannte. Vielleicht hilft Ihnen zunächst eine gute Flasche Wein und ein Schreibblock, um ein erstes, tragfähiges und sinnvolles Praxiskonzept zu entwickeln. Bedenken Sie hierbei aber unbedingt, dass viele gute Ideen Zeit brauchen, um zu reifen, dass Gedankenfülle oder Intuition nicht das Elementare sind, sondern nur deren Ergebnisse. Gute Praxisstrategien entstehen in einem Prozess von Überlegen, Schreiben, Bearbeiten, Skizzieren, Diskutieren und vielleicht auch Verwerfen. Ich möchte Sie ermutigen, eine neue Richtung zu entwickeln, Ideen zu sehen, die bisher vielleicht noch nicht geäußert wurden. Hierbei sollte eine Ihrer wichtigsten intellektuellen Aufgaben sein herauszufinden, was Sie wirklich wollen und was Sie denken. Sie sollten deshalb bekannte Pfade verlassen und zunächst einen neuen Standpunkt definieren, eine andere Auffassung formulieren und schließlich Veränderungen bewirken.

Tipp

Nebensächlich ist, vor welcher Ausgangssituation Sie stehen. Das Ziel ist immer dasselbe: ein erfolgreiches und wachsendes Unternehmen.

Haben Sie auch die Konkurrenzpraxen, das Marktumfeld und die gesundheitspolitischen Entscheidungen in Ihrem Blickwinkel? Wenn ja, gilt es auch hieraus die richtigen Schlüsse zu ziehen. Verlassen Sie sich vor allem nicht darauf, dass Ihre Konkurrenten inkompetenter sind als Sie. Das könnte sich schnell ändern, denn auch Ihre Konkurrenz kann jederzeit mehr Kompetenz erwerben. Deshalb geht es auch darum, Fähigkeiten zu entwickeln, die Ihre Konkurrenten eben nicht besitzen. Hinterfragen Sie deshalb Vorhandenes und schaffen Sie Alternativen. Wesentlich für Ihren Erfolg ist, dass Sie viel versprechende Chancen erkennen und sich darauf konzentrieren, diese in frühe Erfolge umzusetzen. Anders ausgedrückt: Wenn die Ziele der Praxis und die Strategien feststehen, ist es wichtig, dass Sie den Fokus auf die Realisierung legen. Mit frühen Erfolgen begeistern Sie nicht nur Ihre Patienten, sondern stärken auch die Glaubwürdigkeit Ihres Unternehmens. Nehmen Sie sich allerdings nicht zu viel auf einmal vor, denn sonst könnten Sie aussehen wie Steven Leacocks verwirrter Reiter, der »aufs Pferd sprang und gehetzt in alle Richtungen davon ritt«.

Zeitmanagement und Mitarbeitermotivation

Ein gutes Zeitmanagement ist im Arbeitsalltag unerlässlich. Setzen Sie die richtigen Prioritäten und planen Sie ausreichend Zeit für die Vorbereitungen ein, damit Sie den ersten Stand jederzeit aktualisieren und vervollkommnen können. Ihre Notizen dienen hierbei als erste Skizze, die die Umsetzung von Zielen in Aktivitäten ermöglicht. Ihre Strategie sollte aber immer ein dynamischer Prozess sein und sich den sich ändernden Bedingungen kontinuierlich anpassen.

! Nehmen Sie sich nicht zu viel auf einmal vor, da Sie sonst Gefahr laufen sich zu verzetteln. Legen Sie deshalb Prioritäten und Ziele ebenso fest wie die Etappenziele.

Wichtig scheint mir in diesem Zusammenhang, dass nicht irgendwelchen Vorbildern nachgeeifert wird, sondern jedes Praxisteam es bewältigt, eine eigene – also individuelle – Identität aufzuspüren. Die Mitarbeiterinnen durch persönliches Engagement zu überzeugen und ergebnisorientiert nach neuen Wegen zu suchen hilft ebenso wie offen für Hinweise von außen zu sein. In jeder Phase der Veränderung müssen Ihre Mitarbeiterinnen das Gefühl haben, dass etwas Neues, Richtiges und Zukunftsfähiges geschieht. Geben Sie deshalb zu erkennen, dass sich die Dinge in Ihrer Praxis verändern werden und zeigen Sie, wofür Sie stehen. Wenn es Ihnen gelingt, ein schlagkräftiges Praxisteam auf die Beine zu stellen, haben Sie ein unschätzbares und leistungsstarkes Werkzeug der Wertschöpfung.

Tipp
Ein echter Vorsprung entsteht erst durch die vertrauensvolle Zusammenarbeit im Praxisteam.

1.3.1 Qualität der ärztlichen Behandlung

Wir alle kennen es zur Genüge. Die Qualität unserer Arbeit unterscheidet sich bisweilen. Da sind die besonders guten Tage, an denen alles entspannt von der Hand geht und wir eine herausragende Qualität liefern. Im Gegensatz hierzu dann Tage von eher schlichter Kompetenz. Kein leichtes Unterfangen, sich dieses einzugestehen. Vor allem, wenn man bedenkt, dass wir Ärzte täglich mit einer Vielzahl von Fragen und Problemen aus den unterschiedlichsten Fachgebieten konfrontiert werden. Zum Glück haben wir gelernt, mit diesen Fragen umzugehen, wirksame Mechanismen anzuwenden und zu handeln, ohne vielleicht jede medizinische Frage sofort und exakt beantworten zu können. Und ohne jedes Patientenproblem vollständig zu lösen. Dabei wird uns gelegentlich bewusst, dass wir Ärzte auch bei unsicherer und prinzipiell unvollkommener wissenschaftlicher Erkenntnis unter Handlungszwang stehen.

Entscheidungen müssen vom behandelnden Arzt häufig auch aufgrund von Erfahrung und Intuition getroffen werden, vielfach nehmen wir unsere wissenschaftliche Unwissenheit vielleicht auch gar nicht mehr wahr. Wie steht es dann aber um die Qualität unserer Arbeit? Wir dürfen nämlich keinesfalls vergessen, dass das Ergebnis unseres ärztlichen Handelns für den betroffenen Patienten unter Umständen weitreichende Konsequenzen hat. Konsequenzen, die sein weiteres Leben wesentlich bestimmen. Wie wir aus vielfältiger Erfahrung wissen, wird mit dem Einsatz einer medizinischen Maßnahme zwar immer ein bestimmtes Ziel – nämlich dem Patienten zu helfen – verfolgt. Dies bedeutet jedoch keineswegs, dass die gewählte Maßnahme auch immer geeignet ist, das Ziel zu erreichen. Können wir aus diesen Beschränkungen einen Ausweg finden?

Um diese Frage zu beantworten, wollen wir kurz in die Vergangenheit blicken. In den 60er-Jahren des vergangenen Jahrhunderts wurde die erste neonatologische Arbeitsgemeinschaft Deutschlands gegründet, Anfang der 70er-Jahre dann die Münchner Perinatologische Arbeitsgemeinschaft. Ziel war es, die damals in München hohe Säuglingssterblichkeit zu senken. In der weiteren Entwicklung wurde dann in Bayern die erste Perinatalerhebung durchgeführt. Auf Basis der Daten dieser ersten Qualitätssicherungsmaßnahme entwickelte sich ein reger Austausch zwischen niedergelassenen Frauenärzten und Pädiatern mit dem Ziel, die Qualität ihrer Arbeit konsequent zu verbessern. Das Besondere daran ist, dass niedergelassene Ärzte erstmals die Qualität ihrer Arbeit hinterfragten und hierdurch die Basis für qualitätssichernde Maßnahmen aus dem Bedürfnis schufen, die ärztlichen Leistungen zu messen, zu verbessern und diagnostische und therapeutische Entscheidungen zu begründen.

Genau das ist der Grundgedanke strategischer Praxisorganisation und der evidenzbasierten Medizin. Im Kern geht es um die Frage, wie man als Arzt eine hervorragende Medizin planbar machen kann, so dass die Qualität der Diagnostik und Therapie nicht dem Zufall überlassen wird. Im Prinzip lautet die Formel für diese strategische Praxisorganisation – dem Qualitätsmanagement – systematisch Qualitätsziele festzulegen und deren Erreichen zu überprüfen und hierdurch zu gewährleisten, dass jeder Patient die optimale Versorgung, frei von Zufälligkeiten erhält.

! Qualitätsmanagement ist kein statischer Prozess, sondern entwickelt sich kontinuierlich weiter.

Die Geschichte ist hier aber noch nicht zu Ende. Nachdem man gesehen hatte, dass durch die bloße Erhebung einer Statistik keine Reduzierung der Säuglingssterblichkeit zu erreichen war, begannen die Kollegen sich gegenseitig über die eigenen Behandlungsergebnisse zu informieren. Die Mitglieder der Arbeitsgruppe hatten hierbei auch keine Scheu, sich in Konferenzen auszutauschen, um eigene Fehler darzustellen und zu diskutieren. Das Ziel war, durch eine minutiöse Analyse der Krankengeschichte eines verstorbenen Kindes herauszufinden, ob der Verlauf schicksalhaft war oder ob Teile der Diagnostik und Therapie hätten besser gemacht werden können. Eine beeindruckende Leistung der Kollegen.

Auch dieser Grundgedanke wurde zwischenzeitlich übernommen und weiterentwickelt. Unter der Internet-Adresse www.jeder-fehler-zaehlt.de können Ärzte anonym mit gesicherter Internetverbindung über Fehler und kritische Ereignisse in ihrer Praxis berichten. Um ein gemeinsames Lernen aus den Fehlern zu ermöglichen, werden die Auswertungen dem interessierten Arzt und Fachpublikum zugänglich gemacht. Ein Blick in diese Homepage lohnt in jedem Fall.

1.3.2 Evidenzbasierte Medizin und evidenzbasierte Leitlinien

Viele Ärzte haben Vorbehalte gegenüber diesen beiden Begriffen, denn wenn es um den eigenen Glauben geht, ist man alles andere als offen für Veränderungen. Wenn wir aber nicht das Wesentliche vom weniger Wesentlichen unterscheiden, verlieren wir leicht die Maßstäbe und den Überblick. Lassen Sie mich deshalb die Grundzüge dieser Prinzipien – evidenzbasierte Medizin und evidenzbasierte Leitlinien – skizzieren.

Da unsere alltägliche Praxis immer rastloser und die Zeit zur Lektüre von Fachzeitschriften und zur Reflexion des Gelesenen immer gedrängter wird, ist eine **Orientierungshilfe** notwendig, um sich nicht in den Texten zu verlieren. Wer sich konzentriert und die wissenschaftliche Literatur optimal zu nutzen weiß, läuft nicht Gefahr, sich in aussichtslosen Experimenten zu verstricken.

Übersichtsartikel sind ziemlich beliebt. Vielleicht erinnern Sie sich noch an Ihre eigenen Beiträge zu medizinisch-wissenschaftlichen Themen, die Sie während Ihres Studiums, beispielsweise zur Vorbereitung eines Seminars oder im Rahmen Ihrer Dissertation, ausgearbeitet haben. Meistens allerdings wird eine anerkannte Autorität um einen Übersichtsartikel gebeten, damit, wie bei guten Übersichten üblich, sowohl der nationale als auch der internationale Aspekt berücksichtigt wird. Wenn Autoren ausgesucht werden, die als anerkannte Experten auf ihrem Gebiet gelten, ist es offensichtlich, dass diese auch über die meisten Kenntnisse und Unterlagen verfügen, die für die Übersicht notwendig sind. Beim Verfassen des Übersichtsartikels bedient sich der Autor allerdings der Methode des narrativen Reviews und gibt einen Überblick, der nicht auf standardisierte und objektive Weise ausgewählt und analysiert wurde. Darüber hinaus gibt es auch zumeist etwas kürzere Übersichtsartikel, medizinische Broschüren und Richtlinien, die von Pharmafirmen oder anderen kommerziellen Anbietern in Auftrag gegeben werden und medizinische Produkte aus der Angebotspalette der Auftraggeber thematisieren. Zwischenzeitlich bildete sich ein Markt für Zeitschriften heraus, die sich auf narrative Reviews spezialisierten.

Auch Experten- und Konsensuskonferenzen werden immer häufiger abgehalten. Teilweise erarbeiten die Experten widersprüchliche Empfehlungen. Häufig entwerfen diese Konsensuskonferenzen Empfehlungen für die Arztpraxis, ohne dass an der Erarbeitung dieser Empfehlungen auch nur ein einziger niedergelassener Arzt beteiligt gewesen wäre. Auch heute noch sind einige der medizinischen Fachgesellschaften im Besonderen der Meinung, dass die Versammlung von Fachärzten einer bestimmten Disziplin automatisch Gewähr dafür bietet, dass eine qualitätsgesicherte Medizin betrieben wird. Und wir als niedergelassene Ärzte sollen auch weiterhin anerkennen, dass die moderne Medizin das ist, was ihre Autoritäten für richtig halten!

Evidenzbasierte Medizin (EBM) stellt die Abkehr von der bisherigen, autoritär gesteuerten Medizin dar, wobei die zentrale Forderung der EBM die wissenschaftliche Belegbarkeit medizinischer Maßnahmen ist, als Ergänzung der ärztlichen Erfahrung. EBM möchte also Fachwissen und Erfahrung kombinieren, ganz im Sinne von David Sackett: »Die Praxis der EBM bedeutet die Integration individueller klinischer Expertise mit der bestmöglichen externen Evidenz aus systematischer Forschung«.

Medizinische Entscheidungen zur Diagnose und Therapie erfolgen nur in der Minderheit der Fälle gemäß dem besten, wissenschaftlich gesicherten Wissen. Häufig bestimmt eine Mischung aus Erfahrung und Intuition das Vorgehen in Klinik und Praxis. Aus dieser Erkenntnis ist in den angelsächsischen Ländern die evidenzbasierte Medizin entstanden. Mit der Einführung der EBM ist eine systematische Bewertung in die medizinische Versorgung eingezogen. Die Sammlung dieser Informationen für ein spezifisches Gesundheitsproblem kann in evidenzbasierten Handlungsempfehlungen, den **evidenzbasierten Leitlinien**, ihren Niederschlag finden. Diese wiederum sind die medizinische Grundlage für die Disease-Management-Programme.

Ein weiteres Instrument im medizinischen Qualitätsmanagement sind die systematisch entwickelten **Leitlinien** als Entscheidungshilfen für Ärzte und Patienten. Diese sind gedacht als Empfehlungen für die tägliche Praxis und haben der Übersichtlichkeit wegen den Charakter von Algorithmen. Hierdurch gelingt es, medizinisches Wissen nach den Kriterien der EBM in Form von Empfehlungen als Ablaufdiagramme darzustellen und damit eine Orientierung für qualitätsgesichertes Handeln zu vermitteln.

Das persönliches Engagement der Gynäkologen und Pädiater in München, das zur Perinatal- und Neonatalerhebung führte, sowie ein seit 1992 verbindliches Programm zur Qualitätssicherung in der Herzchirurgie machen deutlich, wie hochmotivierte Ärzte qualitative Verbesserungen in der Patientenversorgung erreichen können. Voraussetzung hierfür ist eine sehr enge und vertrauensvolle Zusammenarbeit aller Beteiligten. Die Kollegen erkannten frühzeitig, dass der Erfahrungsaustausch mit anderen Ärzten für die richtige Einschätzung der eigenen Leistung unabdingbar ist. In diesem Sinne haben sie flächendeckend Programme zur Qualitätssicherung in der Medizin eingeführt. Der Weg kann anstrengend sein und ist lang, er kann in einer Sackgasse enden oder geradewegs zum Ziel führen. Er nimmt vielleicht Monate, wenn nicht Jahre in Anspruch. Doch wer ihn geht, wird immer belohnt. Dabei gilt Karl Poppers Erkenntnis, dass »alles Leben letztendlich Problemlösen ist und dass dieses Problemlösen stets von der Methodik des Trial and Error begleitet und geprägt ist«.

Tipp

Machen Sie Ihre besten Informationsquellen ausfindig und arbeiten Sie nach den Kriterien der evidenzbasierten Medizin.

Zum erfolgreichen Wandel gibt es derzeit keine Alternative, denn auch für Arztpraxen gelten neue wirtschaftliche Spielregeln. Sich darauf einzustellen heißt, die eigene Praxis besser zu organisieren, neue Strukturen und Abläufe zu entwickeln und sich den Veränderungen rechtzeitig anzupassen. Die Vorgabe ist: der Weg von der Arztpraxis zum erfolgreichen Dienstleistungsunternehmen.

Sie sollten erkennen, dass Fortschritt nur durch Veränderung geschehen kann und dass Sie als Unternehmer bessere Chancen haben werden, wenn Sie aktives Management betreiben anstatt passiv auf Veränderungen zu reagieren. Sie haben es in der Hand, Entwicklungen zu beeinflussen, um so zu den wünschenswerten Ergebnissen zu gelangen. Sie sollten die Verhältnisse nicht so hinnehmen, wie sie derzeit sind. Fertigen Sie ein Portfolio an, das Ihnen ständig den Weg zeigt, denn erst die Fokussierung bringt neben der Teamarbeit den gewünschten Erfolg.

> Es ist mir nie gelungen, ein wirklich gutes Team an erfolgreicher Arbeit zu hindern.
> Hubertus von Grünberg, deutscher Topmanager

Zusammenfassung

- **Kurswechsel**
  Weder die Fachrichtung noch der Standort einer Arztpraxis ist bestimmend für den Erfolg. Entscheidend ist, dass sich der Arzt als Unternehmer versteht, unternehmerisch handelt und denkt. Innovation bedeutet, etwas grundsätzlich anderes zu schaffen, das positive Auswirkungen für die Patienten hat. Der gute Ruf eines Unternehmens entsteht nicht von alleine. Er muss gezielt aufgebaut, erhalten und gemanagt werden.
- **Demographie als Chance**
  Wenn sich die Rahmenbedingungen ändern, muss Bewährtes auf den Prüfstand. Da vor allem ältere Patienten die Zielgruppe der Zukunft sind, ist richtungweisendes Denken notwendig. Disease-Management-Programme konzentrieren sich auf überschaubare Aktivitäten und sorgen dafür, dass alle Patienten nach dem aktuellen Stand der modernen Medizin optimal behandelt werden – nicht nur der überwiegende Teil.
- **Partner finden**
  Netzwerken ist intelligentes Beziehungsmanagement. Setzen Sie auf Arbeitsteilung mit Kollegen. Spezialisieren Sie sich auf bestimmte Krankheitsbilder. Wer einen Wettbewerbsvorteil haben will, muss vor allem auf direkten und möglichst fehlerfreien Service setzen. Strategische Partnerschaften tragen dazu bei Marktpositionen aufzubauen, die fokussiert und konzentriert sind. Gewinner werden Praxisteams sein, die alle Chancen entdecken, welche sich durch eine außergewöhnliche Zusammensetzung der Informationskette ergeben.
- **Eigene Standards entwickeln**
  Durch Qualitätsmanagement wird eine Verbesserung der Qualität in allen relevanten Abläufen einer Arztpraxis angestrebt. Evidenzbasierte Medizin (EBM) sollte die Basis einer qualitätsgesicherten Arbeit sein. EBM ist hierbei aber mehr als die Lektüre wissenschaftlicher Veröffentlichungen. EBM bedeutet, dass Sie nach wissenschaftlichen Beweisen fragen, Antworten auf die Fragen systematisch suchen und Ihr Vorgehen in Diagnose und Therapie entsprechend anpassen.

Erfolgsprinzipien

There was never any more inception than there is now.
Walt (Walter) Whitman (1819–1892), amerikanischer Dichter

»Niemals war mehr Anfang als jetzt«, so lautet sinngemäß die Übersetzung des vorangestellten Zitats von Walt Whitman. Unser Gesundheitssystem ist im Wandel. Gehen Sie die Veränderungen offensiv an und sehen Sie dies als Chance.

2.1 Inhabergeführte Praxis

Gegenüber Medizinischen Versorgungszentren, Kliniken und großen Gemeinschaftspraxen haben Sie einen augenscheinlichen Vorteil, den Sie nicht unterschätzen sollten. Ihre Arztpraxis ist ein inhabergeführter Betrieb. Darauf sollten Sie sich unbedingt besinnen. Denn solche »persönlichen« Arztpraxen haben nicht nur eine besondere Ausstrahlung, sondern eine Qualität, die nur durch Sie, den Inhaber, geprägt wird. Ein Medizinisches Versorgungszentrum oder eine der unzähligen Kliniken verfügt zwar über hinreichend finanzielle Möglichkeiten, um sich die neueste Architektur oder die modernste Technik leisten zu können. Aber in den Details, dem Geist und Stil ist jede der inhabergeführten Arztpraxen diesen großen und unpersönlichen Unternehmen um Längen überlegen.

Ein Beispiel: Insbesondere meine Ehefrau erreicht immer wieder, unseren Patienten diesen menschlichen Faktor zu vermitteln und das Gefühl der Geborgenheit zu geben. Sie gestaltet die Praxis, schafft Räume, die eine besondere Ausstrahlung haben und beobachtet aus der Distanz und vor allem aus Sicht der Patienten. Sie achtet darauf, dass immer wieder frische Blumen auf der Rezeption und in den Sprechzimmern stehen, Staubfussel entfernt werden, ein Bild gerade gerückt wird. Die Atmosphäre wird deshalb einzigartig und ist nicht imitierbar. Das Besondere an der Praxis ist, dass sie durch diesen Charakter eindeutig als Familienunternehmen identifizierbar ist.

Vor allem die mittelständischen Firmen werden vielfach von ihren Unternehmenspersönlichkeiten geprägt. Viele, auch sehr große Unternehmen stehen häufig mit dem Familiennamen für ihre Leistungen. Der Inhaber exponiert sich gegenüber den

Mitarbeitern, den Kunden, den Lieferanten. Lassen Sie mich dies an einem weiteren Beispiel aufzeigen. Wenn Sie einige beliebige Zeitschrift aufschlagen, finden Sie schnell die beschriebenen Merkmale von Familienunternehmen. Albert Darboven beispielsweise führt gemeinsam mit seinem Sohn die Kaffeerösterei J. J. Darboven. A. Darboven ist persönlich vor die Kamera getreten und hat die Qualität seiner Produkte mit seinem Namen verknüpft. Auch Dallmayr steht mit seinem Namen für die Qualität der beworbenen Produkte ein. Wobei es der Firma Dallmayr in einer aktuellen Werbeanzeige auch gelingt, echte Werte und Exklusivität für die Kunden zu schaffen. Die Stichworte im Marketing hierzu lauten: Qualität, Service und Wert. Ich möchte Ihnen hier einige Zeilen aus der Werbebotschaft von Dallmayr aufzeigen: »Auf der Suche nach den besten Bohnen der Welt sind unsere Kaffeeexperten dieses Mal bis in die tiefen Wälder Papua-Neuguineas vorgedrungen. Auf der 'Insel der Paradiesvögel' fanden sie Arabica-Bohnen von einzigartiger Qualität«.

Wir sehen an diesem Beispiel, wie die Persönlichkeit eines Unternehmers, die Eigenschaft als Experte auf einem speziellen Gebiet und die Exklusivität und Qualität zu entscheidenden Faktoren in der Entwicklung eines Unternehmens werden.

Es geht mir hierbei nicht um Marketing oder Public Relations. Ich möchte erreichen, dass Sie Ihrer Praxis eine entscheidende Form verleihen. Eine Prägung, die Sie und Ihre Leistungen unverwechselbar macht und der Ihre Patienten vertrauen können. Dass Sie als Arzt mit ihrem guten Namen für die Qualität ihrer Arbeit und für die Versorgung Ihrer Patienten einstehen und so auch wahrgenommen werden. Wenn nun auch Richtung und Ziele klar sind und Sie ein **eigenes Profil** entwickelt haben, sehen ihre Praxisinformationen, das Praxisambiente, die Flyer und die Praxishomepage in Zukunft sicherlich anders aus.

2.2 Raumgestaltung und Corporate Identity

Das Praxisambiente ist eines der wichtigsten Mosaiksteine im gesamten Praxismarketing. Günstige Voraussetzungen sind gegeben, wenn Mobiliar und Einrichtungskultur von den unterschiedlichen Sinnesorganen positiv wahrgenommen werden. Die Praxisfarben, die Formen und die Materialien gehören genauso dazu wie Ruhe und Sauberkeit.

Von besonderer Bedeutung ist die **Beleuchtung**, weil sie unmittelbar das Empfinden beeinflusst. Moderne Beleuchtungssysteme gestatten es dem Praxisteam, die Beleuchtung optimal anzupassen und zu justieren. Ausreichende, nicht blendende Beleuchtung erreichen Sie mit Deckenflutern oder indirekt strahlenden Leuchten. Leuchtstoffröhren gehören nicht in eine Arztpraxis. Eine Ausnahme sind Operationsräume. Das Licht wirkt kalt und ungemütlich. Lichtinseln helfen bei der Orientierung. Auch das Praxisschild und der Eingang sollten gut beleuchtet und erkennbar sein. Wir haben vor der eigenen Praxis einen Bewegungsmelder installiert, so dass sich das Licht im Weg- und Eingangsbereich und im Treppenhaus von selbst einschaltet, wenn ein Patient in die Praxis möchte. Mittlerweile lohnt es sich auch, Ihre Praxis einem Energiecheck zu unterziehen. Das konsequente Energiesparen macht sich am Ende eines Jahres immer bezahlt.

Unterschiedliche Internetportale (www.energieeffizienz-im-service.de, www.stromeffizienz.de) unterstützen dabei, kleine und große Stromfresser aufzuspüren und helfen auszurechnen, wie viel Strom mit der jeweiligen Aktion eingespart werden kann. Energiekosten können gespart werden beim Deckenfluter, der Praxis-EDV, der Elektronik und dem Verzicht auf Stand-by-Betrieb.

Um Ihrer Praxis ein unverwechselbares Gesicht zu geben – eine so genannte Corporate Identity – sollten Sie sich um die Erstellung eines aussagekräftigen **Logos** bemühen und einen bestimmten Schrifttyp für alle Praxisinformationen und Praxisformulare wählen. Auch für eine angenehme **Praxisfarbe** sollten Sie sich entscheiden. Wer einmal in den Genuss der Farbgestaltung kommt, für den sind weiße Wände mit der Zeit untragbar. Die Kombination von Komplementärfarben vermittelt Lebendigkeit und bietet ein breites Spektrum an Möglichkeiten (Vorhänge, Praxisdesign, Imagebroschüre, Visitenkarten, Praxisinventar). Das gesamte Team unterstützt die **Corporate Identity** durch einheitliche Kleidung und hochwertige Namensschilder.

Eine eigene **Imagebroschüre** ist gewissermaßen ein »Muss« für jede moderne Arztpraxis. Gestalten Sie eine individuelle, einmalige Broschüre mit allen Möglichkeiten der Darstellung. Die Kernbotschaft ist die Aufzählung des Leistungsspektrums der Praxis und Ihrer Kernkompetenz. Neben einem professionellen **Corporate Design** und regelmäßiger Werbeanzeigen in der lokalen Presse steht für uns Ärzte auch ein gelungener **Internet-Auftritt** ganz oben auf der Prioritätenliste. Abgerundet wird das Gesamtbild durch ein großes, hochwertiges Teamfoto im Wartezimmer. Auf der Homepage (www.erfolgreich-im-gesundheitsmarkt.de) finden Sie viele Beispiele meiner eigenen Corporate Identity: Imagebroschüre, Visitenkarte, Briefpapier und natürlich auch unser Teamfoto.

Tipp
Eine eigene und individuell gestaltete Imagebroschüre profiliert die Praxis in Richtung Kernkompetenz.

2.3 Suche nach dem Erfolgsgeheimnis

»Aber wie schaffe ich es bloß, mir etwas Neues einfallen zu lassen und mich zu positionieren?« Das ist eine der häufigsten Fragen, die mir als Referent bei meinen vielen Vorträgen von ärztlichen Kollegen oder ihren Mitarbeiterinnen immer wieder gestellt wird. Ein großes Problem moderner Arztpraxen ist darin zu sehen, dass es nur sehr schwer gelingt, sich am Gesundheitsmarkt zu differenzieren. Wie ich in den Diskussionen mit niedergelassenen Ärzten immer wieder erfahren muss, sehen die Kollegen nur geringe oder grundsätzlich gar keine Differenzierungsmöglichkeiten. Weder auf der Ebene der Dienstleistung noch auf der Ebene der Prozesse. Anders formuliert: Unterschiede verschwinden und die Arztpraxen werden sich immer ähnlicher. Leider führen die uns vorgegebenen Auflagen der Kassenärztlichen Vereinigungen, Ärztekammern, Politiker und Berufsverbände dazu, sich eher anzupassen als andersartig zu sein. Sie sollten sich aber keinesfalls entmutigen lassen.

Ich habe natürlich auch nicht das Ei des Kolumbus für Sie parat, werde Ihnen in den folgenden Abschnitten aber gerne weitere Ideen und Lösungen aufzeigen, damit Sie Ihre Arztpraxis zukunftsfähig machen können. Übrigens, in seiner *Geschichte der Neuen Welt* (1565) berichtet der Italiener Girolamo Benzoni, Kolumbus habe auf einem 1493 ihm zu Ehren gegebenen Gastmahl des Kardinals Mendoza die Aufgabe, ein Ei zum Stehen zu bringen, dadurch gelöst, dass er die Spitze eindrückte.

Anders sein als andere – das ist das simple Rezept für den Erfolg. Wie aber lässt es sich umsetzen? Verabschieden Sie sich als Erstes von der Mittelmäßigkeit. Persönlicher Erfolg und Unternehmenserfolg hängen, neben Fachkompetenz, Ideen und Dienstleistungsqualität, ganz entscheidend davon ab, ob Sie andere überzeugen und begeistern können. Solange Sie nur das bieten, was alle bieten, werden Sie auch nur das bekommen, was alle bekommen: durchschnittliche Erlöse, durchschnittliche Anerkennung, durchschnittliche Aufmerksamkeit. Mittelmäßigkeit lässt sich durchbrechen, indem man Branchengesetze hinterfragt. Nicht kopieren, sondern voranmarschieren, den Aufstieg abseits ausgetretener Wege erschließen. Wer das schafft, der sichert seinen Erfolg und verschafft sich die Pole-Position.

Viele Ärzte reagieren vorhersehbar, wenn Veränderungen unausweichlich sind. Sie nehmen sich dann die üblichen Faktoren vor: die Mitarbeiter, die Löhne und die Arbeitsabläufe. Sie überarbeiten zunächst die Anreizstruktur, schlagen vielleicht Erfolgsboni vor und suchen vor allem bei den Mitarbeiterinnen nach mangelnder Effizienz. Dann warten sie geduldig darauf, dass alles besser wird. Meistens werden sie bitter enttäuscht. Irgendwie laufen die Dinge einfach nicht so, wie sie eigentlich sollten. Warum nur sind Veränderungen so schwer durchzusetzen?

! Klassische Anreizsysteme wie Erfolgsboni oder Incentives sind häufig nur kurzfristige Anregungen. Mitarbeiterinnen sehen heute Selbständigkeit und Eigenverantwortlichkeit im Arbeitsumfeld als wichtigste Motivationsfaktoren an.

Lassen Sie sich auch nicht zu nichtssagenden Aussagen hinreißen wie »Der Mensch steht im Mittelpunkt«. Sie müssen sich schon den neuen Herausforderungen stellen und die einzelnen Stufen engagiert in Angriff nehmen. Suchen Sie nach modernen Ansätzen und formulieren Sie originelle und informative Antworten auf die gestellten Fragen. Selbstverständlich müssen Sie hierzu viel Zeit investieren, denn nur so kann Neues entstehen. Und scheuen Sie sich auch nicht vor unkonventionellen Ideen. Erarbeiten Sie sich einen Fundus Ihrer Ideen. Fakt ist, wer ein Problem oder eine vor ihm liegende Aufgabe aus zu großer Nähe betrachtet, verliert leicht den Überblick. Lösen lässt sich das Problem nur, indem man einen völlig neuen Standort bezieht. Man entfernt sich scheinbar von einem Ziel und kommt ihm dadurch näher. Wer es schafft, sich selbst und seine Welt aus einer anderen Perspektive wahrzunehmen, wird plötzlich einen Weg erkennen.

Intelligentes Networking

Der Aufbau eines intelligenten Netzwerkes ist eine weitere essentielle Voraussetzung für die Zukunftssicherung Ihrer Praxis. Persönlicher Kontakt und direkter Austausch mit anderen Menschen sind von grundlegender Bedeutung, wenn Sie sich und Ihre Persönlichkeit weiterentwickeln wollen. Netzwerken meint in diesem Sinne, auf ganz besondere Art vielfältige Kontakte zu knüpfen, diese auch lebendig zu halten und Beziehungen zu pflegen. Damit aus einzelnen wertvollen Kontakten ein erfolgreiches Netzwerk entstehen kann, sollten Sie sich intensiv um den Aufbau Ihres Netzwerks bemühen. Werden Sie aktiv und gehen Sie auf die Menschen offen zu. Seien Sie hierbei immer echt und glaubwürdig. Es ist wichtig, sich regelmäßig mit Menschen auf gleicher Augenhöhe auszutauschen und ehrliche Rückmeldungen und Informationen zu erhalten. Zudem erweitern Netzwerke Ihr Wissen und ermöglichen Ihnen einen Blick über den Tellerrand. Sie müssen aber auch gute Arbeit leisten, damit Sie mit Networking Erfolg haben. Und Sie müssen dafür Sorge tragen, dass Ihre Leistung und Sie selbst sichtbar werden. Überlassen Sie hierbei nichts dem Zufall, sondern ergreifen Sie die Initiative.

2.4 Differenzierungsmerkmale

Sie haben sicherlich viele Bücher von ausgezeichneten Wissenschaftlern und Ärzten gelesen, die durch ihre Arbeit wesentlich zur Entwicklung der Medizin beigetragen haben. Erfolgreiche Menschen, d. h. Menschen, denen es gelingt, ihre Ziele zu verwirklichen, haben oft einiges gemeinsam: Engagement, Begeisterung, Streben nach Selbstverwirklichung und Bereitwilligkeit zum Wandel. Vielleicht erkennen Sie sich beim Lesen in einem dieser Bücher wieder und denken darüber nach, ob Sie vielleicht ähnliche Merkmale aufweisen, die zu solch außergewöhnlichen Erfolgen führen. Wenn Sie dann Ihren Blickwinkel ändern und sich im **Wirtschaftsteil** der großen Tageszeitungen umsehen, werden Sie sehr schnell auch dort Erfolgsgeschichten von bedeutenden Unternehmern in den Kolumnen der Wirtschaftsexperten finden. In mittelständische Unternehmen, zu denen Ihre eigene Arztpraxis ja auch zählt, finden Sie ebenfalls eine Vielzahl von außergewöhnlich erfolgreichen Betrieben.

Erfolg hat nichts mit Zufall zu tun, sondern mit strategischem Handeln und bedachten Entscheidungen. Der Arzt als Unternehmer muss deshalb die Fähigkeit besitzen, sich zu verändern und eine **Vision** zu entwickeln. Nutzen Sie die Chancen, aus ihren Beobachtungen und Erkenntnissen der Wirtschaft eine eigene Standortbestimmung abzuleiten.

Spitzensportler werden vielfach nur dann zum Meister, wenn sie sich mit all ihrer Kraft auf ein Ziel konzentrieren und alle Energien in die Erreichung dieses Ziels stecken. Ein Beispiel ist die mehrfache Boxweltmeisterin Regina Halmich aus Karlsruhe. Sie hat es nur durch außergewöhnliches Engagement und Beharrlichkeit geschafft, international zum Star zu avancieren.

2.4.1 Persönliche Servicequalität

Die Tatsache, dass wir heute mit einer veränderten Situation konfrontiert sind, beruht auf unterschiedlichen Entwicklungen. Im Mittelpunkt steht der Patient mit seiner Qualitätswahrnehmung. Patienten wollen die bestmögliche Qualität. Sie entscheiden sich je nach Bedarf und Vorlieben, ja sogar nach der Stimmung des Augenblicks. Vor dem Hintergrund unserer immer anspruchsvoller werdenden Patienten wird es deshalb zunehmend schwieriger, sich von der Konkurrenz zu differenzieren. Deshalb sollte man von Zeit zu Zeit die generelle Ausrichtung der Praxisorganisation und die unternehmerischen Grundsätze hinterfragen und neu ausrichten, um eine klare Grundlage für alle weiteren Überlegungen zu gewinnen.

Als oberste Prämisse sollte dabei gelten, die Gesetze des Marktes zu bestimmen. Lassen Sie sich nicht treiben, sondern werden Sie aktiv. Wenn Sie einen Weg finden, ein neues Geschäftsmodell zu etablieren, haben Sie besonders gute Chancen, dauerhaft erfolgreich zu sein. Finden Sie einen Weg, Patientenprobleme zu lösen, die bisher noch nicht oder nur sehr unbefriedigend gelöst werden konnten.

! Zu wenig Zeit für den Patienten, fehlende individuelle Betreuung oder der falsche Ton sind häufig Ursachen für Abwanderung der Patienten.

Aus den genannten Gründen wird mehr Service, also ein für den Patienten spürbares Plus an persönlicher Servicequalität, mit zum entscheidenden Erfolgsfaktor. Besonders die unmittelbare Servicequalität enthält ein breites Spektrum an Möglichkeiten, um Patientenerwartungen zu übertreffen, die Patienten zu begeistern. Bei der persönlichen Servicequalität tritt die menschliche Leistung in den Vordergrund. Arzt, Mitarbeiter und Patienten stehen in einer persönlichen Beziehung zueinander. Was die Pateinten hier vor allem auch wahrnehmen, ist die Qualität des Verhaltens der Mitarbeiter im persönlichen Umgang.

2.4.2 Innovation und Wandel

Im Folgenden möchte ich Ihnen Impulse und Denkanstöße geben, um jene Änderungen herbeizuführen, die nötig sind, um die Wettbewerbsfähigkeit Ihrer Praxis zu erhöhen. Das soll helfen, den Blick für das Wesentliche zu schärfen und Ihre Aufmerksamkeit auf jene Punkte zu lenken, die den Erfolg maßgeblich beeinflussen. **Strategie** ist eine Vokabel, die sehr unterschiedlich verwendet wird. Oft benutzen sie auch diejenigen, welche keine klare Strategie haben, um damit einen unklaren Kurs zu verschleiern.

Damit Sie eine Strategie entwickeln können, ist es zunächst nötig, nach den Erfolgsgeheimnissen zu suchen. Im Grunde lässt sich das Wesen eines Wettbewerbsvorteils und einer Strategie leicht definieren. Es geht letztendlich darum, **Mehrwert für den Patienten** zu generieren. Stehen hinter dem Mehrwert für unsere Patienten Kernkompetenzen, sind dauerhafte Erträge gesichert. Der Kern Ihrer eigenen Strategie muss deshalb sein, Ihre ärztlichen Tätigkeiten anders als die Konkurrenz auszuführen. Dasselbe gilt für Ihr gesamtes Praxisteam. Und Sie müssen in der Lage sein, eine gute Idee zu erkennen, wenn sie auftaucht.

Eines möchte ich jedoch unbedingt voranschicken: Es gibt keine Abkürzungen, Tricks oder Vorgaben, die man einsetzen kann, um den langwierigen Prozess des Wandels zu umgehen. Bestehendes zu verbessern und Neues zu schaffen ist harte Arbeit, die Zeit und Mühen kostet und keinesfalls an Ihr Praxisteam delegierbare Leistungen sind.

! Die genaue Festlegung der Vorgehensweise und ein Stufenplan sind die Basis, um Ihre Ziele langfristig zu verwirklichen.

Ihre Patienten sollen gerne und hoch motiviert wieder zu Ihnen kommen. Sie sollen sich bei Ihnen aufgehoben fühlen, Ihnen vertrauen, weil sie bei Ihnen in angenehmer Atmosphäre ganz individuellen fachlichen Rat finden.

Eine solche Atmosphäre erleben z.B. meine Patienten in unserem »Entspannungsraum«. Bei der Gestaltung dieses Behandlungszimmers habe ich mich von der Tatsache leiten lassen, dass auch die Raumgestaltung für die Genesung des Patienten immens wichtig ist. Denn wissenschaftliche Studien haben ergeben, dass die Nachhaltigkeit negativer Nachrichten, wie solchen über Erkrankungen, ganz wesentlich durch den Raum beeinflusst wird, in dem die Nachrichten übermittelt werden.

Im Kontrast zur traditionellen Praxisarchitektur bietet dieser behagliche Behandlungsraum quasi eine kleine Insel, die ganzheitliches Denken und Gesundung durch Einbeziehung der Gefühle zulässt. Hier finden an einem runden Tisch sehr persönliche Gespräche zwischen Arzt und Patient statt. Kein Telefon stört, kein Praxiscomputer lenkt ab. Es werden Behandlungen durchgeführt, zu denen der Patient Ruhe braucht und die Möglichkeit zur eigenen Besinnung hat. Neben den ärztlichen Gesprächen führe ich in diesem Umfeld Akupunkturen, Infusionstherapien, naturheilkundliche Behandlungen und Entspannungsübungen durch. Das Zimmer ist zusätzlich mit einem Alarmknopf ausgestattet, so dass der Patient sich jederzeit bei den Mitarbeiterinnen melden kann, wenn er sich, beispielsweise während einer Infusionsbehandlung, alleine in diesem Zimmer aufhält. In dieser angenehmen Atmosphäre der Sicherheit und des Vertrauens können wir ein zugewandtes Gespräch mit viel Menschlichkeit, Substanz und Aufmerksamkeit führen und unsere Beziehung zu unseren Patienten vertiefen (www.erfolgreich-im-gesundheitsmarkt.de).

Eine Entscheidung darüber, welcher Weg gewählt wird, um Patienten zu gewinnen, zu begeistern und schließlich an die Praxis zu binden, ist nicht einfach. Ziel sollte sein, im Kopf des Patienten ein erkennbares, klares Bild davon zu verankern, wofür gerade Sie und gerade Ihr Praxisteam stehen.

Zunächst einmal weist jede Arztpraxis quasi eine Grundausstattung auf, um die Mindestanforderungen der Patienten erfüllen zu können. Hierzu zählen die durchschnittlichen Leistungen einer Arztpraxis. Patienten mit höheren Ansprüchen sind aber enttäuscht. Sie haben die gebotene Qualität als negativ wahrgenommen, sind unzufrieden und geben ihre Qualitätseindrücke wahrscheinlich auch an andere weiter. Sie werden immer kritischer, die Toleranzgrenze sinkt, und schließlich wechseln sie den Arzt.

Dagegen sind Patienten, deren Erwartungen gerade erfüllt werden, zufriedener. Sie nehmen die ihnen gebotene Qualität als durchschnittlich wahr. Sie sind soweit zufrieden und in jeder Hinsicht neutral eingestellt. Die Eindrücke dieser Patienten sind dabei nicht nachhaltig. Vor allem aber bleiben bei diesen Patienten keine herausragend positiven Erlebnisse in Erinnerung.

Es gibt aber auch Leistungen einer Arztpraxis, die von den Patienten direkt erwartet und nachgefragt werden. Werden diese erfüllt, sind die Patienten sehr zufrieden. Patienten, deren Erwartungen Sie weit übertreffen, nehmen Ihre Qualität als überdurchschnittlich gut wahr, sind hochzufrieden mit Ihren Leistungen und sprechen gerne mit anderen Personen über das besonders erfreuliche Erlebnis bei ihrem behandelnden Arzt. Diese Attribute werden zwar vom Patienten nicht explizit erwartet, erhöhen aber den wahrgenommenen Nutzen gerade deshalb um ein Vielfaches.

! Unzufrieden sind Patienten dann, wenn die von ihnen geforderten Leistungen nicht erfüllt werden. Der Patient hat in seiner Erwartung häufig eine obere und eine untere Grenze. Innerhalb dieses Bereichs ist er bereit, bestimmte qualitative Mängel zu tolerieren.

Ein Beispiel für diesen Toleranzbereich ist die Wartezeit in der Arztpraxis. Leider gibt es in vielen Arztpraxen eine klare Botschaft: Die Zeit der Patienten ist nichts wert. Ein Ziel Ihrer Bemühungen sollte deshalb sein, wertschöpfende Zeit für Ihre Patienten durch besseres **Prozessmanagement** zu erhöhen. Hierzu ist es natürlich unumgänglich, diesen besonderen Veränderungswillen im Praxisteam nicht nur zu erhalten, sondern auch zu fördern. Damit haben Sie den Ansatzpunkt für eine Differenzierung im Wettbewerb erreicht. Wie Sie leicht sehen können, ergibt sich das Niveau der wahrgenommenen Qualität aus dem Grad erfüllter Erwartungen. Die Frage, die sich Ihnen nun stellt ist: Mit welcher Dienstleistungsverbesserung über die Kernleistung hinaus können Sie die **Patienten überraschen** und begeistern? Hierzu einige unverbindliche Vorschläge.

Verbesserung der Dienstleistung in einer Arztpraxis

- Das Praxisteam vereinbart für die Patienten notwendige Termine bei Fachärzten und in Kliniken.
- Die im Krankenhaus behandelten Patienten erhalten von Ihrer Arztpraxis eine »Genesungskarte«

- Patienten, die Ihren 80., 85. oder 90. Geburtstag vollenden, erhalten einen kleinen Blumenstrauß.
- Bei Urlaubsreisen: Zusatzinformationen zum Reiseziel, über Impfbestimmungen, zum Reisewetter bis hin zu Notfalladressen am Urlaubsort. Persönliche Notrufnummer der Arztpraxis für Reisende.
- Spezielle Impftage: Zusätzlich Termine zur Grippe-Impfung außerhalb der regulären Sprechstunden, beispielsweise an zwei Samstagvormittagen während der Grippe-Saison. An diesen Samstagvormittagen werden nur Impfausweise überprüft, Auffrischimpfungen und die Grippe-Impfung durchgeführt.
- Organisation von Praxis-Eventtagen zu speziellen gesundheitsrelevanten Themen
- Rezeptbestellungen und Terminvereinbarungen über die Praxishomepage
- Wertschätzung und Zuvorkommenheit aller Mitarbeiter bei der Begrüßung der Patienten
- Umfassende Informationen und Unterlagen zu bestimmten Krankheitsbildern
- Praxisindividueller Patientenordner für die Einheftung persönlicher Unterlagen, von Facharzt- und Klinikberichten (www.erfolgreich-im-gesundheitsmarkt.de)
- Funktionierendes Recall-System
- Slogan U 20: Für Terminpatienten gesicherte Wartezeit unter 20 min

2.5 Persönliche Erfolgsstrategie

Auch wenn Sie kein herausragender Kenner von Weinen sind, gehört das Einkaufen von Wein für Sie vielleicht zu den schöneren Dingen. Doch obwohl Sie sich zu Hause gut informiert haben, können Sie im Einkaufsmarkt die Flaschen drehen und wenden wie Sie wollen, der Inhalt bleibt Ihnen in der Regel verschlossen. Letztendlich haben Sie über den Wein nur theoretisches Wissen gesammelt. Darüber hinaus sind Weinetiketten nicht so einfach zu lesen; auf diesem kleinen Stück Papier ist oft eine Vielzahl von Informationen zusammengedrängt. Auch der Preis ist allenfalls ein Anhaltspunkt, jedoch nicht der einzige Hinweis auf einen guten Tropfen. Ein Großteil der Weine wird fast überall auf der Welt über Supermarktketten verkauft. Diese bieten in der Regel eine große Auswahl guter, trinkreifer Weine zu vernünftigen Preisen. Der Schwerpunkt dieser Marktketten liegt vor allem auf dem **Massenmarkt**, auf intensiv beworbenen Marken mit hoher Gewinnspanne.

In spezialisierten, ausgewiesenen **Weinläden** dagegen finden Sie meistens interessantere, begrenzt verfügbare Weine sowie Personal mit Sachverstand und Engagement. Auch als Nicht-Weinkenner werden Sie schnell feststellen, dass jene begrenzt verfügbaren Jahrgänge höchst gefragter Weine – die oft Kultstatus besitzen – kaum im Handel, schon ausverkauft sind.

Solch ein Erfolg ist nicht einfach zu erreichen. Wein an- und auszubauen verlangt Können, und dieses Können entscheidet letztendlich über Geschmack und Stil des Weins. Wie bei allen wertvollen Dingen erfordert es erhebliche Investitionen – Zeit, Anstrengung, Konzentration, emotionale Anspannung und persönliche Opfer –, um die Vielzahl von Rebsorten, abgestimmt auf die unterschiedlichsten Böden, mit feinsten Aromen zu würdigen und einen Spitzenwein zu kreieren. Die Strategie ist: **Qualität, Service, Wert und Einzigartigkeit** als Erfolgsrezept. Und diese Erfolgsstrategie lässt sich auch auf eine Arztpraxis übertragen.

2.5.1 Konkurrenz und Marktumfeld

Betreiben wir nun etwas Basisarbeit. Haben Sie Konkurrenz und Marktumfeld im Blick? Dann gilt es, daraus die richtigen Schlüsse zu ziehen, ein Konzept zu entwickeln und dieses auf den Gesundheitsmarkt abzustimmen. Das ist harte Analysearbeit, wenn man sie ernst nimmt – und Sie sollten sie sehr ernst nehmen und nicht der Versuchung erliegen, sich mit trivialen Antworten zu begnügen. Da Arztpraxen betriebswirtschaftlich gesehen als Wirtschaftsunternehmen erwerbsorientiert sind und Praxisinhaber selbständige Unternehmer, müssen sie sich als Anbieter medizinischer Dienstleistungen auch mit dem Marktverhalten der Konkurrenz und der Nachfrager, also den Patienten, auseinandersetzen. Es gilt daher herauszuarbeiten, was der wesentliche Unterschied ihrer Praxis zu Konkurrenzpraxen ist und wie sich dieser Unterschied den Patienten vermitteln lässt. Notieren Sie nun in Ihrem **Portfolio** alle Punkte, die Sie von anderen unterscheiden.

In Dienstleistungsunternehmen wie Arztpraxen verspricht ein exklusiver, konsequent patientenorientierter Service den größten Erfolg. Die Formel für überdurchschnittlichen Erfolg ist im Prinzip einfach: es geht darum »anders zu sein«. Wenn alle das Gleiche machen, kann es keinen Erfolg bringen. Anders sein bedeutet hier, den Patienten einen höheren Nutzen zu bieten als die Konkurrenz, indem man besser, schneller oder beim Angebot von individuellen Gesundheitsleistungen günstiger ist. Die Bindung Ihrer Patienten ist ein weiterer wichtiger Wettbewerbsfaktor. Denn die Konkurrenz hat kaum Chancen, von Ihrer Praxis begeisterte loyale Patienten abzuwerben. Hinsichtlich der Patientenbindung gibt es, wie wir bereits gesehen haben, eine Vielzahl effektiver Methoden. Insgesamt tragen zum Erfolg Ihres Unternehmens viele verschiedene Faktoren bei, die ineinander greifen. Aber zunächst einmal benötigen Sie eine gewisse Grundausstattung, die richtige Strategie und engagierte Mitarbeiter.

Basismerkmale erfolgreicher Arbeit

- Konsequente Orientierung hin zum Patienten
- Berücksichtigung von Gesundheitsmarkt und Wettbewerb
- Anwendung moderner Marketingmethoden

Nach einer in der Werbebranche verbreiteten Weisheit gibt es keine gute oder schlechte Werbung, sondern nur solche, die Aufmerksamkeit erzielt oder eben nicht. In einer Medien- und Kommunikationsgesellschaft ist das Verlangen nach Aufmerksamkeit zu einer wesentlichen Voraussetzung für geschäftlichen und persönlichen Erfolg geworden. Ideen haben und sie weiterzuentwickeln reicht nicht. Was zählt ist, ob Ihre neuen Ideen von der Zielgruppe angenommen werden bzw. ob sie dieser überhaupt bekannt sind.

! Es nützt nichts, gut zu sein, wenn niemand davon weiß.

Habe Sie Mut zu unkonventionellen Ideen und lassen Sie ruhig Ihre Fantasie spielen. Um die richtige Strategie zu entwickeln, sollten Sie die unternehmerische Ausgangssituation Ihrer Arztpraxis sehr genau analysieren. Nur so können Sie die Herausforderungen, Chancen und verfügbaren Ressourcen richtig einschätzen. Eines der größten Hindernisse bei Praxisinhabern und ihren Mitarbeiterinnen ist häufig, nicht wahrhaben zu wollen, dass Veränderungen notwendig sind. Sie sind der Überzeugung, ihre Aufgabe bestehe darin, die seit Jahren bekannte Strategie – wenn es denn überhaupt eine gibt – fortzuführen. Selbst dann, wenn die Praxis längst auf eine Krise zusteuert. Wenn Sie nicht wissen, wo Ihr »Unternehmen« im Verhältnis zu Kollegenpraxen gerade steht, dann wissen Sie auch nicht, wohin Sie es führen sollen.

2.5.2 Management der Arztpraxis

Oft herrscht in Arztpraxen ein kreatives Chaos. Ihre Aufgabe als Praxisinhaber besteht nun darin, diese ungezügelte Energie in eine produktive Richtung zu steuern. Je mehr Klarheit Sie sich über Ihre Situation verschaffen, desto einfacher wird es, die Prioritäten festzulegen. Management und Personalführung bedeutet per se, ständig neue Ideen zu entwickeln, zu bewerten und umzusetzen. Lassen Sie mich Ihnen die Grundzüge skizzieren, wie Sie vorgehen können.

Zunächst brauchen Sie einen Ansatzpunkt. Eine Entscheidung, in welchem Feld Sie die Praxis positionieren möchten. Und falls Sie nicht gleich wissen, wohin der Weg gehen soll, machen Sie sich keine Sorgen – das ist in Ordnung. Ein Teil der Vorarbeit besteht darin, erst einmal herauszufinden, was Sie speziell interessiert und welchen Weg Sie einschlagen wollen. Nachdem Sie **Ideen** gesammelt haben, müssen Sie deren **Qualität** und **Durchführbarkeit** prüfen. Dieser Prozess ist sehr wichtig, weil nur auf diese Weise wirklich tragfähige Lösungen herausgefiltert werden können. Bedenken Sie immer, dass es nicht darum geht, alle möglichen Ideen zu produzieren. Ziel ist vor allem die Entwicklung von Lösungen für Ihre Arztpraxis.

2.5.3 Informationen, Ideen und Notizen im schnellen Zugriff

Es ist nun an der Zeit, erstmals Ihren persönlichen Portfolio-Ordner zu analysieren. In groben Zügen haben Sie nun ein Praxis-Tool zur Hand, das die wesentlichen Informationen Ihrer persönlichen Praxisstrategie organisiert. Sie sollten das Portfolio in verschiedene Abteilungen untergliedert haben, die mit farbigen Registern immer schnell zu finden sind. Sie werden feststellen, dass Sie zur schnellen Orientierung ein Portfolio mit derzeit 4 Themenfeldern entwickelt haben.

Untergliederung des Portfolios

- Bewährtes hinterfragen
- Erfolgsprinzipien
- Differenzierungsmerkmale
- Persönliche Erfolgsstrategie

Dieses Portfolio ist Ihr Arbeitsbuch, das Ihnen systematisch hilft den Weg an die Spitze zu erreichen. Wissensmanagement generiert Inhalte aus Dokumenten, Daten sowie aus internem und externem Wissen. Diese Inhalte sollten Sie penibel pflegen und ständig weiterentwickeln. Ihr Portfolio bietet Ihnen ein geeignetes Rahmenkonzept und legt die Ziele, den Umfang, den Zeitrahmen und die erforderlichen Ressourcen fest. Es bildet die Basis für fast alles, was in Zusammenhang mit Ihrem Projekt folgt.

Die Aufgliederung in handliche Abschnitte macht es Ihnen einfacher, den tatsächlichen Aufwand abzuschätzen und zu kontrollieren. Decken Sie alle Aspekte ab. Hinterfragen und analysieren Sie Ihre derzeitige Praxisstruktur und beschreiben Sie die Wege und Tätigkeiten, die Sie zum Erfolg führen könnten. Überlegen Sie, wie sich Exzellenz in der Servicequalität erzielen lässt und in welche Bereiche Sie investieren werden.

Die Schlussfolgerung fasst dann die wichtigsten Aspekte der Praxis, wie strategische Entwicklung, Stärken und einzigartige Merkmale zusammen. Erwähnen Sie die einzigartigen Eigenschaften Ihrer Dienstleistung und skizzieren Sie in kurzer und prägnanter Darstellung Ihre Vorgehensweise. Nennen Sie die Grundlagen Ihres zukünftigen Erfolges in einer kurzen Übersicht. Sie managen Ihr Wissen und entwickeln so ein professionelles Managementkonzept für Ihre Arztpraxis.

2.5.4 Analyse der Praxisstruktur

Von Zeit zu Zeit lohnt es sich, die generelle Ausrichtung eines Unternehmens zu überprüfen und zu modifizieren. Das schafft eine klare Grundlage und setzt den Rahmen, in dem Sie sich mit Ihrem Praxisteam bewegen sollten.

Wenn Sie herausfinden wollen, wie man eine gute Arztpraxis organisiert und gestaltet, dann beginnen Sie am besten damit, die Organisationsstruktur Ihrer eigenen Praxis erst einmal bewusst wahrzunehmen. Dass jede Arztpraxis nach bestimmten Mustern funktioniert, gehört zu den Selbstverständlichkeiten, die wenigsten Ärzte denken aber darüber nach. Versuchen Sie die Perspektive eines Patienten einzunehmen, der Sie und Ihre Praxis überhaupt nicht kennt. Wie wirkt die Praxis auf ihn? Mit welchen derzeitigen Qualitäten gewinnen Sie seine Aufmerksamkeit, so dass er in Ihrer Praxis behandelt und betreut werden möchte? Zum Einstieg Ihrer Analyse können Sie folgende Übersicht verwenden.

Aktuelle Relevanz erkennen und fokussieren

- Investieren Sie ausreichend Zeit in die Vorbereitung des Patientengesprächs?
- Ist die Sprechstunde so organisiert, dass sich möglichst wenige Störungen ergeben?
- Sprechen Sie deutlich, nicht zu schnell und nicht zu langsam? Nutzen Sie offene Fragen, um den Patienten zu aktivieren? Stellen Sie Kontrollfragen, um zu prüfen, ob Ihr Patient alles verstanden hat?
- Berücksichtigen Sie die spezielle Situation Ihres Patienten und seine besonderen Bedürfnisse?

- Gehen Ihre Entscheidungen aus Zielvorgaben hervor, d. h. besteht eine strategische Zielsetzung?
- Garantiert das Praxisteam eine wirtschaftliche Praxisführung mit klarem Strukturmanagement und definierter Aufgabenverteilung innerhalb der Arztpraxis?
- Verfügt die Praxis über ein individuelles Marketing-Konzept?
- Haben Sie die vier wesentlichen Eckpfeiler der Unternehmensziele – Strategieziele, betriebswirtschaftliche Ziele, soziale Ziele, finanzwirtschaftliche Ziele – festgelegt und die strategische Marktposition Ihrer Praxis hinterfragt?

2.6 Wachstum statt Budgetzwänge

Grundsätzlich gilt, dass Kostensenkungen noch kein Unternehmen groß gemacht haben. Wichtiger als Sparen sind neue Ideen, die beispielsweise den Weg in einen bisher unerschlossenen Markt ebnen. Zur strategischen Ausrichtung gehört es aber unbedingt, sich zuvor die Frage zu stellen, ob die Patienten das neue, erweiterte Angebot überhaupt annehmen werden. Ein gewisser Wagemut gehört zu erfolgreichem Unternehmertum. Ein ganz wichtiger Erfolgsfaktor ist, wie bereits mehrfach aufgezeigt, sich zu unterscheiden. Hier besteht immer die Gefahr, dass bei allen Konkurrenten die gleichen Ansätze bestehen und deshalb eine ähnliche Denkweise herrscht. Sie alle kommen zu denselben Schlussfolgerungen, was Sie dann natürlich von der Konkurrenz nicht unterscheidet.

Sie sollten Ihr Vorhaben aber unbedingt zuerst mit Ihrem **Steuerberater** und Ihrer Hausbank besprechen. Sie brauchen ein **Finanzbudget**. Damit meine ich aber nicht das leidige Thema der Kassenärztlichen Vereinigung. Sie wollen ja genau diesen kassenärztlichen Budgetzwängen und den Regelleistungsvolumina entgehen, indem Sie Ihre Praxis anders ausrichten und für die Zukunft fit machen. Sie wollen sich also von Abhängigkeiten befreien und erfolgreich sein.

Schritte zum Erfolg

- Realistische Ziele erarbeiten
- Maßnahmen zur Erreichung dieser Ziele festlegen
- Notwendige finanzielle Mittel berücksichtigen und einplanen

Eines der wichtigsten Instrumente, um den Überblick zu wahren, sind **Checklisten**. Diese sollten nicht zu kompliziert aufgebaut sein, damit Sie sich jederzeit einen schnellen Überblick verschaffen können. Die Checklisten werden natürlich im Portfolio-Ordner abgelegt und sind somit immer griffbereit.

Sie brauchen finanzielle Mittel für **Investitionen** und **Fortbildungen**. Am Anfang des Investitionsvorhabens steht die Antwort auf die Frage, in welche **Geräte, Ausstattungen** und **Maßnahmen** Geld investiert werden soll. Bedenken Sie, dass bei ärztlichen Einrichtungsgegenständen kaum ein Wiederverkaufswert entsteht, das Geld ist einfach ausgegeben. Vielleicht muss in der Praxis etwas umgebaut oder ein neuer Schrank erworben werden. Vielleicht benötigen Sie ein besonderes medizinisches Gerät oder zusätzliches Personal. Setzen Sie bei der Einrichtung und Ausstattung der Praxis klare Grenzen und kommunizieren Sie dies auch mit den Mitarbeiterinnen und den Anbietern von Praxiszubehör und Medizingeräten. Sie müssen auch daran denken, einen gewissen Anteil des Budgets für Marketingaktionen zu reservieren.

! Auch durch eine außerordentlich preiswerte Finanzierung wird eine unwirtschaftliche Investition nicht wirtschaftlich.

Sie haben nun weitere Tools, d. h. Werkzeuge kennengelernt, die Sie dabei unterstützen, in überschaubarer Zeit eine erfolgreiche Arztpraxis aufzubauen. Anders sein bedeutet, Ihren Patienten einen höheren Nutzen zu bieten, indem Sie besser und schneller sind. Eine vernünftige Finanzplanung hilft Ihnen, die Finanzen und Rentabilität von Maßnahmen im Blick zu behalten. Das Qualitätsmanagement unterstützt Sie bei der Organisation Ihrer Praxis. Und damit Sie den Überblick nicht verlieren, haben Sie einen Portfolio-Ordner angelegt.

Geben Sie Ihren Mitarbeiterinnen die nötige Zeit, die Hilfsmittel kennen zu lernen, und genügend Raum, um sich der veränderten Situation anpassen und sich aktiv einzubringen zu können. Betrachten Sie die Förderung der Mitarbeiterinnen als Investition in die Zukunft und erkennen Sie den Einsatz und das Engagement Ihres Praxisteams an. »Die Zufriedenheit des Kunden« so Fred Smith, amerikanischer Topmanager, »beginnt bei der Zufriedenheit des Mitarbeiters«. Personalführung bedeutet, erfolgreich Veränderungsprozesse zu gestalten, die Fähigkeiten der Mitarbeiter zu erkennen und zu fördern, ständig neue Ideen zu entwickeln und umzusetzen.

Jeder kann kreativ sein und mit wenigen Techniken neue Lösungen finden. Sie sollten ausreichend in die neuen Ideen investieren, die das Potenzial haben, Ihre Wettbewerbsposition zu verbessern. Eine Idee ist dann wertvoll, wenn ihre Umsetzung die Erwartungen Ihrer Patienten und deren Verhaltensweisen ändert und sich Ihre Ausgangssituation am Gesundheitsmarkt verbessert. Sie sind nun also bestens gerüstet, um in Zukunft als Arzt und erfolgreicher Unternehmer zu agieren.

Zusammenfassung

- Die Arztpraxis als Familienunternehmen mit besonderen Chancen: Schon beim Betreten der Praxis bemerkt der Patient, dass sie unverwechselbar ist.
- Inhaber-Bonus zur Patientenbindung: Die Leistungen sind auf die Patienten und deren Bedürfnisse abgestimmt. Die Arztpraxis ist so organisiert, dass Vertrauen den Praxisalltag bestimmt.
- Strategische Beschränkung auf die Praxisziele: Eine der wesentlichen Voraussetzungen für den Erfolg ist, dass sich das Praxisteam aktiv und tatkräftig für die Praxisziele einsetzt.
- Entwicklung einer Corporate Identity: Die Identitiy kommuniziert, wer man ist, was man macht, wie man es macht und wo das Ziel ist.
- Modernes Praxisambiente und attraktive Farbgestaltung: Einladende Praxisräume ▼ und frische Farben verschaffen einen sehr guten ersten Eindruck.
- Portfolio von Engagements: Patienten beurteilen die Qualität einer Arztpraxis nach subjektiven Erwartungen. Schaffen Sie ein Höchstmaß an Individualität für Ihre Patienten.
- Erfolgreiches Networking: Wie gut sind Sie vernetzt? Je früher Sie Gemeinsamkeiten entdecken, desto schneller werden Barrieren abgebaut.

Von der Arztpraxis zur Marke

Es ist nicht genug zu wissen, man muss es auch anwenden; es ist nicht genug zu wollen, man muss es auch tun.
Johann Wolfgang von Goethe (1749–1832), deutscher Dichter und Dramatiker

Marken prägen unseren Alltag. Sie vermitteln Status und geben Sicherheit. Wir wissen auf Anhieb, welche Tankstelle zu welchem Konzern gehört. Marken brennen sich in unser Gedächtnis ein. Rein rechtlich betrachtet ist eine Marke ein Warenzeichen, ein Name oder ein Symbol, mit dem Produkte gekennzeichnet werden, um ihre Einmaligkeit auszudrücken. Marken genießen das uneingeschränkte Vertrauen der Verbraucher, lassen hundertprozentige Qualität erwarten und begründen häufig eine lebenslange Markentreue. Gute Marken sind bekannt.

Historische Wurzeln der Marke findet man schon im Altertum, wo auf Amphoren oder Dachziegeln markentypische Siegel gefunden wurden, die den Hersteller kenntlich machen sollten. Die Bezeichnung »**Branding**« geht auf die amerikanischen Viehzüchter zurück, die durch ein Brandzeichen ihre Kühe kennzeichnen. Das aufgebrannte Symbol dient nicht nur der Kennzeichnung der Rinder, sondern ist auch ein Qualitätszeichen für die Herkunft der Produkte. Mit Beginn der Industrialisierung erlangte die Marke sukzessive eine vollkommen neue Bedeutung. Es hatte die Ära der großen und berühmten Marken wie Persil, Coca-Cola, Dr. Oetker und vieler weiterer begonnen. Der deutsche Markenverband wurde vor mehr als 100 Jahren gegründet (www.markenverband.de). Eine Marke kennzeichnet für jeden sichtbar ein Produkt, bürgt für gleich bleibende Qualität und hat ein einheitliches Erscheinungsbild. Kristin Zhivago formuliert: »A brand is not an icon, a slogan or a mission statement. It is a promise – a promise your company can keep. (www.zhivago.com).

Sie sollten keinesfalls darauf vertrauen, dass Ihre Leistungen von alleine bemerkt und gewürdigt werden. Heute können sich Ärzte nicht mehr darauf verlassen, dass die Menschen aus der Umgebung wie selbstverständlich in ihre Praxis kommen. Entwickeln Sie deshalb ein eigenes **Praxisprofil** und kommunizieren Sie, wofür Sie, Ihre Mitarbeiter und die Praxis stehen. Viele Patienten sind nämlich bereit, auch längere Wege auf sich zu nehmen, um den Arzt oder die Ärztin ihres

Vertrauens zu finden. Beginnen Sie also frühzeitig damit, **Ihre Marke** aktiv zu gestalten und somit sicherzustellen, dass bestimmte Werte und Assoziationen mit Ihrer Person und der Praxis verbunden sind. Betrachten Sie Ihre persönliche Markenbildung stets als Ganzes und bedenken Sie ständig, dass eine Marke immer auf Vertrauen beruht und darauf abzielt, eine mittelfristige, vielleicht auch langfristige Bindung zu den Patienten aufzubauen.

Ich möchte Sie aber vor dem erfolglosen Versuch warnen, ein erfolgreiches Modell aus der eigenen Umgebung einfach zu kopieren. Ihre Leistungen bleiben dann auch nur Kopien und es wird Ihnen nicht gelingen eine eigenständige Qualität und ein persönliches Profil zu entwickeln. Niemand wird zu einer erfolgreichen Marke, indem er nur imitiert. Sie werden erst dann Erfolg haben, wenn Sie selber Maßstäbe setzen.

Tipp

Werden Sie zu einer starken Marke und machen Sie auch Ihren Patienten verständlich, was Ihre Marke und Ihr Profil auszeichnet.

Gerade bei uns Ärzten führen Normen, Regeln und Schemata häufig dazu, sich eher anzupassen als andersartig zu sein. Versuchen Sie aber nicht, nur das Bestehende zu verbessern, sondern setzen Sie auf eine völlig neue Entwicklung. Denken Sie darüber nach, wie Sie die Praxis so organisieren, dass ihnen genügend Zeit für ausführliche Beratungen bleibt. Grübeln Sie, wie Sie mit attraktiven Zusatzangeboten das Wohlbefinden Ihrer Patienten steigern und sie so langfristig an die Praxis binden. Und wie Sie mit einem professionellen Marketing neue Patienten gewinnen können. Ihre Arztpraxis ist deshalb einzigartig, weil Sie durch Ihren persönlichen Charakter geprägt wird. Was Unternehmen erfolgreich macht sind Menschen, die nicht nur mit Verstand führen, sondern Werte leben, anders denken und Visionen haben. Deshalb müssen Prioritäten gesetzt und Entscheidungen reflektiert werden.

Eine Neuorientierung bringt viele Chancen mit sich. Sie bietet Ihnen die Möglichkeit, sich neu zu positionieren und längst überfällige Veränderungen vorzunehmen. Doch Ziele allein genügen nicht. Sie müssen planvoll vorgehen und die Grundprinzipien beachten, nach denen wichtige Entscheidungen getroffen werden. Finden Sie Ihre Positionierung, d.h. Ihre Kernkompetenzen, um Ihr Markenimage zu fördern. Die folgende Übersicht soll Ihnen als Checkliste dienen und helfen Ihr Image zu verbessern, Stärken und Schwächen zu analysieren und somit Ihr Verhalten und Ihre Wirkung gegenüber den Patienten positiv zu beeinflussen.

Patientenorientierung und Kompetenzen

- Welche Fähigkeiten und Erfahrungen haben Sie?
- Wie ist Ihr Verhalten gegenüber den Patienten?
- Welche Marktposition belegen Sie derzeit mit Ihrer Arztpraxis?
- Strahlen Sie Souveränität, Kompetenz und Glaubwürdigkeit aus?
- Wie ist der kommunikative Umgang mit Ihren Patienten und Mitarbeitern?
- Haben Sie einen persönlichen Stil für souveräne Vorträge und Präsentationen entwickelt?
- Repräsentiert das Honorar privatärztlicher Leistungen Ihre Qualifikation und Leistung?
- Bedeutet »Service« für Sie und Ihr Praxisteam mehr als Freundlichkeit?
- Fördern Sie regelmäßig eigene Kompetenzen, Talente und Fähigkeiten?

Paradigmenwechsel

Manche Menschen glauben, dass sie ihr Leben fortwährend unter Kontrolle haben. Sie leben mit dem Wissen, dass die Handlungen von heute Einfluss auf das haben, was morgen geschieht. Und dennoch haben sie sich einige weit von einer gesunden Lebensweise entfernt. Eigenartigerweise hat sich die Wahrnehmung geändert. Denn diese Menschen meinen, auf die Lebensweise und ihre eigene Gesundheit keinen nachhaltigen Einfluss zu haben. Warum ist das so?

Wo sich diese Frage stellt, ist rasch ein Argument zur Hand, das alle Diskussionen zu erübrigen scheint: Es lohne sich doch weiß Gott nicht, sich darüber Gedanken zu machen. Erkrankungen im

Alter seien nun einmal ein unumstößliches Naturgesetz. Nun, dem kann man entgegenhalten: Das Altern ist keinesfalls durch einen starren Ablauf gekennzeichnet. Durch Ernährungsfehler, Schlaf- und Bewegungsmangel wird der Alterungsprozess beschleunigt und der Grundstein für Erkrankungen im Alter gelegt. Dazu zählen vor allem die bekannten Zivilisationskrankheiten wie hoher Blutdruck, Herzkrankheiten, Schlaganfall, viele bösartige Erkrankungen, Fettstoffwechselstörungen mit all ihren Folgen und orthopädische Leiden. Es gibt viele Einflüsse auf unseren Gesundheitszustand, die nicht vom Schicksal auferlegt sind. Nicht die moderne Medizin, nicht der Arzt, sondern jeder Einzelne hat mit seiner Lebensweise den größten Einfluss auf sein Wohlbefinden. Wer das Rauchen aufgibt, sich sportlich betätigt und täglich etwas Obst und Gemüse isst, hat eine gute Chance länger gesund zu leben. Wenn wir als Individuum darauf Wert legen, unsere Gesundheit, unser Aussehen und unser geistiges Potenzial möglichst lange zu erhalten, müssen wir uns schon selbst engagieren. Man muss nur wollen, so lautet die Botschaft.

3.1 Prävention

Schon Hippokrates (460–375 v. Chr.), der Begründer der griechischen Medizinschule von Kos, glaubte, dass die Ernährung eine entscheidende Rolle für die Gesunderhaltung und die Heilung von Krankheiten spiele. Viele Schriften der Schule von Kos aus dem 5. und 4. Jahrhundert v. Chr. heben die Bedeutung der richtigen Ernährung hervor. Die hippokratische Schule kritisierte zwar übertriebene Abmagerungskuren als gefährlich, beschrieb aber in ihrer Schrift »Über die Ernährung« das erste Ernährungsprogramm für Übergewichtige. Die wesentlichen Punkte daraus sind:

- Trinke vor jeder Mahlzeit etwas verdünnten Wein.
- Iss fettes Fleisch, denn schon wenig davon wirkt sättigend.
- Richte das Fleisch mit Sesamsamen oder Gewürzen an.
- Treibe mit leerem Magen und unmittelbar vor dem Essen Sport und beginne mit dem Essen, während Du noch außer Atem bist.
- Verzichte auf Duschen, trage möglichst leichte Kleidung und schlafe auf einem harten Bett.

Obwohl sich diese traditionelle Ernährungslehre der Medizinschule von Kos im Einzelnen nicht immer mit den aktuellen ernährungswissenschaftlichen Erkenntnissen deckt, so hat sie im Großen und Ganzen eine gesündere Küche geschaffen.

Entscheidend für die Wirksamkeit von Maßnahmen zur Prävention und zur Gesundheitsförderung ist aber die Erreichbarkeit der Zielgruppe. Ein wichtiger Zugangsweg ist Ihre Arztpraxis. Eine alltägliche Situation: Ein 50-jähriger adipöser Patient äußert den Wunsch, genauso fit wie zum jetzigen Zeitpunkt bleiben zu wollen. Er wendet sich an Sie und erhofft sich Verständnis für seinen Wunsch und eine Lösung seiner gesundheitlichen Probleme. Nun liegt es an Ihnen und Ihrem Praxisteam, einen geeigneten Weg für den Patienten aufzuzeigen. Die Patienten suchen ihren Arzt häufig nicht mehr nur dann auf, wenn sie krank sind. Sie wollen auch darüber beraten werden, wie sie sich gesund erhalten und Krankheiten vorbeugen können. Die Werkzeuge hierzu sind Prävention, Anti-Aging und Stärkung der Eigenverantwortlichkeit der Patienten. Diese Leistungen benötigen weder komplexe medizinische Untersuchungen noch aufwendige Hilfsmittel.

Von wesentlicher Bedeutung ist, dass die Ziele realistisch sind. Zehn Jahre länger gesund zu bleiben, sich zehn Jahre jünger zu fühlen und auch so auszusehen, sind realistische Ziele. Wenn Prävention und Optimierung des Lebensstils ernst genommen und aussichtsreich umgesetzt werden, kann der Einzelne im Alter aktiver und gesünder leben. Wer sein Altern verlangsamen und die späten Lebensjahre bei guter Gesundheit verbringen möchte, muss bei der Vermeidung der mit dem Alterungsprozess einhergehenden typischen Erkrankungen ansetzen.

Verschließen Sie sich nicht dem Blick auf das Wesentliche. Dass die Alterung der Gesellschaft für ein Nachfragepotenzial sorgt, das in den nächsten Jahren erheblich ansteigen wird, sollten Sie auf jeden Fall berücksichtigen. Denn die Gruppe der Senioren wird zukünftig noch an Bedeutung gewinnen. Auch ist die erforderliche Kaufkraft vorhanden. Das kann ich immer wieder feststellen, wenn meine Patienten individuelle Gesundheitsleistungen nachfragen. Obwohl diese Leistungen nicht von den gesetzlichen Krankenkassen übernommen werden, ist eine Vielzahl meiner Patienten gerne bereit, in ihre eigene Gesundheit zu investieren.

Im Neuaufbau von Kompetenzen liegen für viele Kollegen zentrale und zugleich schwierige Herausforderungen. Deshalb sollten Sie sich zunächst einmal fragen, was Sie verändern möchten. Überlassen Sie aber das weite Feld der medizinischen Beratung zur Gesunderhaltung und Lebensstiländerung keinesfalls den Heilpraktikern und selbsternannten Gesundheitsberatern. Schließlich haben Sie als Arzt die erforderliche Ausbildung durchlaufen und sich auf den unterschiedlichsten Gebieten weiter- und fortgebildet.

Nun werden Ihnen weitere Denkansätze mit auf den Weg gegeben, mit deren Hilfe es Ihnen möglich sein wird, die Erfolgsbausteine in Ihrer Arztpraxis mit Substanz zu füllen. Zu Beginn Ihres Präventions- und Anti-Aging-Projekts auf dem Weg zum Kompetenzzentrum ist es entscheidend, bereits auf **organisatorischer Ebene** das Fundament für den Wandel zu legen. Aber auch tüchtige Praxisteams werden gewisse Probleme haben. Sie müssen die Situation in ihrer Praxis richtig analysieren und die Chancen realistisch einschätzen. Auf diese Weise sind wir abermals auf die Frage fokussiert, was müssen wir tun, damit wir auch morgen erfolgreich bleiben. Henry Ford, Gründer des gleichnamigen Autokonzerns, war davon überzeugt, dass Erfolg darin bestehe, genau jene Fähigkeiten zu haben, die im Moment gefragt sind.

Sie sollten Ihre Analyse nun so weit verfeinern, bis sich für Sie selbst klar darstellt, was Sie können, was Sie wollen und wie es sich umsetzen lässt. Erfolg stellt sich nur ein, wenn man mehr und Besseres leistet als andere. Die Prinzipien sind ja immer gleich. Der Erfolg eines Unternehmens entscheidet sich oft genug nicht so sehr am Markt, sondern in der Identität des Unternehmens, demnach in der Authentizität der Mitarbeiter und des Arztes. Nur Teams aus leistungsfähigen und leistungsbereiten Persönlichkeiten können wirklich erfolgreich sein.

Tipp

Ein überdurchschnittlicher Erfolg ist weniger die Folge der Spielregeln innerhalb der Branche als vielmehr das Ergebnis von unternehmensinternen Faktoren

Eigentlich müsste sich nun langsam herauskristallisieren, wo der Kern Ihrer Kompetenz liegt und wo Ihr weiteres Entwicklungspotenzial. Wenn Sie sich in Ihrem Umfeld, Ihrer Umgebung umsehen, sollten Sie vor allem auf die Dinge achten, die nicht getan werden. Häufig gibt es eine stillschweigende geteilte Meinung, dass dies oder jenes »nicht funktionieren kann« – und wenn es doch ein Arzt versucht, wird es vielleicht zur großen Chance. »Successfull Aging«, so bezeichnen die Amerikaner die Kunst, fit und agil ein hohes Alter zu erreichen. Das hatte schon Voltaire erkannt: »In der ersten Hälfte unseres Lebens opfern wir unsere Gesundheit, um Geld zu verdienen. In der anderen Hälfte opfern wir unser Geld, um unsere Gesundheit wiederzugewinnen«.

3.2 Lassen Sie sich durch andere Branchen inspirieren

Analysieren wir nun ein weiteres Erfolgsbeispiel.

Die Entdeckung, dass sich aus Kaffeebohnen ein delikates Getränk hervorbringen lässt, ist mit unzähligen Legenden und Geschichten verbunden, die vor allem von der anregenden und munter machenden Wirkung des Kaffees berichten. Heute ist Kaffee so weit verbreitet, dass man sich kaum noch vorstellen kann, welch eine Umwälzung der Siegeszug des Kaffees und die ersten Kaffeehäuser bedeuteten.

Das erste westeuropäische Kaffeehaus wurde 1650 in der Universität Oxford gegründet, zwei Jahre bevor in London ein Kaffeeausschank eröffnet wurde. Die ursprüngliche Kaffeehauskultur hat sich bis heute vor allem in den Filialen der großen Kaffeehausketten erhalten. Geburtsort dieser Coffee-Shops war Seattle in den USA. In der Metropole des Bundesstaats Washington im Nordwesten des Landes sind nicht nur einige der größten Software- und Internetfirmen ansässig, sondern auch die Firmenzentrale von Starbucks. Dieses Bündnis von Kaffee und Innovation hat eine lange Tradition: »Der Kaffee beflügelt die Seele und belebt den Verstand, bei einigen hat er verdauungsfördernde Wirkung. Bei vielen hält er den Schlaf fern, deshalb ist er besonders für jene Personen von großem Nutzen, die sich wenig bewegen und die sich den Wissenschaften widmen«, wusste schon im 18. Jahrhundert Pietro Verri.

1971 eröffnete Starbucks den ersten Coffee-Shop im Herzen von Seattle, wo aber zunächst nur Kaffeebohnen verkauft wurden. Das Geschäft lief anfangs nur mäßig erfolgreich, bis Starbucks seine Geschäfte konsequent auf den Kaffeegenuss ausrichtete und Kaffeetrinken zum Erlebnis machte. Was könnte unschädlicher sein, als eine gute Tasse Kaffee?

Kaffee und Herzinfarkt, so eine der bisher umfangreichsten Studien zu diesem kontroversen Thema (veröffentlicht im *Journal of the American Medical Association*) haben nichts miteinander zu tun: Unter 87.000 amerikanischen Krankenschwestern, viermal zwischen 1980 und 1990 zu Kaffeekonsum und Herzleiden befragt, zeigten sich trotz großer Differenzen beim Konsum von Kaffee bezüglich Herzkrankheiten keine Unterschiede: 20% der Frauen tranken überhaupt keinen Kaffee, 10% mehr als 5 Tassen täglich. Der Rest hatte einen Konsum irgendwo dazwischen, aber der koronaren Herzkrankheit war es gleichgültig. Die bei den untersuchten Frauen insgesamt 748 aufgetretenen Herzinfarkte waren über Kaffeefreunde und Kaffeefeinde gleichmäßig verteilt. Jonathan Swift formulierte folgendermaßen: »Die beste Methode das Leben angenehm zu verbringen ist, guten Kaffee zu trinken. Wenn man keinen haben kann, so soll man versuchen, so heiter und gelassen zu sein, als hätte man guten Kaffee getrunken«.

Starbucks ist es gelungen, aus einem ganz unspektakulären Produkt einen außergewöhnlichen geschäftlichen Erfolg zu erzielen. Mit anderen Worten: Das Unternehmen hat aus einer gewöhnlichen Tasse Kaffee ein Lebensgefühl gemacht mit jährlichen Wachstumsraten von mehr als 25% und weltweit mehr als 7.000 Coffee-Shops und Verkaufsstellen.

Auch Vanessa Kullmann hat ihren Traum vom eigenen Unternehmen konsequent verwirklicht, als sie 1998 ihr erstes kleines Unternehmen namens Balzac in Hamburg eröffnete. Heute gehören zu Balzac Coffee über 30 Filialen in Deutschland. Als ich mit meiner Familie kürzlich in Hamburg war, hatte ich 3 Balzac Coffee gezählt, einige Wochen zuvor in Berlin 4 Balzac Coffee. Auch Vanessa Kullmann hat gezeigt, wie sich mit Engagement und Mut zum Erfolg ihre Vision verwirklichen ließ. Für die Marktführer ist sie zu einer wirklichen Konkurrenz geworden.

Eine Latte Macchiato ist nicht gerade preiswert und eigentlich auch kein Getränk, dessen Zubereitung besonderes Geheimwissen verlangt. Wie also bewegt man einen Kaffeetrinker dazu, seine bisherigen Gewohnheiten aufzugeben und gleichzeitig für eine exotische Kaffeemischung in einem Pappbecher ein Vielfaches wie bisher zu bezahlen? Die Unternehmensleitung sowohl von Starbucks als auch von Balzac setzt auf Vielfalt. Den Firmen ist es gelungen, ihre Produkte zu emotionalisieren. Die Gewinnspannen, die Starbucks und Balzac erwirtschaften können, haben ihre Ursachen in verschiedenen Faktoren, in der Qualität des Kaffees, dem guten Service und der Lage der Coffee-Shops. Starbucks bietet seinen Kunden eine angenehme Atmosphäre, Emotionen, persönliche Wertschätzung und Qualität. Kaffeemixgetränke mit Eis, mit Sirup als Geschmacksbeigabe oder mit viel geschäumter Milch und attraktive Angebote auch für die Jüngsten sind erhältlich. Grund genug für meine beiden Kinder Lisa-Marie und Benedikt, gerne und häufig in den nahe liegenden Coffee-Shop zu wollen. Die Auswahl ist riesengroß und exklusiv. Auch Latte-Kombinationen und spezielle Getränke für die kleineren und jüngsten Kunden mit Banane, Orange-Karamell oder Ingwer sind zu erhalten und besonders bei den Kindern heiß begehrt. Neben Geschirr und Tassen offerieren die Coffee-Shops auch Produkte, die zum aktuellen Trend passen: Kaffeegebäck, Schokolade, Muffins, Schokoladen-Cookies, Literatur und CDs. Die Coffee-Shops sind mit bequemen Sesseln und Sofas ausgestattet, die Bedienungen sind freundlich und jederzeit zuvorkommend. Auch an der Schwelle zum Orient konnte ich eine Filiale von Starbucks entdecken. Das war während eines Ärztekongresses in Istanbul, als ich in einer Kongresspause die Stadt erkundete (www.erfolgreich-im-gesundheitsmarkt.de).

1987 begann der Aufstieg Starbucks zur weltweit bekannten Marke. Doch in den vergangenen

Jahren wurde Starbucks der eigene Erfolg zum Verhängnis. Das Unternehmen war zwischenzeitlich sehr groß geworden und in den neuen – eiligst aufgebauten – Kaffeehäusern war auch nicht mehr der besondere Charme zu spüren. Hinzu kam eine Verschlechterung der Qualität der Produkte. Nachdem Starbucks in die roten Zahlen gerutscht war, gab es für den Chef der amerikanischen Kaffeehauskette nur wenige Optionen, um das Unternehmen zu retten. Eine der ersten Maßnahmen war, dass der Chef persönlich durch einige der Coffee-Shops zog, um festzustellen, wieso seine bisher loyalen Kunden kein Interesse mehr an Starbucks hatten. Ein Grund war, dass die emotionale Bindung der Kunden – die bisher auf einer Vielzahl von Details beruhte – nicht mehr vorhanden war. Das Starbucks-Geheimnis gab es nicht mehr, der besondere Flair der Coffee-Shops wurde ebenfalls vermisst. Aus diesen Erkenntnissen heraus begann der Konzern sich wieder auf die ursprünglichen Intentionen zu besinnen. Den Angestellten wurde vermittelt, dass sie sich als Mitarbeiter eines kleinen Kaffeehauses fühlen und die Stammkunden immer beim Namen nennen sollten. Außerdem sollte der Kaffee noch öfter gemahlen werden. Damit er richtig schmeckt. Der Einsatz wurde belohnt, Starbucks erzielte einen 4-mal so hohen Gewinn wie im Vorjahreszeitraum durch: Kundenorientierung, Service und Qualität.

Erfolg ist und bleibt eine Frage der **Balance der Ziele**. Diesen Ansatz können Sie nutzen, um in ihrem lokalen »Gesundheitsmarkt« das Fundament für Ihren Erfolg zu legen. Gestalten Sie ein individuelles Präventionsprogramm und bauen Sie in Ihrem Portfolio fundierte Wettbewerbsvorteile bezüglich Gesunderhaltung, Prävention und vielleicht auch Wellness auf. Die Sachlage aber muss eindeutig sein: Sie können sich zwar mit den unterschiedlichsten Dingen, oft sogar gleichzeitig, beschäftigen. Aber Sie können nicht auf vielen verschiedenen Gebieten gleichermaßen erfolgreich sein. Wo immer man Wirkung, Erfolg und Ergebnis sehen kann, kann man auch beobachten, dass der Grundsatz der Konzentration auf das Wesentliche eingehalten wurde.

Durch die Gründung einer **Kooperationsplattform**, beispielsweise im Sinne einer Berufsausübungsgemeinschaft, haben Sie die Basis für eine dauerhafte Zusammenarbeit geschaffen. Vorausschauende Kontakte mit engagierten Kollegen zu knüpfen und in ausgewählten Gebieten zusammenzuarbeiten schafft eine optimale Ausgangssituation für die zukünftige Leistungsfähigkeit. Erfolgreiche Kooperationen zu gründen ist die richtige Entscheidung für den Weg in die Zukunft. Auch der Zugriff auf die Kernkompetenzen weiterer Player am Gesundheitsmarkt lässt sich durch eine Kooperation mit exklusiven Hotels, Schönheits-Instituten, Wellness-Oasen und Fitness-Unternehmen realisieren und kann Ihnen weitere Marktchancen erschließen.

Tipp

Gesundheitsanbieter und Ärzte aus unterschiedlichen Sparten können sich vernetzen und gemeinsam mit ihren unterschiedlichen Kompetenzen die Gesundheit eines Menschen optimieren.

Meist wirkt es sich positiv aus, wenn Sie Wert auf einen fairen und vertrauensvollen Umgang mit Ihren »Geschäftspartnern« legen. Sie sollten der Versuchung widerstehen, durch einseitige Vorteilnahme schnelle Erfolge zu erzielen. Eine gute Qualität der vereinbarten Dienstleistung sichern langfristige Erfolge. Klären Sie in einem persönlichen Gespräch, welche Regeln Sie pflegen wollen, und erstellen Sie Standards, die eine bestmögliche Transparenz der Zusammenarbeit ermöglichen. Achten Sie von Anfang an auf ein partnerschaftliches Verhältnis.

3.3 Schritt für Schritt zu mehr Qualität

Im Folgenden geht es nicht darum, alle Werkzeuge des Projektmanagements zu erläutern, sondern Ihnen die grundlegenden Eckpfeiler einer effizienten Ablauf- und Projektplanung an die Hand zu geben. Damit können Sie Ihr individuelles Präventionsprogramm gestalten, starten und – was noch wichtiger ist – erfolgreich am Laufen halten. Antoine de Saint-Exupéry schrieb folgerichtig: »Um klar zu sehen, genügt oft schon ein Wechsel der Blickrichtung.«

Um Patienten zu gewinnen und zu behalten, sie zu begeistern und motivieren, ist eine partnerschaftliche Beziehung unbedingt notwendig. Ein gutes Team, in das jedes Mitglied seine Stärke einbringt, ist ein enormer Gewinn für Ihre Praxis. In seinem Buch »Der Weg zu den Besten« beschreibt der US-Bestsellerautor Jim Collins eines der wichtigsten Managementprinzipien, das leider von vielen Kollegen oft vergessen wird: »Stelle zuerst eine gute Mannschaft auf, danach eine gute Strategie!« Gelingt es Ihnen, in Ihrer Praxis ein ausgesprochenes Zusammengehörigkeitsgefühl zu entwickeln, dann erbringen Ihre Mitarbeiter als Team Spitzenleistungen.

Der Erfolg eines jeden Unternehmens steht und fällt mit seinen Mitarbeitern. Das bedeutet, auch die **Entwicklung der Mitarbeiter** muss im Zentrum Ihrer Überlegungen stehen. Hierbei geht es darum, die Mitarbeiter zu begleiten, um innerhalb festgelegter Rahmenbedingungen möglichst optimale Leistungen zu erhalten. Unterstützen Sie das Praxisteam gewissenhaft und setzen sie die Fähigkeiten Ihrer Mitarbeiterinnen frei, um deren Leistung zu steigern. Allerdings soll sich das Personal auch nicht aufopfern müssen. Wenn Ihre Beschäftigten wahre Helden sein müssen, um die Patienten zufrieden zu stellen, dann ist an Ihrer Dienstleistungsqualität einiges verbesserungswürdig. Es ist auch kein Geheimnis, dass überdurchschnittlich serviceorientierte und sehr gut qualifizierte Mitarbeiterinnen etwas teurer sind als der Durchschnitt.

Die Patienten erfahren schon an der Rezeption Freundlichkeit, kompetente Beratung und Service. Ihr Bemühen um einen zufriedenen Patienten stellt bereits die Weichen für erfolgreiche Patientenbindung. Mit diesem Rezept sind Sie schon den ersten Schritt in die richtige Richtung gegangen und betreiben konsequente Imagepflege. Der zufriedene Patient wirkt als positiver Multiplikator, zeigt Vertrauen und Loyalität. Sorgen Sie deshalb für eine hohe Qualität aller Patientenkontakte wie bei Telefongesprächen, Mailing oder dem Fax-Text. Um **Patiententreue** zu erreichen, müssen sämtliche Instrumente optimiert und miteinander verzahnt werden. Das Potenzial Ihrer Mitarbeiter können Sie jedoch nur dann wirklich ausschöpfen, wenn Sie lernen, Verantwortung zu delegieren und sich ebenfalls als Teamspieler zu verstehen. Geben Sie Ihren Mitarbeiterinnen Verantwortung und bauen Sie deren Wissen und Können ständig aus.

3.3.1 Begeistern

Schon beim Betreten der Praxis muss man merken, dass sie unverwechselbar ist. Mit einem einzigen Schritt ist man mitten im Zentrum der Medizin, dem Kompetenzzentrum für Prävention, und erlebt eine Fülle von positiven Eindrücken. Markante Informationen wecken die Aufmerksamkeit des Patienten, Wertschätzung und Zuvorkommenheit beeindrucken bei der Begrüßung. Die telefonisch getroffenen Vereinbarungen werden eingehalten, alles ist entsprechend vorbereitet. Wartezeiten an der Rezeption oder im Wartezimmer werden so niedrig wie möglich gehalten. Der Patient genießt ein Höchstmaß an individueller Betreuung, sodass von Beginn an ein hohes Maß an Zufriedenheit sichergestellt wird.

Tipp
Bieten Sie Ihren Patienten ein Optimum an Diagnostik, Behandlung und professioneller Organisation.

Am Anfang steht ein ausführlicher **Check-up**, der ein intensives Patientengespräch und eine ausführliche Diagnose beinhaltet. Aus der Gesamtheit aller Befunde wird ein sehr individuell auf genau diesen Patienten zugeschnittener **Therapieplan** erstellt. Hierbei kann durchaus ein therapeutisches Gesamtkonzept, die Kombination aus Schul- und naturheilkundlicher Medizin erfolgen. Welche Behandlungen für den Patienten das Optimum darstellen wird anschließend in einem umfassenden Beratungsgespräch erläutert. Das übersichtliche Exposé enthält neben den einzelnen Schritten der Therapie einen genauen **Zeitplan** sowie eine detaillierte **Kostenübersicht**, falls ein Patient individuelle Gesundheitsleistungen (IGeL) wünscht. Idealerweise ist die Praxis in der Lage, so genannte Packages zu schnüren. Hierbei handelt es sich um maßgeschneiderte Beratungsleistungen – **Patientenpackages** – für verschiedenste Patientenprobleme (▪ Tab. 3.1).

Das Gesamtkonzept heißt eindrucksvolle Atmosphäre, bester Patientenservice, exzellente Diagnostik und umfassende Behandlungsmöglichkeiten mit maßgeschneiderten Patientenpackages. Hinzu kommen Premium-Entrées zu ausgewählten **Patientenveranstaltungen**, deren Bandbreite

3

Tab. 3.1. Auswahl maßgeschneiderter Patientenpackages

Thema	Package
Gewichtsabnahme und Bewegungsberatung	Ernährungsberatung, Raucherentwöhnung, Vermittlung von Laufgruppen, Erarbeitung von Fitnessplänen, Tipps für den Laufschuhkauf und Laufkleidung mit qualifizierten Händlernachweisen, Belastungsuntersuchung mit Laktattest, Sofortmaßnahmen und Verhalten bei Gesundheitsproblemen und Verletzungen, Dehnübungen für Läufer, Motivationsstrategien
Impfungen und Reisemedizin	Sämtliche Impfleistungen, Tauchsporttauglichkeits- und Flugtauglichkeitsuntersuchungen, Händlernachweise für Mückenschutzmittel und spezielle Kleidung, aktuelle Reiselandinformationen, Adressen deutscher Ärzte und Zahnärzte im Reiseland, Beratung bei Flugangst, spezielle Beratung für Patienten mit chronischen Erkrankungen und speziellen Risiken. Relevante Unterlagen werden in einer persönlichen Reisemappe übergeben
Naturheilkundliche Medizin	Kombination aus Schulmedizin und Naturheilkunde; therapeutisches Gesamtkonzept bestehend aus Bewegungstherapie, Akupunktur, Physiotherapie, Phytotherapie, Ernährungsberatung und Prävention

Nicht feste Therapieschemata, sondern individuelle Therapiepläne und flexible Behandlungszeiten bestimmen die umfassende Behandlung und Betreuung.

von Gesundheitsvorträgen und Praxisaktionen bis zu Top-Events in der Arztpraxis reicht.

Tipp
Begeisterte Patienten sind zufriedene Patienten und empfehlen die Praxis weiter, auch an Privatversicherte und Patienten mit dem Wunsch nach Selbstzahlerleistungen.

Setzen Sie auf Einzigartigkeit und informieren Sie Ihre Patienten über die individuellen Leistungen der Praxis. Zum Großteil wissen die Patienten nämlich nicht, dass Sie besondere Leistungen anbieten. Wollen Sie eine derart exzellente Praxisorganisation aufbauen, brauchen Sie Geduld, persönliches Engagement, die Leidenschaft für Ihren Beruf, Wertschätzung für Ihre Patienten und Vertrauen in die Fähigkeiten Ihres Praxisteams.

Tipp
- Arbeiten Sie kontinuierlich und in kleinen Schritten an Verbesserungen und verändern Sie die Spielregeln am Gesundheitsmarkt.
- Geben Sie sich niemals mit dem Erfolg von heute zufrieden, sondern suchen Sie permanent nach neuen Chancen und Potenzialen.
- Nur wenn es gelingt, den Patienten einen besonderen Nutzen zu bieten, werden Sie sich von den Wettbewerbern unterscheiden.

3.3.2 Erfolgsfaktor Impfmanagement

Impfmanagement
- Impfmanagement umfasst Bestellung und Lagerung der Impfstoffe, Aufklärung und Rechtssicherheit, Vorbereitung und Durchführung von Impfungen, Organisation vom Impfaktionen und Praxisevents.
- Impfungen sind eine der erfolgreichsten Formen von Prävention für Ihre Patienten.
- Aktives Impfmanagement ist eine große Chance für die Praxis zur Imagebildung und Qualitätsverbesserung.
- Entscheidend für den Erfolg ist die stetige, auf das Ziel ausgerichtete Teamleistung.
- Durch die Erarbeitung von Impfchecklisten, Anleitungen und Vorlagen entsteht ein wertvoller »Praxisguide Impfungen« für die tägliche Arbeit in der Arztpraxis.
- Mit einem guten Konzept und regelmäßigen Impfaktionen haben Sie nicht nur einen Imagegewinn, sondern sorgen auch für einen ausreichenden Impfschutz bei den von Ihnen betreuten Personen.
- Öffentlichkeitsarbeit ist sehr vielseitig und lebendig.

- Um die Zahl der Injektionen möglichst gering zu halten, sollten vorzugsweise Kombinationsimpfstoffe verwendet werden (STIKO Epidem. Bull 2006/30).

Impfungen bei Erwachsenen werden häufig vernachlässigt, obwohl durch eine Impfung schwere Krankheiten auch im Erwachsenenalter vermieden werden können. Impfungen haben nicht nur unsere Lebensbedingungen allgemein verbessert, sie haben auch dazu beigetragen, dass die Krankheitshäufigkeit und Sterblichkeit durch Infektionskrankheiten seit mehreren Jahrzehnten deutlich rückläufig ist. Jedoch finden diese Impferfolge bei Ärztinnen und Ärzten nicht immer die verdiente Anerkennung. Dies, obwohl die heutigen Impfstoffe gut verträglich sind und schwere unerwünschte Wirkungen respektive Impfreaktionen sehr selten geworden sind. In der Bundesrepublik Deutschland besteht keine Impfpflicht. Die für die Gesamtbevölkerung wichtigen Impfungen werden aber, basierend auf den Empfehlungen der ständigen Impfkommission (STIKO) am Robert-Koch-Institut, von den obersten Gesundheitsbehörden der Länder öffentlich empfohlen. Dies sollte für Sie als Praxisinhaber Anlass genug sei, dem Thema **Impfmanagement** besondere Aufmerksamkeit zu widmen. Auch Ihre Mitarbeiterinnen sollten sie in einem umfassenden Workshop entsprechend schulen und thematische Schwerpunkte setzen.

Expertentum ist gefragt

- Funktion des Immunsystems
- Aktive Impfungen, passive Impfungen
- Herstellung, Prüfung und Zulassung von Impfstoffen
- Praktische Aspekte des Impfens: Kombinationsimpfstoffe, Simultanimpfungen, Kontraindikationen, Impftechniken, Impfdokumentation
- Impfempfehlungen, G-BA Schutzimpfungsrichtlinien
- Impfkalender und aktuelle STIKO-Empfehlungen

Um die verschiedenen Abläufe rund ums Impfen effizient zu gestalten, helfen klare Strukturen, fest definierte Aufgaben und Zuständigkeiten. Erarbeiten Sie hierzu Arbeitsanleitungen, Checklisten zum Impfmanagement und Informationsmaterialien für die Praxismitarbeiterinnen. Aufgabe Ihrer Mitarbeiterinnen ist es, Patientenunterlagen und Impfausweise zu überprüfen, Patienten auf den fehlenden Impfschutz anzusprechen und an fällige Termine zu erinnern. Idealerweise finden praxisinterne **Impfworkshops** regelmäßig, mindestens einmal im Jahr statt, um bestehendes Wissen zu aktualisieren, das gesamte Team über Neuerungen zu informieren und die Praxisorganisation entsprechend anzupassen. Nur hierdurch kann die hohe Qualität der Impfleistungen durchgehend erhalten werden. Zu den unverzichtbaren Voraussetzungen für dauerhaft motivierte und qualifizierte Mitarbeiterinnen ist ein professionelles und regelmäßiges Top-Training unerlässlich.

Organisation der erfolgreichen Impfpraxis

Die in diesem Abschnitt beschriebenen Möglichkeiten zur Verbesserung der Impforganisation richten sich an alle Praxisteams, die durch umfassenden Zusatznutzen und eine gesicherte Qualität der Betreuung ihre Patienten begeistern möchten. Die in einer Arztpraxis erlebte Qualität unterscheidet sich von anderen Branchen dahingehend, dass sie sich auf verschiedenste Erfordernisse bezieht und dementsprechend sehr weit gefächert ist. Als engagiertes Praxisteam haben Sie die Gelegenheit, auf die differenzierten Erwartungen der Patienten vielfältig zu reagieren und somit ein Höchstmaß an Individualisierung für den Patienten zu schaffen. Nur folgende drei grundlegende Faktoren sind nötig, um positiv auf die Patienten einzuwirken.

Tipp

- Professionalität der Mitarbeiter zeigt sich durch ihre Kompetenz, das Wissen und die Fähigkeiten.
- Persönliche Servicequalität steht für »soft skills« wie Ausstrahlung, Aufmerksamkeit, Wertschätzung und Einfühlungsvermögen.
- Unklarheiten und Provisorien in der Ablauforganisation werden beseitigt.

In der Summe führen häufig auch kleine Verbesserungen zu eindrucksvollen Ergebnissen. Die Organisation Ihres Impfmanagements erfolgt auf mehreren Ebenen. Dabei stellt sich vor allem auch die Frage, wie das problemlose Einbinden von Impfleistungen in die bestehende Praxisorganisation erfolgen kann. Obwohl die Notwendigkeit der klaren Planung grundsätzlich unbestritten ist, stellt sie dennoch bisweilen eine zentrale Schwachstelle dar. Organisation und Planung werden nicht selten mehr als Barriere, denn als Hilfestellung empfunden. Am Anfang Ihres Impfprojektes sollte deshalb das Briefing stehen. Durch die systematische Vorgehensweise und die schriftliche Fixierung der unterschiedlichen Aufgaben wird sichergestellt, dass jedes Teammitglied alle relevanten Informationen erhält und das Ziel kennt. Ein entscheidendes Element zum Erfolg ist die Organisation der Arbeitsabläufe.

Die Verbesserungen des Impfmanagements in Ihrer Praxis basieren auf grundlegenden Veränderungen, die im Folgenden skizziert werden und als Orientierungsleitfaden für die Umsetzung in der Praxis dienen.

U-10-Regel

Effektives Impfmanagement beginnt bereits am Empfang. Die U-10-Regel besagt, dass jeder Patient, der für eine Impfung in der Praxis erscheint, innerhalb von 10 min durch die Impfassistentin betreut wird. Der Patient wird nicht ins Wartezimmer verwiesen, sondern gleich in das Behandlungszimmer geführt, in dem die Impfung erfolgen wird. Idealerweise wird der Patient durch die Impfassistentin an der Anmeldung abgeholt und persönlich in das Behandlungszimmer geführt. Die U-10-Regel legt auch fest, dass dem Patienten bei einer Zeitverzögerung ein Zwischenbescheid gegeben wird, damit er zumindest über eine Perspektive verfügt.

U-10-Regel

- Den Patienten wird unnötige Wartezeit erspart, sie müssen seltener und weniger lange warten.
- Der Organisationsplan steht bereits fest, noch bevor ein Patient die Praxis betreten hat.

Leistungen der Impfassistentin

Die Impfassistentin bearbeitet einen Großteil der anfallenden Arbeiten zum Thema Impfen selbstständig und eigenverantwortlich. Sie erledigt routinemäßige Aufgaben und koordiniert die organisatorischen und administrativen Rahmenbedingungen. Sie checkt den Impfausweis und informiert den Patienten über die notwendigen Impfungen. Sie bespricht mit ihm den Nutzen der Impfung, die zu verhütende Krankheit, die Dauer des Impfschutzes und händigt ihm die entsprechenden Informationen aus. Zu ihren Aufgaben gehört es aber auch, über neue Impfstoffe zu informieren und die passenden Informationsmaterialien vorzuhalten.

Das Aufklärungsgespräch durch den Arzt kann sie gezielt vorbereiten durch die qualifizierte Information des Patienten und Aushändigen des jeweiligen Aufklärungsmerkblattes. Die Indikation zu einer Impfung stellt aber immer und ausschließlich der Arzt. Willigt der Patient in die Impfung ein, bereitet die Impfassistentin die Impfapplikation vor und informiert den Arzt. Dieser überprüft die Indikation der Impfung, schließt Kontraindikationen aus, führt das Aufklärungsgespräch durch und impft den Patienten. Im Anschluss dokumentiert die Impfassistentin die Impfung im Impfausweis und in der Praxis-EDV. Sie regt an, auch bei Familienmitgliedern den aktuellen Impfstatus zu überprüfen, und bietet eine kurzfristige Terminvergabe ohne Wartezeiten an. Die Impfassistentin spricht alle Patienten der Praxis auf ihren bestehenden Impfschutz an und erinnert an fällige Termine und mögliche Gesundheitsuntersuchungen. Auch die Besorgung und Lagerung der Impfstoffe, die Sicherstellung der Kühlkette sowie eine ausreichende Zahl von aktuellen Informationsblättern und Aufklärungsbögen vorrätig zu halten, zählen zu den Aufgaben der zuständigen Mitarbeiterin. Diese Standardisierung ist ein entscheidender Schritt zur Verbesserung der Behandlungsqualität.

Die Impfassistentin verfügt über exzellente Impfkenntnisse, weil sie regelmäßig qualifizierte Fortbildungen zu allen relevanten Impfthemen besucht und sich für das Impfen besonders interessiert. Der Begriff Impfassistentin ist keine offizielle Bezeichnung und kennzeichnet auch nicht eine spezielle Ausbildung. Voraussetzung für die aktive Einbindung dieser spezialisierten Mitarbeiterin in das Impfgeschehen ist, dass Sie ihr als Praxisinhaber die notwendigen Fort- und Weiterbildungen ermöglichen.

Vorteile der Leistungen der Impfassistentin

- Der Arzt muss die Vorgehensweise beim Impfen nicht erst im Detail definieren.
- Die Mitarbeiterinnen kennen den genauen Ablauf und können den Praxisablauf genau planen.
- Die Patienten sind zufrieden, weil sie nicht warten müssen und von einem verbesserten Impfstatus profitieren. Sie fühlen sich rundum gut von ihrem Praxisteam versorgt und betreut.

Empfang

Hier beginnt der persönliche Service für den Patienten, an der Rezeption. Der Empfang ist das Herzstück Ihrer Praxis. Je besser und reibungsloser dort die Organisation funktioniert, desto zufriedener sind Ihre Mitarbeiterinnen und natürlich auch die Patienten. Die Turbulenzen des Praxisbetriebs verlangen eine kompromisslose Ausrichtung der Praxis auf alle Anforderungen und Ansprüche der Patienten. Die besonderen Chancen ergeben sich für Sie durch die Schnittstelle zwischen den differenzierten Erwartungen der Patienten und den vielfältigen Möglichkeiten der Praxis, darauf einzugehen und ein Höchstmaß an Individualisierung für die Patienten zu schaffen. Der Patient spürt dies in der persönlichen Servicequalität. Diskretion am Empfang zu gewährleisten ist eine Selbstverständlichkeit.

Tipp

Wartezeiten am Empfang sollten so niedrig wie möglich gehalten werden. Der Patient muss das Gefühl haben, dass er erwartet wird und dass er im Mittelpunkt steht. Er erfährt Wertschätzung von allen Mitarbeitern.

Am Empfang ist ein Aufsteller platziert, der auf aktuelle bzw. saisonale Impfungen aufmerksam macht. Die Mitarbeiterin erinnert den Patienten gleich bei der Terminvergabe daran, zum nächsten Besuch den Impfausweis mitzubringen. Außerdem informiert sie gezielt die in Frage kommenden Patienten, z. B. Personen mit Kontakt zu Säuglingen (Eltern, Großeltern, Frauen mit Kinderwunsch) über die Pertussis-Impfung, Jugendliche über die Impfung gegen den Erreger des Gebärmutterhalskrebses (Humanes Papillomavirus, HPV und seine Vorstufen) und händigt ihnen ein Informationsfaltblatt zur jeweiligen Impfaktion aus. In der täglichen Praxis ist der medizinische Check-up beim Gesunden ein häufiger Konsultationsgrund. Jeder Check-up sollte zur Überprüfung des aktuellen Impfstatus genutzt werden.

Wartezimmer

Das Wartezimmer ist in fast allen Arztpraxen der Raum, in dem die Patienten die meiste Zeit verbringen. Informationen über notwendige Impfungen können im Wartezimmer optisch ansprechend platziert werden. Wandtafeln, Wechselrahmen oder Flip-Charts können genutzt werden, um auf aktuelle Impfungen aufmerksam zu machen. Entscheidend ist die Art der Präsentation, wobei sie auf wechselnde Aktionen setzen sollten. Jedes Quartal sollte von einer neuen Aktion begleitet werden.

Hinweise auf Impfaktionen im Wartezimmer

- Reisemedizinische Impfung und Beratung
- Präventive Leistungen und allgemeine Impfungen
- Grippe- und Pneumokokken-Impfung
- Impfung gegen Herpes Zoster, Humane-Papillom-Viren, Pertussis

Begleitet werden diese Aktionen von passenden Informationsmaterialien, die im Wartezimmer ausliegen. Auch diese sollten, entsprechend dem gewählten Aktionsthema, ausgetauscht werden. Der Aufwand lohnt sich immer, denn Aktualität sichert erhöhte Aufmerksamkeit. Die Patienten fühlen sich gut informiert, und Ihr Praxisteam hat darüber hinaus die Möglichkeit, alle Impfleistungen zu kommunizieren.

Achten Sie darauf, dass in Ihrem Wartezimmer immer aktuelle **Zeitschriften** ausliegen, die zum

Image der Arztpraxis passen. Wählen Sie Zeitschriften und Magazine breit gefächert aus, möglichst auch solche, die sich Ihre Patienten vermutlich selbst nicht leisten, die sie jedoch bei Ihnen lesen möchten. Am Zeitschriftenmarkt existiert eine Vielzahl von Zeitschriften, die über gesundheitsrelevante Themen berichten. Sichten Sie das Angebot an Zeitschriften, beispielsweise in einer großen Bahnhofsbuchhandlung, und entscheiden Sie erst dann, welche Sie für die Praxis abonnieren wollen. Viele Zeitschriften haben eigene Gesundheitsredaktionen und berichten in jeder Ausgabe über gesundheitsrelevante Themen und saisonal auch über notwendige Impfungen. Ziel ist auch, mit diesem Service eine Praxisbesonderheit zu schaffen und Wartezeiten subjektiv zu verkürzen. Je besser Sie Ihre Kommunikationsmittel aufeinander abstimmen, umso klarer fällt das Bild Ihrer Leistungen aus.

Zeitschriften, die über gesundheitsrelevante Themen berichten

- Gesund leben
- Fit for Fun
- Healthy living
- Men's Health
- Gesundheits-Bild
- Bunte Gesundheit
- Aktiv laufen
- Freizeit Woche

Kontaktpflege

Patienten wünschen sich medizinische **Informationen**, wobei sie diese überwiegend aus nicht wissenschaftlichen Quellen beziehen. Rundschreiben an Patienten eignen sich, um auf bevorstehende Vorsorge- und Kontrolluntersuchungen aufmerksam zu machen oder über notwendige Auffrischimpfungen zu informieren. Bei einem funktionierenden Recall kann telefonisch oder per Postversand, beispielsweise mit einem persönlichen Brief, an Termine erinnert werden. Patienten haben großes Vertrauen in die ärztliche Meinung und Auffassung. Diesem Bedürfnis können Sie durch eine eigene Praxiszeitung oder allgemeine Informationsschriften nachkommen. **E-Mail**- und **Praxis-Newsletter** sind eine effiziente Methode, mit den Patienten in einen Dialog zu treten und langfristige Beziehungen aufzubauen. Setzen Sie dieses Medium sorgsam ein, um auch mit geringem Budget eine große Zahl von Patienten anzusprechen. Eine der wesentlichen Säulen für den Erfolg Ihres Newsletters sind die Inhalte. Wer über die Bedeutung guter Texte Bescheid weiß und sich an einige Grundregeln hält, wird sich durch E-Mail-Newsletter von der Masse der Durchschnittspraxen abheben und nachhaltig in der Erinnerung der Empfänger festsetzen. In Verbindung mit Praxisvorträgen, Patientenschulungen, Präventionsangeboten und der Raucher- und Ernährungssprechstunde eingesetzt, lässt sich das Medium Praxis-Newsletter zu einem sehr effektiven Marketing-Instrument ausbauen.

Tipp

Informieren Sie mit Praxis-Newslettern sachlich und ausgewogen über notwendige und empfohlene Impfungen und widerlegen Sie die Behauptungen und Fehlinformationen der Impfgegner.

Pertussis-Projekt

Die Verbesserungen basieren auf zwei grundlegenden Veränderungen. Die eine ist die Einrichtung eines Impfpfades in der Praxis, die andere das Prozessmanagement. Nur wenn die Organisation funktioniert und somit die Prozesse eindeutig festgelegt werden, kann das wichtigste Kriterium für die Beurteilung von Serviceleistung, die Zuverlässigkeit, erfüllt werden.

Im Zentrum des zielorientierten Projektmanagements stehen die Projektziele. Das Ziel ist die Basis des Projekts, die Organisation des Projekts erfolgt dann auf mehreren Ebenen. Zu Beginn ist es entscheidend, die Rahmenbedingungen zu schaffen und somit gleichsam das Fundament für den Wandel zu legen.

Tipp

Geben Sie Ihrem Impfprojekt frühzeitig eine eindeutige Richtung und legen Sie fest, was das Projekt unbedingt leisten muss. Die Terminplanung ist der Fahrplan des Projekts. Wer eine Idee in die Tat umsetzen will, muss handeln.

Jede Praxisaktion braucht eine Form, die Skizze oder das Konzept. Dieses Konzept ist die Entscheidungsgrundlage dafür, wie die vorgesehene Impfaktion in der Arztpraxis stattfinden wird. Wenn Sie eine Aktion über ein spezielles Thema durchführen möchten, dann muss dieses Thema eine aktuelle Relevanz für eine klar einzugrenzende Zielgruppe besitzen. Außerdem muss das Thema dazu geeignet sein, die Zielgruppe zu erreichen.

Während Keuchhusten früher als Kinderkrankheit galt, erkranken daran inzwischen hauptsächlich Erwachsene. Seit Juli 2009 empfiehlt die Ständige Impfkommission (STIKO) am Robert-Koch-Institut in Berlin für alle Erwachsene eine Impfung gegen Pertussis. Dieses Thema können Sie für Ihre Patienten bei einer speziellen Informationsveranstaltung vertiefen und sie dadurch für eine Impfaktion in Ihrer Praxis gewinnen.

Ihre Aufgabe ist nun festzulegen, wie eine Impfaktion zum Thema »Pertussis-Impfung« organisiert werden kann.

Informieren

Bevor Sie sich an die Arbeit machen, empfehle ich Ihnen, noch einige Überlegungen anzustellen. Anfangs ist es wichtig, Auswahlkriterien festzulegen, um die Impfpotenziale genauer zu definieren. Nehmen Sie sich einen Nachmittag Zeit, um sich über Inhalte und Ziel der Aktion und über die Möglichkeiten der Recherche klar zu werden. Legen Sie einen Ordner an, in dem Sie alle Notizen, Exzerpte und Zitate zum Thema sammeln. Zielgruppen lassen sich nach unterschiedlichen Kriterien bilden. In unserem Beispiel werden mit Hilfe der Praxis-EDV alle Patienten ausgewählt, die für diese Pertussis-Impfung in Frage kommen. Bei Praxisaktionen zu anderen Impfungen werden entsprechend andere Kriterien herangezogen. Nach Abschluss Ihrer Vorarbeiten sollten Sie regelmäßig Arbeitsgespräche mit Ihren Mitarbeiterinnen führen, damit die Impfaktion »Pertussis« vorbereitet und umgesetzt werden kann. Ziel ist, dass alle Beteiligten immer über den gleichen Wissensstand bezüglich der Impfaktion verfügen.

Tipp

Legen Sie immer ein verbindliches Datum für die Folgebesprechung fest.

Vor der Impfaktion müssen Ihre Mitarbeiterinnen geschult werden. Mögliche Themen sind:
- derzeitige Impfsituation,
- Grundlagen zu Infektionskrankheiten,
- Sinn und Zweck von Schutzimpfungen,
- verschiedene Impfungen,
- aktuelle STIKO-Empfehlungen,
- Feststellung des Impfstatus etc.

Alle Arbeitsgespräche sollten protokolliert werden. Das Protokoll hält die Ergebnisse der Besprechung fest und macht Angaben über Fortführung und Terminierung des Projekts. Legen Sie eine Liste mit den wichtigsten Daten für Ihre Impfaktion frühzeitig fest und klären Sie die Zuständigkeiten der Aktion.

Überzeugen

Nachdem die Aktionsvorgaben hinreichend geregelt wurden, ist der nächste Schritt die Kommunikation des persönlichen Nutzens für den Patienten. Die persönliche Anrede ist hierbei äußerst wichtig. Es genügt keineswegs, dem Patienten nur Informationsmaterialien zu überreichen. Ohne Aufmerksamkeit kein Interesse. Und Aufmerksamkeit herzustellen ist die Kernaufgabe des Projekts. Positiv und empfehlenswert ist es, die Kernthese des Themas auf eine knappe Formel zu bringen. Die Kunst, einen guten Infozettel zu erstellen, besteht darin, die Zielgruppe optimal anzusprechen. Jedes eigene Kommunikationsmittel ist für sich genommen Imageträger für die gesamte Praxis. Einen besonderen Pfiff sollten das praxiseigene Poster und die Faltblätter haben. Dabei gilt aber immer zu beachten: weniger ist oft mehr (▣ Abb. 3.1).

Die Mitarbeiterinnen müssen die Patienten schon am Empfang auf den notwendigen Impfschutz ansprechen und ihnen die selbst gestalteten Infozettel, aktuelle Broschüren oder sonstiges Informationsmaterial aushändigen. Auch mit Plakaten im Wartezimmer und in den Sprechzimmern sollte auf die Bedeutung der Impfung hingewiesen werden. In einem persönlichen Anschreiben werden die Patienten direkt auf die notwendige Impfung hingewiesen und zur Impfung und Überprüfung des Impfausweises in die Praxis gebeten.

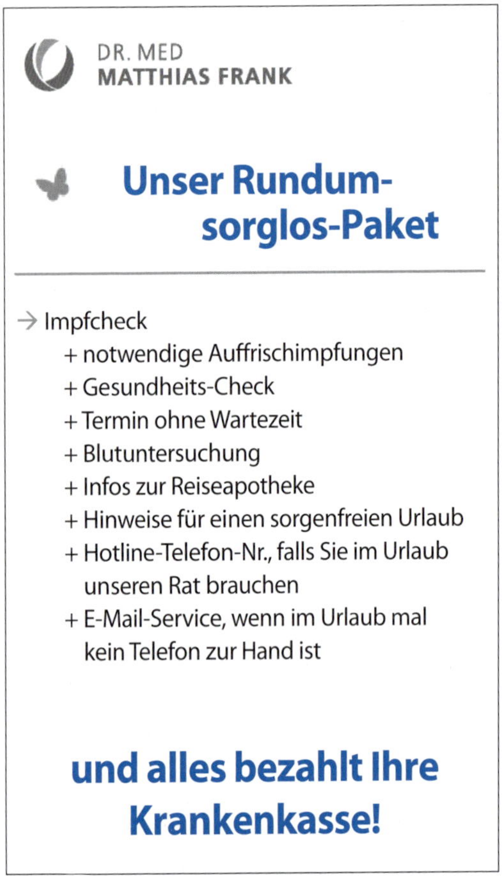

Abb. 3.1. Unser Rundum-sorglos-Paket.

Tipp
Patientenanschreiben sollten direkt an den Patienten gerichtet sein. Patienten werden am besten immer mit Namen angesprochen.

Neben den gedruckten Medien gehört die Präsentation der Arztpraxis im Internet zu den wichtigsten modernen Informationsmaßnahmen. Richten Sie die Praxishomepage so ein, dass Ihre Patienten mit wenig Aufwand die wichtigsten Praxis-News abrufen können. Aktuelle Praxisaktionen und Neuigkeiten müssen deshalb mit den passenden Mitteilungen aufbereitet werden, so auch der Hinweis über Ihr Pertussis-Projekt. Hiermit schließt sich der Kreis.

Evaluation

Nach Abschluss der Pertussis-Aktion erfolgt die Evaluation. Ihre Aufgabe ist es nun zu überprüfen, ob sich der Aufwand gelohnt hat und was bei zukünftigen Aktionen verbessert werden kann. Bei der Erstellung von Soll-Ist-Vergleichen werden die Informationen, die bei der Ist-Erhebung gesammelt wurden, so dargestellt, dass Abweichungen zwischen ursprünglichem Plan und aktuellem Stand besser zu erkennen sind (Tab. 3.2).

Sind alle ausgewählten Patienten auf die Pertussis-Impfung angesprochen und wurden die Impfungen erfolgreich durchgeführt, wird für das folgende Quartal eine weitere Impfaktion ausgewählt und vorbereitet. Bei diesem »Impfpfad« handelt es sich um eine genaue Vorgabe der einzelnen Arbeitsschritte zur Optimierung der Patientenbetreuung im Sinne des Qualitätsmanagements. Die Abfolge der zu erfüllenden Aufgaben ist standardisiert und gibt den Mitarbeiterinnen Sicherheit bei der täglichen Arbeit. Das Praxisteam orientiert sich an den Checklisten, arbeitet die einzelnen Schritte ab und bereitet den Patienten zur Impfung vor, bevor der behandelnde Arzt »die Bühne« betritt. Diese Verbesserungen, die hauptsächlich auf Standardisierung und Vereinfachung aufbauen, garantieren Termintreue und eine größere Planungssicherheit. Unnötige Wartezeiten lassen sich hierdurch deutlich vermindern. Der Zeitaufwand wird für alle Beteiligten, Patienten und Praxisteam, fühlbar reduziert.

Um objektiv beurteilen zu können, ob die Aktion ein Erfolg war, sollten Sie einige Eckdaten herausgreifen und bewerten. Besprechen Sie die wichtigsten Punkte mit dem Praxisteam und erstellen Sie einen Nachbericht der Aktion mit den wichtigsten Ergebnissen und Zitaten der Teilnehmer. Informieren Sie auch die Patienten über das Ergebnis der Aktion. Bereiten Sie einen Aushang für das Wartezimmer vor und legen Sie Infozettel zur Mitnahme in der Praxis aus. Lassen Sie die Aktion mit einer kleinen Ausstellung im Wartezimmer mit Fotos von Patienten und Zitaten nachwirken. Auf diese Weise gelingt es Ihnen, den Leitgedanken »Impfungen« zu Ihrem Praxisthema zu machen und zu personalisieren.

Tab. 3.2. Vorgaben und Erfolgskontrolle einer befristeten Impfaktion

Ziele der Aktion	Impfzahlen steigern Impfakzeptanz erhöhen Patienten über neue Impfstoffe informieren Zur Gesundheitsuntersuchung (Check-up) motivieren		
Maßnahmen	Mitarbeiter schulen Impfausweise überprüfen Auf der Praxishomepage über die Impfaktion informieren Patienten ansprechen, Patienten-Mailing, Anschreiben per Post Praxisevent organisieren Systematische Computerabfrage: – Welche Patienten brauchen eine Impfung? – Wann war die letzte Gesundheitsuntersuchung?		
Kennzahlen	Anzahl verbrauchter Impfstoffe Quartalsübersicht der Abrechnung: erbrachte Präventions- und Impfleistungen?		
Welche Impfraten streben wir während der Aktion an?	Auffrischimpfungen	150 Impfungen	
	Erstimpfungen	20 Impfungen	
	Sonstige Impfungen	50 Impfungen	
Ergebnisse der Impfaktion	Auffrischimpfungen (Impflücken gegen Poliomyelitis werden geschlossen)	Tetanus, Diphtherie, Poliomyelitis, Pertussis	86 Impfungen
		Tetanus, Diphtherie, Poliomyelitis	53 Impfungen
		Frühsommermeningoenzephalitis	23 Impfungen
	Sonstige Impfungen gegen	Zervix-Karzinom, Pneumokokken-Erkrankung, Hepatitis A/B	21 Impfungen

Qualität können Sie nur bewirken und sicherstellen, wenn Sie auch Messgrößen festlegen und diese überprüfen

Vom Impfmanagement zum Qualitätsmanagement (QM)

Qualitätsmanagement

- Qualitätsmanagement (QM) vermeidet unnötigen Mehraufwand in der Arztpraxis.
- Die Einhaltung von Qualitätsstandards bei der medizinischen Versorgung wird gesichert.
- Die Dokumentation wird verbessert, die Praxisorganisation optimiert.
- Regelmäßige Teamsitzungen sind nicht nur aktives Kommunikationsmittel und Ideenpool für die Praxis, sondern Basis des QM und Garant für gleichbleibende Qualität.

Gewohnheitsmäßiges muss nicht immer segensreich sein. Eine Arztpraxis kann auf vielfältige Art Ballast abwerfen. Arbeitsgänge lassen sich optimieren, Angebote individualisieren, Konzepte hinterfragen. Kaum etwas ist jedoch schwieriger, als die gewohnten Organisationsstrukturen zu verändern. Und wie wissen Sie, ob Sie zum Erreichen Ihrer wirtschaftlichen Ziele auf dem richtigen Weg sind? Ob Sie immer die korrekten Entscheidungen treffen? Viele Puzzleteilchen ergeben noch kein Bild. »Nachdem wir das Ziel endgültig aus den Augen verloren hatten« äußerte der Schriftsteller Mark Twain, »verdoppelten wir unsere Anstrengungen«.

Beim Erzielen von Ergebnissen geht es darum zu wissen, was Sie erreichen wollen und erzielen müssen und wie Sie dies auf möglichst effektive Weise tätigen können. QM liefert Ihnen hierzu den notwendigen roten Faden. Durch QM stärken Sie nicht nur das Vertrauen in Ihre Arbeit, sondern prägen auch das Praxisimage in der Öffentlichkeit. Dabei folgen Sie einer Reihe von Schritten, die definieren, wie Sie zum Erfolg kommen. QM weist Ihnen gewissermaßen den Weg, auf dem Sie diese persönlichen und betrieblichen Ziele erreichen können. Sie finden die effektivste Art um Dinge zu erledigen, auszuarbeiten und konsequent zu realisieren. Wenn Sie die Vorgaben befolgen, wird Ihre Praxis als außergewöhnlich organisiert, kompetent und effektiv angesehen und die Mitarbeiterinnen werden nicht als planlos agierendes Praxisteam erscheinen.

! Nur die Ausgewogenheit der Veränderungen führt langfristig zum Erfolg. Qualität stellt sich aber nicht von alleine ein, sondern muss durch persönliches Engagement erarbeitet werden.

Beim Wandel Ihres Unternehmens kommt es nicht nur auf organisatorische Veränderungen an. Neue Ansätze müssen im Praxisalltag gefestigt, die einzelnen Mitarbeiterinnen für das Projekt gewonnen werden. Die Antworten finden Sie nur in einem neuen Denkansatz.

Beginnen Sie frühzeitig, sich über die unterschiedlichen Potenziale Ihrer Mitarbeiterinnen Gedanken zu machen. Die Fähigkeit, die Leistungsmotivation von Mitarbeitern zu entwickeln und zu steigern, bedeutet hohe Führungskompetenz. Deshalb sollten Sie zunächst das vertraute Instrumentarium einsetzen, um eine dauerhafte Verbesserung der Arbeitsresultate erzielen zu können. Sie sollten Ihre Mitarbeiterinnen gezielt schulen, persönliche Lernprozesse fördern und sie individuell betreuen. »Virtuose Teams wollen nicht Marktbedürfnisse befriedigen,« so Bill Fischer, Professor für Technologiemanagement in Lausanne »sondern die Erwartungen der Kunden definieren«. Der Arzt, der seinen Patienten bestimmte Leistungen vorenthält, muss damit rechnen, dass sie den Arzt wechseln und ihre Nachfrage bei einem Kollegen erfüllen.

Nicht besonders überraschend ist die Tatsache, dass viele Praxisteams dem QM gemischte Gefühle entgegenbringen. QM einzuführen und Qualität zu leben ist keineswegs eine einfache Aufgabe. Damit das System funktioniert und mit Leben erfüllt wird, müssen unterschiedliche Aspekte berücksichtigt und vor allem sinnvoll aufeinander abgestimmt werden. Dies zu realisieren ist nur mit persönlichem Engagement und ehrlichem Interesse zu erreichen.

Impfmanagement ist hierbei ein Schlüssel zum Erfolg und kann für Sie der Königsweg sein. Beim aktiven Impfmanagement sorgen Sie dafür, dass die Praxisabläufe rund ums Impfen effizient, strukturiert und patientenfreundlich organisiert werden. Um die verschiedenen Abläufe effizient zu gestalten, helfen klare Strukturen, fest definierte Aufgaben und Zuständigkeiten – die zentralen Kriterien des QM.

Tipp

- Aktives Impfmanagement in der Arztpraxis ist eine gute Ausgangsbasis für die Weiterentwicklung Ihres praxisinternen Qualitätsmanagementsystems.
- Ehrgeizige Projekte erfordern eine erstklassige Mannschaft.
- Gute Arzthelferinnen dürfen nicht nur lieb, sondern auch teuer sein.
- Ein motiviertes Team trägt viel zum Praxiserfolg bei.

Unter **Qualitätssicherung** wird die Sicherung eines bestimmten Niveaus der Qualität verstanden, während unter QM die systematische und fortlaufende Verbesserung der Qualität verstanden wird. QM hat im Prinzip auch sehr viel mit der Etablierung einer praxisinternen Qualitätskultur zu tun. Qualität lässt sich nicht verordnen, sondern muss gelebt werden.

Der Gesetzgeber hat alle Leistungserbringer – Vertragsärzte und Krankenhäuser – einheitlich verpflichtet, einrichtungsintern ein QM einzuführen und weiterzuentwickeln und sich an einrichtungsübergreifenden Maßnahmen zur Qualitätssicherung zu beteiligen (§ 135a SGB V). Weitere eigene Regelungen hat der Gesetzgeber nicht getroffen, er hat im Übrigen die Ausfüllung dieses Mandats dem Gemeinsamen Bundesausschuss (GBA) übertragen. Die Qualitätsmanagementrichtlinie für die vertragsärztliche Versorgung wurde vom GBA zwischenzeitlich festgelegt und kann auf dessen Homepage (www.g-ba.de) eingesehen werden. Die

Richtlinie beschreibt die Grundelemente und Instrumente des Qualitätsmanagements. Im Mittelpunkt steht hierbei die Patientenversorgung, wobei dem Bereich Praxisführung, Mitarbeiter und Organisation ein hoher Stellenwert eingeräumt wird.

Durch aktives Impfmanagement können Sie als Praxisinhaber quasi aus dem Stand, ohne Vorkenntnisse und vor allem ohne externe Hilfe einen leichten Einstieg in das Thema finden und der Pflicht zur Weiterentwicklung des internen Qualitätsmanagements nachkommen. In der folgenden Tabelle (Tab. 3.3) werden Ihnen Tipps gegeben, wie Sie strukturiert vorgehen können, um auf der Basis des aktiven Impfmanagements ein

Tab. 3.3. Qualitätsmanagement in der Arztpraxis

QM-Thema	Umsetzung	Dokumentation Handbuch/Ordner
Ausbildungs- und Fortbildungsqualität	Mitarbeiterschulungen	Protokolle, Thema, Anwesenheitsliste
	Fortbildungen Arzt und Mitarbeiter	Zertifikate, Bescheinigungen
	Qualitätszirkelteilnahme Arzt	Bescheinigungen
Ausstattung der Praxis	Geräte mit Bedienungsanleitungen	Gerätebuch
	Sicherheitstechnische Kontrollen	Nachweis
	Diskretion an der Rezeption	Schriftlich aufführen
	IT-System	Gespiegelte Festplatte, CD
	Kartei	Papierlose Praxis
	Notfallausstattung	Kontrollen dokumentiert
Organisation	Terminplanung	Elektronischer Terminplaner
	Aufklärung und Dokumentation	Schriftlich aufführen
	Versorgung Notfallpatient	Behandlungspfad
	Schweigepflicht	Belehrung dokumentiert
	Nachweis QM	Handbuch/Ordner
	Praxismanagement	Arbeitsanweisungen, Arbeitsverträge, Urlaubspläne
Ergebnisqualität	Erfassung Patientenzufriedenheit	Feedback
	Erfassung Impfkomplikationen	Patientendokumentation
	Recall-Impfungen	Einverständnis der Patienten
	Regelmäßige Teambesprechungen	Protokolle
Kommunikation	Corporate Identity	Marketing, Konzept
	Patienten-Infos	Leistungsangebote, Service
	Aktionstag/Praxisevent	Checkliste
Anhang	Praxisrentabilität	Unterlagen Steuerbüro
	Informationsmaterialien	Flyer, STIKO-Empfehlungen Leitlinien

Beispielhafter Auszug der Anforderungen der Qualitätsmanagement-Richtlinie des GBA und konkrete Umsetzungsmaßnahmen in komprimierter Form.

praxisinternes Qualitätsmanagementsystem gestalten können. Damit ist Ihr praxisinternes Qualitätsmanagement etabliert und in seinen wesentlichen Teilen vollständig.

QM bedeutet, das gesamte Leistungsspektrum der Arztpraxis systematisch zu erfassen, zu beschreiben und hierdurch die Transparenz der Leistungserbringung zu gewährleisten. Ergebnisse werden gemessen, festgehalten und patientenorientiert beurteilt. Das Qualitätsmanagementsystem stellt hierzu im Prinzip nur die Instrumente, Methoden und Techniken zur Verfügung. Mit Hilfe dieser Tools gestaltet dann quasi jede Arztpraxis individuell Ihr eigenes Qualitätsmanagementsystem. Die bekannten Verfahren, beispielsweise DIN ISO, EfQM etc., sind lediglich Vorgaben, um dieses praxisindividuelle System zu überprüfen und zu bewerten. Die Verfahren geben sozusagen nur die Rahmenbedingungen vor, nach denen das QM in der Arztpraxis umgesetzt werden kann. Im Prinzip lässt sich QM als die Gesamtheit aller Bemühungen verstehen, die das Praxisteam unternimmt, um die gewünschte Qualität zu erreichen. Wir werden uns mit dem Thema Qualitätsmanagement nochmals in einem späteren Kapitel befassen. Aber kein Grund zur Sorge, ich werde nicht jedes unwichtige Detail zum Qualitätsmanagement besprechen, sondern darstellen, welche schrittweisen Veränderungen und Maßnahmen für eine kontinuierliche Qualitätsverbesserung in der Arztpraxis umgesetzt werden können.

Impfpraxis

Impfungen

- Patienten dürfen unvernünftig sein, Ärzte nicht.
- Impfungen dienen der primären Prävention, d. h. der Krankheitsvorbeugung im engeren Sinn.
- Zeitpunkt und Indikation einzelner Impfungen lassen sich aktuellen Impfplänen entnehmen.
- Impfungen gehören zu den wirksamsten und wichtigsten präventiven Maßnahmen der Medizin.
- Impfungen gemäß der Impfempfehlung der Ständigen Impfkommission am Robert-Koch-Institut (STIKO) werden in den meisten Fällen von den Krankenkassen bezahlt.
- Schwerwiegende Nebenwirkungen durch Impfungen sind äußerst selten, bleibende Schäden die Ausnahme.
- Jeder bei uns zugelassene Impfstoff ist verträglich, ausreichend sicher und wirksam.

Da in Deutschland keine Impfpflicht besteht, ist die Akzeptanz von Impfleistungen weitgehend von entsprechenden Informationen abhängig. Eine wesentliche Pflicht von niedergelassenen Ärzten ist daher, die Impfmotivation durch Kommunikation zu verbessern und für einen genügenden Impfschutz der ihnen anvertrauten Patienten zu sorgen. Dazu gehört auch die Erinnerung an notwendige Auffrischimpfungen, beispielsweise über ein funktionierendes Recall. Ein Ziel der Schutzimpfungen ist es, den Geimpften vor der Erkrankung zu schützen, gegen die er geimpft wird, d. h. Individualschutz. Ein weiteres Ziel ist die Unterbrechung der Erregerausbreitung und somit der Schutz der Gemeinschaft, d. h. Kollektivschutz.

Die Durchführung von Impfungen im Kindesalter gehört zu den selbstverständlichen ärztlichen Tätigkeiten. Impfungen bewahren das Kind vor schweren Infektionen, die es möglicherweise nur mit bleibenden Schäden überstehen oder sogar nicht überleben würde. Die Impfempfehlungen werden von der Ständigen Impfkommission (STIKO) ausgesprochen, sie sind medizinischer Standard. Standardimpfungen sollten die Kleinsten so früh wie möglich erhalten. Über diese öffentlich empfohlenen Impfungen stehen aber noch weitere hochwirksame Impfstoffe zur Verfügung.

! Wichtig bei der Impfung von Kindern ist die angemessene Impfberatung der Eltern. Dies ist eine anspruchsvolle Aufgabe, da in weiten Bevölkerungskreisen der Sinn vieler Impfungen generell in Frage gestellt wird.

Der Impfschutz gegen Masern, Mumps und Röteln reicht noch nicht für eine Eliminierung der Masern aus, weil zu wenige Kinder die notwendige zweite

Masernimpfung vor Schuleintritt erhalten haben und die Impfraten der Erstimpfung mitunter deutlich zu niedrig sind. In Deutschland sterben noch immer jedes Jahr Kinder und Jugendliche an der schwersten Komplikation der Masern, der Hirnentzündung, weil sie nicht ausreichend gegen Masern geimpft sind. Bei den Masernausbrüchen der letzten Zeit erkrankten vor allem Jugendliche, die nicht geimpft waren.

Durch die Verwendung von Kombinationsimpfstoffen ist es möglich, die Kinder gegen mehrere Infektionskrankheiten gleichzeitig mit einer einzigen Injektion zu impfen. Der Impfschutz wird häufig vom Kinderarzt aufgebaut. Impfungen, die im Säuglings- und Kleinkindalter vorgenommen wurden, müssen teilweise bei Kindern und Jugendlichen aufgefrischt oder vervollständigt werden. Nach der Grundimmunisierung ist es eine wichtige Aufgabe des niedergelassenen Arztes, sicherzustellen, dass der notwendige Impfschutz erhalten bleibt und, wenn indiziert, ein Impfschutz gegen weitere Infektionskrankheiten aufgebaut wird. Nur wenn jeder Arztbesuch von Kindern, Jugendlichen und Erwachsenen dazu genutzt wird, die Impfdokumentation zu überprüfen und im gegebenen Fall den Impfschutz zu vervollständigen, können wir unsere großen und kleinen Patienten vor schweren Erkrankungen schützen.

3.3.3 Vorsorge und Früherkennung

Soll ich tatsächlich eine umfangreiche Vorsorgeuntersuchung bei meinem Arzt durchführen lassen? Etwa auch noch gesondert dafür bezahlen? Oder kann ich es sein lassen? Ich bin schließlich körperlich fit, gesund und in sehr guter Verfassung. Wo sich diese Fragen stellen, finden sich rasch eine Menge Gegenargumente, die alle Diskussionen überflüssig machen. Nun liegt es an Ihnen, die Patienten von der Nützlichkeit der Vorsorge und Früherkennung zu überzeugen. Ihre besten Argumente nützen aber nichts, wenn es Ihnen nicht gelingt, sie Ihren Patienten verständlich zu machen. Denn je sicherer Sie kommunizieren, je gezielter Sie Ihre Worte wählen, desto besser steuern Sie, ob und wie Ihre Botschaft verstanden und angenommen wird. Eine offene und vertrauensvolle Beziehung und die adäquate Zusammenarbeit sind unverzichtbar. Beides ist also notwendig, kommunikative Kompetenz und der Grundsatz konsequenter Patientenorientierung, um Patientengespräche zielgerichtet zu führen und die Bedeutung von Prävention und Eigenverantwortung darzulegen. Geben Sie Ihren Patienten das gute Gefühl, dass Sie sich in besonderem Maße für deren Gesunderhaltung einsetzen.

Wie statten wir unsere Botschaften aber nun mit konkreten Ideen aus? Vielleicht fällt uns diese Aufgabe leichter, wenn wir uns von unserer Zielgruppe leiten lassen. Grundsätzlich ist es für jeden – mindestens ab dem 40. Lebensjahr – sinnvoll den Status quo seines Körpers zu kennen. Deshalb müssen sinnvolle, empfehlenswerte und notwendige Maßnahmen in Ihrer Arztpraxis angeboten werden. In einer Zeit, in der die Patientenorientierung immer wichtiger wird, kann sich auch das »Dienstleistungsunternehmen Arztpraxis« dem Thema individuelle Gesundheitsleistungen nicht mehr verschließen.

Eine Selbstbewertung wird deutlich machen, mit welchen zusätzlichen Leistungen über die Basisversorgung hinaus Sie durchgängig Qualitätsservice bieten können und wie Sie diese Leistungen hinsichtlich der Attraktivität positionieren. Es gibt für Sie eine Unzahl von Möglichkeiten, um die positive Selbstdarstellung und Akzeptanz Ihrer Praxis zu fördern (▣ Abb. 3.2).

Wesentliches Ziel ist es, die Wahrnehmung des Patienten positiv auf die Praxisleistungen zu lenken und durch qualitätsgesicherte Arbeit, Betreuung und Beratung, Vertrauen zu gewinnen und zu erhalten. Bedenken Sie aber, dass sich Menschen ohne Unterweisung häufig unsicher fühlen. Insbesondere bei schweren Erkrankungen benötigen sie umfangreiche Informationen und Anleitungen über das Krankheitsbild und die Therapieoptionen. Patienten fühlen sich verloren und hilflos, wenn sie keinen vorgegebenen Weg haben, an dem sie sich orientieren können. Natürlich wollen sie auch alle ihre Wahlmöglichkeiten kennen und die verschiedenen Alternativen aufgezeigt bekommen. Denn nur wer selbst aktiv werden kann und wer Gelegenheit hat, bei der Krankheitsbehandlung oder Prävention mitzuwirken, kann Einfluss nehmen und erwirbt hierdurch Sicherheit.

Eine Ihrer wesentlichen Aufgaben als Gesundheitscoach ist, über Früherkennungsmöglichkeiten

Erfolgreiche Tools

Organisation:

- Praxisziele festlegen
- Erfolgsfaktoren definieren
- Projektleiter ernennen
- Projekte planen
- Checklisten erstellen
- Recall einrichten
- Abläufe und Termine planen

Potenziale nutzen:

- Kompetenzen fördern
- Leistung erkennen
- Weiterbildung fördern
- Wissensnetz etablieren
- Gewinnende Kooperationen
- Mitarbeiter schätzen
- Mit Zielen führen

Kommunikation:

- Mitarbeiterkommunikation
- Rahmenbedingungen
- Zielgerichtete Information
- Feedback geben
- Patienteninformationen
- Networking
- Öffentliche Kommunikation

Qualitätssicherung:

- Qualitätsmanagement
- Arbeitsmethodik verbessern
- Ressourcen überwachen
- Abläufe optimieren
- Prioritäten festlegen
- Teamkultur schaffen
- Zeitrahmen benennen

Abb. 3.2. Erfolgreiche Tools.

zu informieren, Risiken und Vorteile aufzuzeigen und interessierte Patienten umfassend zu beraten. Auf dieser Basis kann dann ein individuell zugeschnittenes Konzept zur Lebensstiloptimierung erarbeitet werden. Besonders fortschrittliche Ärzte zeichnen sich dadurch aus, dass alle Vorsorgeoptionen, und bei Erkrankungen alle Therapiemöglichkeiten, mit dem Patienten besprochen und bedacht werden. Wenn Sie Ihre Patienten verstehen und qualitätsgesichert begleiten, schaffen Sie ein erkennbares und klares Bild davon, wofür Sie und Ihr Praxisteam mit Ihrer Dienstleistung stehen und auf welche Kompetenzen sich die Patienten verlassen können. Selbstverständlich müssen Sie hierzu Zeit investieren und unterschiedliche Programme anbieten.

3.3.4 Arzt als Gesundheitscoach

Werden Sie zum Gesundheitscoach Ihrer Patienten. Eine Vielzahl von weiteren wertvollen Informationen, Checklisten, Downloads und Hilfestellungen finden Sie als persönlichen Service auf der Homepage zum Buch (www.erfolgreich-im-gesundheitsmarkt.de).

Die im Folgenden vorgestellten Module zur Gesundheitsuntersuchung sind natürlich nur unverbindliche Vorschläge und können selbstverständlich jederzeit individuell ausgestaltet und erweitert werden. Patienten, die Interesse an ihrer eigenen Gesundheit zeigen, sollten über die Zusatz- und Gesundheitsprogramme Ihrer Praxis informiert werden. Da diese Leistungen jedoch nicht zur Diagnostik einer Erkrankung bei vorliegenden Erkrankungssymptomen durchgeführt werden, sind sie als individuelle Gesundheitsleistungen privatärztlich anzubieten und auch nach der Gebührenordnung für Ärzte (GOÄ) abzurechnen.

Basisprogramm

Das Basisprogramm umfasst lediglich den gesetzlichen Check-up, den die Krankenkassen ihren Mitgliedern ab dem 35. Lebensjahr anbieten. Viel zu wenige nutzen den Check-up 35. Auch andere Vorsorge- und Früherkennungsuntersuchungen werden von den Krankenkassen bezahlt.

Erweitertes Basisprogramm

Erweitertes Basisprogramm
- Bewertung des individuellen Herzinfarkt- und Schlaganfall-Risikos mit Belastungs-EKG und Bestimmung des Ankle-Brachial-Index (ABI)
- Laboruntersuchungen (Lipoprotein a, Fibrinogenspiegel und weitere Screeningparameter)
- Bewertung des individuellen kardiovaskulären Risikos

Das erweiterte Basisprogramm bietet zusätzliche Untersuchungen und Beratungsangebote als individuelle Gesundheitsleistungen an. Beispielsweise den Risiko-Check für Herz-Kreislauf-Erkrankungen mit Belastungs-EKG und Ermittlung des Knöchel-Arm-Index, den Ankle-Brachial-Index (ABI). Männer und Frauen sind von Herzerkrankungen gleichermaßen betroffen. Seit Jahren führen die Manifestationen der Arteriosklerose, vor allem Herzinfarkt und ischämischer Schlaganfall, die Mortalitäts- und Morbiditätsstatistiken in den Industrieländern an. Während die periphere arterielle Verschlusskrankheit (PAVK) früher als isoliertes atherothrombotisches Geschehen wahrgenommen wurde, steht nun ihre Rolle als Indikatorerkrankung für eine generalisierte Atherothrombose im Vordergrund. In der Arztpraxis kann die PAVK mit dem Knöchel-Arm-Index ohne größeren Aufwand und zuverlässig diagnostiziert werden.

Sie können sich auf der Homepage zum Buch über unser Praxisevent zum Thema »Herz-Kreislauferkrankungen« informieren (www.erfolgreich-im-gesundheitsmarkt.de). Wir konnten den Teilnehmern nicht nur ihr individuelles kardiovaskuläres Risiko am Praxiscomputer berechnen und sie in Herz-Lungen-Wiederbelebung schulen, sondern hatten auch bei allen Besuchern unserer Praxis während dieses Info-Tages den Knöchel-Arm-Index bestimmt.

Zusätzlich können verschiedene Laboruntersuchungen (Lipoprotein a, Fibrinogenspiegel, Homocystein, Fettstoffwechsel und weitere Screeningparameter) angeboten werden. Aus einigen Studien geht hervor, dass das Risiko an koronarer Herzkrankheit (KHK) zu erkranken, bei Männern mit zunehmendem Fibrinogenspiegel ansteigt. Es ist zudem wahrscheinlich, dass die Wirkung des Rauchens auf das KHK-Risiko auch über eine Erhöhung des Fibrinogenspiegels vermittelt wird. Ebenso wird ein erhöhter Homocysteinspiegel als kardiovaskulärer Risikofaktor diskutiert. Risikopatienten, denen das erweiterte Basisprogramm angeboten werden kann, sind demnach generell alle Menschen ab dem 50. Lebensjahr und gesunde Personen ab dem 40. Lebensjahr, wenn sie eines der folgenden Merkmale aufweisen: Übergewicht, Raucher, hohe Cholesterinwerte, familiäre Vorbelastung, Bluthochdruck.

Tipp
Umfangreiche ärztliche Vorsorgeuntersuchungen sind dann besonders wichtig, wenn Patienten in eine der Risikogruppen fallen.

Um das Auftreten der KHK zu senken, zielen präventive Maßnahmen vor allem auf die Beeinflussung der bekannten Risikofaktoren. Unter diesen spielen die Fettstoffwechselstörungen bekanntermaßen eine zentrale Rolle.

Den Vitaminen A, E und C wird eine protektive Wirkung gegen Atherosklerose und KHK zugesprochen. Die Annahme beruht auf der Überlegung, dass nur oxidiertes LDL-Cholesterin atherogen wirkt. Antioxidantien können die Oxidation des LDL-Cholesterins vermindern oder sogar verhindern. Eine Vielzahl von Studien konnte eine Beziehung zwischen der Aufnahme der Vitamine A, E und C mit der Nahrung oder mit Vitamin-Supplementen und dem KHK-Risiko nachweisen. Weiterhin konnten umfangreiche klinische Studien ausnahmslos nachweisen, dass durch die Absenkung des LDL-Cholesterinspiegels die atheroskleroseassoziierte Morbidität und Mortalität gesenkt werden kann.

Tipp
Ihre Patienten müssen wissen, dass der Großteil der krankmachenden Prozesse umweltbedingt, also durch den individuellen Lebensstil verursacht wird und nicht gottgegeben ist.

3

Medical-Check

Medical-Check
- Bewertung des individuellen Herzinfarkt- und Schlaganfall-Risikos
- Thrombose-Check mit Bestimmung der Faktor-V-Genmutation, Untersuchungen auf Protein-C-Mangel, Protein-S-Mangel und Antithrombinmangel
- Lungenfunktions-Check mit spirographischer Untersuchung und Darstellung der Flussvolumenkurve
- Check der inneren Organe durch Abdomen-Sonographie und entsprechende Laboruntersuchungen

Bei Männern kann zusätzlich ein Check zur Bewertung der erektilen Dysfunktion oder eines Testosteronmangels erfolgen. Bei Verdacht auf Testosteronmangel erfolgt die morgendliche Bestimmung des Gesamt-Testosterons, bei pathologischem Befund schließen sich weitere Untersuchungen an. Selbstverständlich muss auch ein Prostatabefund erhoben werden. Unbedingt zu beachten ist, dass bei jedem Patienten ganz individuell zu entscheiden ist, wann eine Leistung als Kassenleistung erbracht wird und wann sie als individuelle Gesundheitsleistung zu bewerten ist.

! Für eine klare Trennung bei der Liquidation empfiehlt es sich, mit dem Patienten möglichst immer dann einen separaten Termin zu vereinbaren, wenn ein Übergang von einer Kassenleistung der GKV zu einer individuellen Gesundheitsleistung erfolgt.

Der umfassende Medical-Check bietet dem Patienten einen detaillierten Überblick und umfangreiches Wissen über seine Gesundheit (Tab. 3.4). Für die persönliche Beratung muss sich das gesamte Praxisteam viel Zeit nehmen und den Patienten individuell und kompetent betreuen. Der Medical-Check ist die Umschreibung für die umfassendste ambulante Vorsorgeuntersuchung mit ärztlicher Beratung, besonders zu Bewegung und gesunden Ernährung.

Übrigens: Patienten ab dem 50. Lebensjahr kann zusätzlich die Impfung gegen Herpes Zoster empfohlen werden.

Im Rahmen eines Medical-Checks – der Medical-Check kann natürlich auch anders bezeichnet werden, beispielsweise Top-Check oder umfassender Intervall-Check – können erschöpfende Aus-

Tab. 3.4. Untersuchungen beim Medical-Check

Check-up	Beratung und Untersuchung	Details
Leber	Körperliche Untersuchung	Abdomen
	Sonographie	Leber, Gallenblase, Milz, Pankreas
	Labor	GOT, GPT, Bilirubin, LDL, alk. Phosphatase
Lunge	Körperliche Untersuchung	Herz und Lunge
	Ruhespirographie	Flussvolumenkurve, ggf. Pulsoxymetrie
Nieren	Körperliche Untersuchung	Abdomen
	Sonographie	Nieren und Harnblase, Prostata
	Labor	BSG, Kreatinin, Harnstoff, Harnsäure, Urin-Stix
Gefäße	Körperliche Untersuchung	Karotiden, alle Pulse
	Dopplersonographie	Periphere Gefäße (Beine, Hals)

Diese Leistungen sind beim Medical-Check nicht über die GKV abzurechnen, sondern nach der GOÄ als individuelle Gesundheitsleistungen.

künfte über die Zusammenhänge von persönlichen Lebensgewohnheiten und Krankheitserscheinungen aufgezeigt werden. Das Ziel der Beratung ist, den Menschen gesund zu erhalten und Wege zur Vermeidung gesundheitsgefährdenden Verhaltens, wie Rauchen oder ungesunde Ernährungsgewohnheiten, aufzuzeigen.

Tipp
Wir Ärzte sind ein Schlüsselfaktor, um die Patienten positiv zu beeinflussen.

Ohne die Unterstützung von Ärzten ist eine Änderung der Risikofaktorenkonstellation für viele Menschen nur sehr schwer umsetzbar. Weltweit steigt die Zahl der übergewichtigen Patienten. Beim Übergewicht ist die Datenlage eindeutig. Übergewicht ist ganz ohne Zweifel ein wesentlicher Risikofaktor für Herzinfarkt, Schlaganfall und für das Entstehen von einigen Karzinomerkrankungen. Hinzu kommt die ständige Belastung der Gelenke, weshalb auch Arthrosen bei Übergewichtigen sehr häufig anzutreffen sind.

Primärprävention, Altersintervention und Anti-Aging zählen zwischenzeitlich mit zu den wichtigsten Themen einer modernen Arztpraxis. Ärzte müssen aber selbst von der Notwendigkeit der Prävention überzeugt sein und Zugang zu entsprechenden Informationen haben. Entscheidend für die Umsetzung ist das erforderliche Verständnis. Nur dann können sie ihre Patienten professionell beraten, um eine dauerhafte Senkung der Risikofaktoren zu erreichen. Auch wenn jedes der dargestellten Elemente – Vorsorgeuntersuchungen, Beratungsleistungen, Informationsmaterialien – einzeln eine Wirkung entfaltet, kommt der gewünschte Gesamteffekt nur bei einer Kombination zustande.

Tipp
- Die erste Voraussetzung für den Erfolg ist die Motivation. Die einzige Möglichkeit die Menschen zu motivieren, ist die Kommunikation.
- Die zweite Voraussetzung ist ein auf die Zielgruppe abgestimmtes attraktives Informationsmaterial mit klaren und eindeutigen Aussagen.

Nicht jeder Patient ist mit dem umfassenden und kostenintensiven Vorsorgeangebot des Medical-Checks einverstanden. Die erfolgreiche Strategie des Praxisteams ist: überzeugen anstatt überreden. Argumente für die Inanspruchnahme privat zu bezahlender Zusatzleistungen sollten immer den Nutzen in den Vordergrund stellen. Andererseits suchen viele Patienten unsere Hilfe auch zu medizinischen Fragen der Raucherentwöhnung, Sportmedizin oder Reisemedizin, deren Beantwortung keine Kassenleistung darstellt oder bitten um das Ausstellen von Attesten und Bescheinigungen.

Unsere Aufgabe ist es, die Patienten lege artis zu behandeln und über Diagnose- und Therapieoptionen zu informieren. Wenn die Leistungen gut, gründlich und aufrichtig getan wurden, wird Ihre Praxis nicht nur einen guten Eindruck hinterlassen, sondern auch offensichtliche Veränderungen bewirken.

Und denken Sie bitte daran: Preise signalisieren Werte. Das gilt ebenso für zu hohe Preise wie für zu gering angesetzte Rechnungen. Ihre Qualität, Ihr Engagement, Ihre tägliche Arbeit müssen anerkannt und auch entsprechend honoriert werden. Unsere Aufgabe als Ärzte ist es nicht, über die finanziellen Möglichkeiten der Patienten zu befinden und ihnen gewünschte individuelle Gesundheitsleistungen vorzuenthalten. Unsere Aufgabe ist es aber immer, die Patienten umfassend zu beraten.

3.3.5 Lebensstil

Die Beeinflussung der Gesamt- und LDL-Cholesterinwerte durch die Ernährungsgewohnheiten, insbesondere durch Zufuhr von gesättigten Fettsäuren und der Cholesterinaufnahme, konnte in vergleichenden epidemiologischen Studien und in experimentellen Untersuchungen gezeigt werden. Während der Framingham-Studie erlitten Übergewichtige doppelt so häufig eine **Herzinsuffizienz** oder einen **Herzinfarkt** wie Normalgewichtige. Auch der Zusammenhang zwischen Übergewicht und KHK ist sowohl bei Männern als auch bei Frauen belegt. Unumstritten ist auch die Wirkung auf andere Risikofaktoren der KHK. Übergewicht erhöht nicht nur den Blutdruck und das Gesamtcholesterin, sondern es senkt das HDL-Cholesterin und erhöht die periphere Insulinresistenz. Sowohl die Framingham-Studie als auch die Nurses' Health Study haben gezeigt, dass dem Übergewicht darüber hinaus eine von den anderen Risikofaktoren unabhängige Rolle bei der KHK-Entstehung zukommt. **Diabetes mellitus** ist ebenfalls ein wichtiger Risikofaktor für die Entwicklung einer KHK. In der Framingham-Studie war das Sterberisiko bei Diabetikern doppelt so hoch wie bei Nichtdiabetikern.

Metabolisches Syndrom und weitere Risikofaktoren

Die Kombination von Übergewicht, Hypertriglyzeridämie, niedrigen HDL-Werten, Hyperinsulinämie mit Insulinresistenz und arterieller Hypertonie wird als metabolisches Syndrom bezeichnet. Das metabolische Syndrom ist in unserer Gesellschaft neben dem Rauchen zum wichtigsten Risikofaktor überhaupt geworden. Dabei kommt der mit dem männlichen Fettverteilungstyp assoziierten Insulinresistenz eine besondere Bedeutung zu. Die Hauptgefahr geht von dem Fett aus, das im Bauchraum sitzt. Deshalb sollte man nicht nur den Body-Mass-Index (BMI) bestimmen, sondern auch die Waist-to-Hip-Ratio (WHR), das Verhältnis von Taillen- zu Hüftumfang. Wer viel Bauchfett hat, der hat einen großen Taillenumfang und somit eine hohe WHR. Bei Frauen gilt eine WHR von 0,85 als Obergrenze, bei Männern liegt sie bei 1,0.

Zigarettenrauchen steigert das KHK-Risiko dosisabhängig, wobei kein Unterschied zwischen Filter- und Nichtfilterzigaretten festgestellt werden konnte. Ein Raucher, der ein Päckchen Zigaretten pro Tag raucht, erhöht sein KHK-Risiko im Vergleich zu einem Nichtraucher um 70–80%. In Ländern mit hohen Cholesterin- bzw. Blutfettspiegeln ist das Rauchen besonders gefährlich, weil es zu einer Interaktion zwischen hohem Cholesterinspiegeln und Zigarettenrauchen kommt.

Eine der häufigsten modifizierbaren Risikofaktoren der KHK ist die körperliche Inaktivität. Wie wir gesehen haben, sind die häufigsten Erkrankungen – koronare Herzerkrankung, Arteriosklerose, Diabetes mellitus Typ II – Folgen von Fehlernährung, Nikotinmissbrauch und Bewegungsmangel. Etwa 60% aller zu einem vorzeitigen Tod führenden Erkrankungen gehen auf ein gesundheitsschädigendes Verhalten der Patienten selbst zurück. Jeder Einzelne hat mit seiner Lebensweise den größten Einfluss auf sein Wohlbefinden. Wer das Rauchen aufgibt und Sport treibt, hat eine gute Chance, länger gesund zu leben.

Beim Thema Lebensstiloptimierung wartet eine der größten und schwierigsten Herausforderungen auf Sie. Der Lohn für Ihre Bemühungen kann entsprechend reichlich ausfallen. Krankheiten vermeiden statt Leiden langwierig und vielleicht nur unvollständig zu heilen, kann zu Ihrem wichtigsten Anliegen werden. Für alles, was mit Gesundheit und Wohlfühlen zusammenhängt, gibt es einen großen Informations- und Beratungsbedarf.

Ernährungsberatung

Ernährungsberatung

- Bieten Sie Ihren Patienten ein Gesamtpaket an mit umfassenden Informationen, regelmäßigen Gewichtskontrollen, Motivation, Beratung, Behandlungsplan
- Dokumentation der Abnehmerfolge, Essgewohnheiten, sportlichen Aktivitäten
- Gewichtskontrolle in der Praxis und Bioimpedanz-Analyse
- Therapieziele gemeinsam mit den Patienten vereinbaren und immer wieder überprüfen
- Adipositasprävention muss möglichst früh, am besten bereits im Kindergarten- und Grundschulalter beginnen
- Kinder und Jugendliche sind eine wesentliche Zielgruppe von Prävention und Gesundheitsförderung

Beginnen wir mit der Ernährung. Das ist ein sehr emotionales Thema. Es gibt wohl keine Frau und zunehmend weniger Männer, die nicht schon einmal mit dem Thema Diät konfrontiert wurden. Es waren epidemiologische Studien, die erstmals auf den eindeutigen Zusammenhang zwischen Ernährungsgewohnheiten und dem Aufkommen bestimmter Krankheiten aufmerksam gemacht haben. Prostata- oder Dickdarmkrebs, so wird angenommen, sind lediglich zu einem Drittel genetisch bedingt; vor allem werden sie von falscher Ernährung ausgelöst. In den letzten Jahren hat die Wissenschaft ein sehr konkretes Wissen über Zusammenhänge zwischen falscher Ernährung und Krankheiten und damit letztendlich vorzeitigem Altern und verkürzter Lebenserwartung durch Ernährung gewinnen können. Auch Übergewichtige leiden, ob als Kinder oder Erwachsene. Denn ein Einkaufsbummel durch den Supermarkt ist zum lukullischen Erlebnis geworden. Die Kaufanreize für den gläsernen Kunden sind in allen Bereichen, insbesondere aber in der Lebensmittelindustrie enorm.

Auf Grund der Fehlernährung ist beinahe ein Drittel der Gesamtbevölkerung übergewichtig. Bereits heute sind viele erwachsenen Frauen übergewichtig oder adipös, bei den Männern sind es noch mehr. Ein Grund dafür dürften XXL-Essensportionen und Fast Food sein, wie der Film »Super Size Me« eindrucksvoll dokumentiert. Der Hauptdarsteller hatte sich 4 Wochen lang lediglich von Fast Food ernährt und in dieser Zeit 12 kg an Körpergewicht zugenommen. Ein realistisches Beispiel für die Zukunft einer Supersize-Nation. Forscher der Stanford University hatten ermittelt: Sobald Speisen mit dem McDonald's Logo auf der Packung serviert werden, schmecken sie 3–5-jährigen Kindern plötzlich besser. Das klappt sogar bei Karotten.

Bis 2030, so wird geschätzt, leben bis zu 10 Mio. Diabetiker in Deutschland. Bei den meisten Menschen setzt Prävention erst ein, wenn sie krank werden, also ein paar Jahrzehnte zu spät. Und wer selbst schon einmal versucht hat abzunehmen weiß, wie schwierig es ist, sein Gewicht zu reduzieren. Es gibt hunderte von Diäten: Jede verspricht eine Bikinifigur oder Sixpack und ewige Jugend. Aber welche Diät funktioniert tatsächlich? Es besteht ein immenser Beratungsbedarf. Durch konsequente Anwendung des ernährungsmedizinischen Wissens können Sie unzähligen Patienten wirksam helfen.

Die ideale Beratung zur Gewichtsabnahme in der Arztpraxis umfasst die Bereiche

- Kalorieneinsparung,
- körperliche Bewegung und
- Änderung der Lebensgewohnheiten.

Hierzu bedarf es allerdings einiger Vorbereitungen, denn die Patienten müssen schließlich über das Beratungsangebot der Praxis informiert werden. Ein ärztlicher Vortrag informiert über funktionierende Diäten, Änderung der Ernährungsweise und Möglichkeiten zur Steigerung der körperlichen Bewegung. Durch ein individuelles und maßgeschneidertes Therapiekonzept, welches die Möglichkeiten der betroffenen Patienten berücksichtigt und in die Therapieplanung mit einbezieht, wird eine langfristige Änderung des Lebensstils angestrebt. Unterstützt wird die ärztliche Beratung durch schriftliche Mitteilungen zur Ernährung und regelmäßiges Wiegen in der Praxis. Der erfolgreiche Verlauf kann durch Bioimpedanz-Messungen (BIA) zusätzlich bewertet werden. Die Patienten erstellen Tagebücher zur Darstellung ihrer körperlichen Aktivität und erhalten schriftliche Unterlagen mit Verhaltensmaßnahmen zur erfolgreichen Gewichtsabnahme. Die Patienten lernen, genau darüber Buch zu führen, was sie essen und was sie tun.

Körperliche Aktivität

Körperliche Bewegung

- Ausdauertraining ist die Grundlage eines jeden körperlichen Bewegungsprogramms.
- Der beste Schutz gegen die Knochenalterung ist eine intensive Belastung, egal ob durch Laufen, Kraftsport oder Ballsportarten oder Wandern hervorgerufen.
- Gezielte Bewegungsprogramme verbessern nicht nur die körperliche Leistungsfähigkeit, sondern auch das psychische Wohlbefinden nachweislich.
- Muskeln sind der wichtigste Ort für die Verbrennung von Körperfett.

Kein modernes Präventionskonzept funktioniert ohne ein regelmäßiges Bewegungsprogramm. So viel ist sicher. Für viele Forscher ist die körperliche Aktivität fast so etwas wie eine Anti-Aging-Pille. Moderate Bewegung ist das beste Mittel gegen die Volkskrankheit Übergewicht. Es ist schon sehr viel damit getan, mindestens an 3 Tagen der Woche ein leichtes Ausdauertraining zu empfehlen. Gezielte körperliche Aktivität, d. h. die gezielte Benützung der Gelenke, Sehnen und Muskeln, kann Abnützungen verhindern oder zumindest in einem bestimmten Maße verzögern.

Tipp
Nicht der Marathonlauf ist das Ziel, sondern ein durchweg bewegtes Alltagsleben.

Wer seinem Körper etwas Gutes tun will, sollte sich nicht in ein exzessives Training stürzen, sondern 30 min pro Trainingseinheit reichen aus, 45 min sind ideal.

Zu Beginn muss aber eine Analyse der Ist-Situation stehen. Dazu gehört eine umfassende sportmedizinische Untersuchung, absolut empfehlenswert ist der bereits vorgestellte Medical-Check. Die optimale Pulsfrequenz wird durch eine sportmedizinische Leistungsdiagnostik ermittelt, welche die Messung des Laktats unter Belastung beinhaltet.

Als Personal Trainer und Gesundheitscoach Ihrer Patienten überwachen Sie deren Leistungszustand, informieren, beraten und motivieren. Gesucht wird der goldene Mittelweg, auf dem der positive Gesundheitseffekt der körperlichen Aktivität optimal genutzt werden kann.

Ein zusätzliches Muskeltraining, das alle Muskelgruppen ausgewogen anspricht, wirkt dem altersabhängigen Muskelabbau entgegen. Insgesamt können zusätzlich zum Ausdauertraining zweimal 20 min pro Woche Übungen zur Kräftigung der Muskulatur empfohlen werden. Mit dem richtigen Training lässt sich die Muskulatur bis ins hohe Alter nicht nur stabilisieren, sondern sogar aufbauen. Das Kraft- und Widerstandstraining ist eines der effektivsten Hilfen im Kampf gegen das Altern und dessen unerwünschten Folgen.

Innerhalb der Bevölkerung werden die Senioren zukünftig an Bedeutung gewinnen. Die Alterung der Gesellschaft sorgt für ein Nachfragepotenzial, das in den nächsten Jahren erheblich ansteigen wird. Ausdauersportarten wie Wandern, Langlaufen, Jogging und Walking boomen und werden weiter an Bedeutung zu nehmen, sollten aber nicht ohne ärztliche Beratung und entsprechende Untersuchungen mit Beurteilung der Leistungsfähigkeit angegangen werden. Gesundheit wird der Mega-Markt der Zukunft und Sie sollten sich mit Ihrem Praxisteam frühzeitig entsprechend positionieren. Entwickeln Sie ein Modell, indem Sie die Spielregeln definieren und zukünftige Trends erkennen.

> Das Wissen um den richtigen Zeitpunkt ist der halbe Erfolg.
> Maurice Marville (1907–1999), französischer Diplomat und Politiker

Rauchersprechstunde

Ohne Zigarette oder Pfeife war Jean-Paul Sartre selten zu sehen, beide waren Markenzeichen des Kettenrauchers. Ohne Zigarre sind kaum denkbar: Bertold Brecht, Sigmund Freud, Thomas Mann und Winston Churchill. Mark Twain rauchte durchschnittlich 25–30 Zigarren am Tag. Zwei Jahre nach der Nobelpreis-Verleihung wurde Günter Grass auch noch zum »Pfeifenraucher des Jahres« gewählt und ein Foto von Helmut Schmidt, dem ehemaligen deutschen Bundeskanzler, ohne eine Zigarette zwischen den Fingern lässt sich kaum entdecken.

Wir haben den anstrengenden Morgen fast hinter uns. Ich gehe in das Sprechzimmer zu einem knapp 13-jährigen Jungen, der zwischenzeitlich die Realschule besucht. Ich kenne ihn und seine Eltern schon seit vielen Jahren und weiß, dass der Christoph zwar nicht sehr sportlich ist, dafür aber ein Experte an seinem Computer. Stolz sitzt der 13-Jährige vor mir und berichtet über seine Halsschmerzen, an denen er seit einigen Tagen leide. Vor ihm - auf meinem Schreibtisch - liegt eine Schachtel Zigaretten und ein verziertes Feuerzeug, das auch bei starken Herbstwinden leicht anzuzünden ist.

Besonders **Kinder und Jugendliche** sind im Fadenkreuz der Tabakindustrie, da etwa 80% der Raucher ihre Gewohnheiten und Markentreue bis zum 18. Lebensjahr entwickeln. Von den 12–17-jährigen Jugendlichen rauchten im Jahr 2008 insgesamt 15,4%, mit 16,2% rauchen in dieser Altersgruppe etwas mehr Mädchen als Jungen (14,7%). Ein wichtiger Einflussfaktor ist das Rauchen der Eltern.

Tabakrauch ist ein komplexes Gemisch aus über 4.800 Substanzen, darunter zahlreiche giftige und krebserregende Stoffe. In Deutschland sterben jährlich über 120.000 Menschen an den Folgen des Rauchens, das sind etwa 350 Menschen täglich. Es wird geschätzt, dass jeder 2. Raucher, der es nicht schafft von der Zigarette zu lassen, eines vorzeitigen Todes stirbt. Das bedeutet, dass etwa 13% aller Todesfälle durch Rauchen bedingt sind. Gegenüber Nichtrauchern büßen Raucher durchschnittlich 10 Jahre an Lebenserwartung ein. Mehr als die Hälfte aller regelmäßigen Raucher stirbt vorzeitig. Der Tabakrauch, der beim Passivrauchen eingeatmet wird, enthält die gleichen hochgiftigen und krebserzeugenden Substanzen, wie der vom Raucher inhalierte Rauch.

! Ein erheblicher Teil der Kinder und Jugendlichen ist einer Belastung durch Passivrauchen ausgesetzt.

Daher verursacht auch Passivrauchen zahlreiche, z. T. schwere Erkrankungen. Das Deutsche Krebsforschungszentrum wies auch nach, dass Passivrauchen jedes Jahr rund 3.300 Nichtraucher tötet.

Die Ursachen des Tabakkonsums und der Tabakabhängigkeit sind vielfältig und individuell verschieden. Um den Ausstieg zu erleichtern und die Entwöhnung von der Zigarette erfolgreich durchführen zu können, muss der entwöhnungswillige Patient über seine Rauchgewohnheiten genau befragt werden. Außerdem sind die Raucher immer darin zu bestärken, mit dem Rauchen aufzuhören, denn erfahrungsgemäß sind Raucher nicht zu einer unmittelbaren Aufgabe des Rauchens bereit.

Es gibt unzählige gute Gründe für uns Ärzte, eine Rauchersprechstunde einzurichten, den Rauchstatus der Patienten zu erheben und Raucher immer darin zu bestärken, mit dem Rauchen aufzuhören.

Tipp

Raucherentwöhnung ist wegen der Suchtproblematik immer ein langfristiger Prozess. Dazu ist Geduld erforderlich, denn Raucher verdrängen ihre Ängste.

Die Strategie sollte deshalb sein, zunächst eine erste Beratung anzubieten, damit sich der Patient über das **Konzept zur Raucherentwöhnung** informieren kann. Hierbei sollte immer deutlich gemacht werden, dass die Rauchertherapie ein wichtiger Teil der Behandlung von tabakassoziierten Erkrankungen ist und im Rahmen eines Gesamtkonzepts – Gewichtsabnahme, Sportberatung, Gesundheitsuntersuchungen – immer nur gesundheitliche Vorteile bringen kann.

Erarbeitung einer erfolgreichen Rauchersprechstunde

Um Ihre zusätzliche Leistung »Raucherentwöhnung« in der Praxis zu etablieren, bedarf es einiger Vorbereitungen, denn die Patienten müssen schließlich über das neue Angebot informiert werden. Ein Plakat im Wartezimmer und selbst erstellte Informationsmaterialien machen darauf aufmerksam. Hierzu gehören Patientenflyer, Newsletter und Informationsblätter. Diese lassen sich beispielsweise mit dem Programm »Publisher« von Microsoft bequem herstellen, da dieses bereits fertig formatierte Vorlagen für Flyer und Poster enthält. Sie brauchen nur noch die eigenen Texte und Abbildungen einzubinden. Wenn Sie dann noch Hochglanzpapier zum Ausdruck verwenden, sind diese Patienteninformationen absolut professionell gestaltet und verfehlen ihre Wirkung nicht. Ein ärztlicher Patientenvortrag zum Thema in der Arztpraxis informiert die Patienten zusätzlich.

Tipp

Zum Jahreswechsel finden unsere Patienten im Wartezimmer und in den Sprechzimmern Informationen und Plakate mit dem schlichten Text: »Guter Vorsatz im Neuen Jahr? Wir helfen Ihnen dabei, Nichtraucher zu werden!«

Kompetenzen des Praxisteams

Die erfolgreiche Behandlung der Tabakabhängigkeit setzt eine genaue Kenntnis der Entstehungsfaktoren voraus. Die regelmäßige Einnahme einer psychoaktiven Substanz ist immer ein erlerntes Verhalten, das Resultat einer Konditionierung. In der aktuellen Ausgabe der International Classification of Disease wurde die Tabakabhängigkeit als diagnostischer Begriff der Kategorie »Psychische und Verhaltensstörungen durch psychotrope Substanzen« zugeordnet (ICD-10 F.17.2). Für die Klassifikation des abhängigen Rauchens gelten somit die gleichen Kriterien wie für Alkohol-, Drogen- oder Medikamentenabhängigkeit.

Schulungskonzept für das Praxisteam

- Kommunikation als Erfolgsfaktor der Raucherentwöhnung
- Motivation zur Raucherentwöhnung, Entwöhnungsverfahren, Verhaltenstherapie, Medikamente und Nikotinersatztherapie
- Soziale und psychische Aspekte des Rauchens und der Tabakabhängigkeit
- Gesundheitliche Gefährdung durch das Rauchen, Schadstoffe im Tabakrauch und tabakassoziierte Erkrankungen. Pharmakologie des Rauchens
- Prävention des Rauchens

Die Mitarbeiterinnen werden im Vorfeld intern geschult und werden aktiv in die Raucherberatung eingebunden. Sie erinnern die Patienten bereits am Empfang über notwendige Vorsorgeuntersuchungen und informieren die in Frage kommenden Patienten über das Beratungsangebot zur Raucherentwöhnung. Nur wenn es der Patient wünscht, wird er im anschließenden Arzt-Patientengespräch umfassend über das Raucherentwöhnungsprogramm der Praxis und die zu erwartenden Kosten informiert. Die Entscheidung, an Ihrem Programm teilzunehmen, muss von jedem einzelnen Raucher aktiv getroffen werden.

Organisation

Hat der Patient sich für die Teilnahme am Raucherentwöhnungsprogramm entschieden, muss er sein Einverständnis für diese privatärztliche Leistung geben und eine Honorarvereinbarung nach GOÄ unterschreiben. Daraufhin werden die einzelnen Beratungstermine festgelegt und der Patient wird über den Ablauf der Raucherentwöhnung informiert. Unmittelbar nach dem ersten therapeutischen Gespräch ist das Honorar für die Erstberatung zu begleichen. Dies soll dem Patient die Ernsthaftigkeit seines Vorhabens verdeutlichen und die Motivation stärken. Vorgefertigte Honorarvereinbarungen und Informationen zu den Abrechnungsziffern finden Sie auf der Homepage zum Buch www.erfolgreich-im-gesundheitsmarkt.de.

Tipp
Raucherentwöhnung in der Arztpraxis ist keine Leistung der Gesetzlichen Krankenversicherungen sondern als individuelle Gesundheitsleistung (IGeL) immer nach der Gebührenordnung für Ärzte (GOÄ) abzurechnen.

Vorbereitung

Zuerst wird ein aktueller Status erhoben. Dieser umfasst die körperliche Untersuchung (Früherkennungsuntersuchung), die Lungenfunktionsanalyse (Ruhespirographie und Fluss-Volumen-Kurve) und die Beurteilung des kardiovaskulären Risikos. Anschließend wird eine umfangreiche Anamnese erhoben (Familienanamnese, Eigenanamnese; Anamnese des Rauchverhaltens). Neben dieser allgemeinen Erhebung wird gezielt nach Begleiterkrankungen gefragt, die als Folge eines jahrelangen Tabakkonsums bedeutsam sind.

Für die **Bewertung der Nikotin-Abhängigkeit** wird der Fagerström-Test eingesetzt, dem gebräuchlichste Testinstrument, mit dem sich die Schwere der Nikotinabhängigkeit quantifizieren lässt. Dieser lässt den Schweregrad der Abhängigkeit auf der Basis von 6 Fragen bewerten. Aus der Höhe der erreichten Punkte (maximal 10) lässt sich der Grad der Abhängigkeit abschätzen.

An **biochemischen Markern** für die Intensität des Rauchens stehen die Messung der Nikotin-Plasma-Konzentration, die Ermittlung des Cotinin-Spiegels im Serum oder im Speichel oder die Messung der Kohlenmonoxidkonzentration (CO) in der Ausatemluft zur Verfügung. Ein CO-Wert <5 ppm gilt allgemein als Nachweis der Abstinenz. Ein durchschnittlicher Raucher mit einem Tageskonsum von etwa 20 Zigaretten erzielt einen CO-Wert von 15–30 ppm, während Raucher mit einem höheren Zigarettenkonsum CO-Werte von >40 ppm erreichen. Der Einsatz eines CO-Messgeräts ist durchaus zu empfehlen, da die sofortige Rückmeldung über die gemessenen Werte für den Patienten motivierend wirken kann und darüber hinaus einen zusätzlichen Ansatzpunkt für das Beratungsgespräch bietet. Auch bei den Folgekontakten empfiehlt sich die neuerliche CO-Messung, um den erfolgreichen Behandlungsverlauf und die

Beseitigung der Schadstoffbelastung zu dokumentieren.

Auch Größe und Körpergewicht werden gemessen (zur Berechnung des Body-Maß-Index), um im Verlauf die evtl. Gewichtszunahme beurteilen zu können.

In einem weiteren Schritt können dann verschiedene **Dokumentationsbögen** zur Verlaufsbeurteilung ausgearbeitet und zusätzliche Arbeitsblätter zur Mitgabe für die Patienten entwickelt werden. In einem Diagramm werden die durchschnittlichen täglichen und wöchentlichen Rauchmengen in Abhängigkeit der Zeit eingetragen. Somit dokumentiert der Entwöhnungswillige im Verlauf der darauf folgenden Therapiestunden seine Erfolge. Unterstützend fertigt er Tagesprotokolle und Rauchertagebücher an.

Das 1. Beratungsgespräch dient der Planung der Modalitäten und legt den konkreten Zeitpunkt der Umsetzung fest. Die erste Beratung dauert im Allgemeinen etwa 60 min einschließlich aller Untersuchungen. Das 2. Beratungsgespräch erfolgt dann beim tatsächlichen Rauchstopp, spätestens jedoch nach 2 Wochen. Die nachfolgenden Behandlungen richten sich dann nach dem Erfolg der Behandlung, was sowohl die Anzahl, als auch die Dauer der Konsultationen betrifft. Gehen Sie zunächst von 10 Behandlungseinheiten aus, die sich über 8–10 Wochen verteilen.

Tipp

Privatärztlicher Service und Behandlungskomfort umfasst nicht nur Soforttermine außerhalb der Sprechstunde, geringere Wartezeiten und bevorzugte Terminvereinbarungen – auch der aktive Telefonservice sollte eine Selbstverständlichkeit sein.

Sie können Ihre entwöhnungswilligen Patienten sehr gut beim Rauchverzicht unterstützen, wenn Sie einen **aktiven Telefonservice** einrichten. Das bedeutet, dass eine Ihrer Mitarbeiterinnen – zu vorher festgelegten Zeiten – regelmäßig bei den Patienten anruft, um sie zum Durchhalten zu ermutigen. Sie macht deutlich, dass die Praxis und der Arzt für weitere Hilfen und Unterstützung zur Verfügung stehen und das bei auftretenden Problemen jederzeit auch ein kurzfristiger Termin in der Rauchersprechstunde vereinbart werden kann. Sie bestärkt positive Alternativen zum Rauchen und gibt noch einige Hilfestellungen in Form von weiteren Tipps und Informationen.

Ausstieg

Es gibt verschiedene Methoden der Rauchertherapie. Der wesentliche Bestandteil der Behandlung ist aber immer der Wille zum Erfolg und der persönliche Einsatz des Patienten. Im Verlauf der Betreuung wird gemeinsam mit dem Patienten entschieden, ob zur Erleichterung des Entwöhnungsprozesses zusätzlich eine Nikotinersatztherapie (Membranpflaster, Kaugummi, Nasenspray) eingesetzt werden muss. Wie wissenschaftliche Studien bisher gezeigt haben, kann die Nikotinersatztherapie die Erfolgschancen von entwöhnungswilligen Rauchern erhöhen. Alle Formen der Nikotinersatztherapie sind effektiv zur Unterstützung der Raucherentwöhnung bei motivierten Patienten und erhöhen die Abstinenzrate etwa 2,3-fach. Sie reduzieren das Verlangen zu rauchen und die Entzugssymptomatik. Aus den Ergebnissen des Fagerström-Tests lassen sich auch praktische Konsequenzen für den Einsatz einer medikamentösen Unterstützung mittels Nikotinersatztherapie ableiten. Neben der Nikotinersatztherapie gibt es noch weitere, zu Behandlung der Tabakabhängigkeit zugelassene Wirkstoffe.

Aktives Zuhören, Motivationsgespräche und wirkungsvolle Gesprächstechniken sind Grundlage des kommunikativen Umgangs mit Patienten. Ideal wäre es deshalb, wenn moderne Gesprächstechniken in Rollenspielen eingeübt würden. Durch eine gezielt eingesetzte kommunikative Kompetenz ist es dem behandelnden Arzt möglich, ein Höchstmaß an Vertrauen, Therapietreue und Zufriedenheit bei seinen Patienten zu erreichen. Insbesondere beim Thema Raucherentwöhnung ist der professionelle kommunikative Umgang mit den Patienten wesentlich für den Therapieerfolg. Das erfolgreiche Patientengespräch ist bei Suchterkrankungen stets Grundlage der besseren Compliance.

Die Strukturierung der motivierenden Beratung nach den 5 A's entstammt den amerikanischen Leitlinien zur Behandlung der Tabakabhängigkeit und schematisiert das therapeutische Vorgehen. Die 5 A's bieten beispielsweise eine Hilfestellung für den schematisierten Aufbau des ärztlichen Gesprächs:

3

5 A's

- Ask: Nachfragen
  Erfragen der Rauchgewohnheiten bei allen Patienten.
- Advise: Aufhören, anraten
  Empfehlung eines Rauchstopps
- Assess: Ausstiegsmotivation erfassen
  Erkennen der Bereitschaft, unmittelbar einen Rauchstopp zu vereinbaren
- Assist: Hilfe anbieten
  Aktive Unterstützung beim Rauchstoppversuch
- Arrange: Nachbetreuung

Die Entwöhnungsbehandlung ist vor allem dann erfolgreich, wenn eine intensive Hinwendung des Arztes zum Patienten besteht. Die Beratung erfolgt unter Einsatz verhaltenstherapeutischer Techniken und der gemeinsamen Erarbeitung von Strategien zur Unterstützung und Motivation. Im Zuge der Behandlung muss der Raucher lernen, Gewohnheiten, die eng mit dem Rauchen verbunden sind (Zigarette zum Kaffee, in der Pause, beim Telefonieren) abzulegen. Die intensive Beratung wird kombiniert mit Informationen über Stress und Stressbewältigung und der Empfehlung eines Fitnessprogramms.

Tipp
Ermutigend ist, dass die Effektivität der ärztlichen Intervention in der Tabakentwöhnung in zahlreichen Studien überprüft wurde und durch Metaanalysen gut belegt ist.

Es ist allgemein bekannt, dass Zigarettenrauchen das Körpergewicht beeinflusst. Deshalb erfolgt auch eine **Ernährungsberatung** mit dem Ziel, die Ernährungsgewohnheiten zu verändern. Dem Patienten wird zusätzlich aufgezeigt, dass Bewegung und sportliche Aktivität ideale Mittel sind, um gesund zu bleiben, den Körper in Form zu halten und vom Rauchverlangen abgelenkt zu werden. Auch Entspannungsmethoden (Autogenes Training, Progressive Muskelentspannung nach Jacobsen, Yoga) werden als Verfahren zur Stabilisierung der Stimmung und zur Stressreduktion empfohlen.

Von jeder Sitzung wird ein ausführliches Protokoll angefertigt, in dem auch die vereinbarten Ziele für die nächste Sitzung festgehalten werden. Nach erfolgreicher Raucherentwöhnung erhält der Patient alle Protokolle und sämtliche Unterlagen in einem Ordner ausgehändigt. Dies ist für ihn das Zeichen, dass er es nun geschafft hat und das Thema »Rauchen« zu den Akten gelegt werden kann.

Tipp
Auch Akupunktur und Naturheilverfahren wirken als ergänzende Maßnahmen und können zur Raucherentwöhnung eingesetzt werden.

Unzählige Raucher haben den ehrlichen Wunsch das Rauchen aufzugeben, weil die gesundheitlichen Schäden durch das Rauchen und die Tabakabhängigkeit unübersehbar sind. Nicht allen jedoch gelingt dieser Schritt ohne ärztliche Unterstützung. Zudem wird das Rauchen nach wie vor häufig als selbstbestimmter Lifestyle verstanden.

Nikotinverzicht gehört mit zu den wirkungsvollsten Präventivmaßnahmen in der Medizin. Das Wissen um die gesundheitlichen Schäden der Tabakabhängigkeit sollte bei den Ärzten dazu führen, dass die Tabakentwöhnung bei Rauchern gleichermaßen ernst genommen wird wie die Entwöhnung bei Alkohol- oder drogenabhängigen Patienten. Das wichtigste Ziel der ärztlichen Intervention bei Rauchern ist die Senkung der tabakinduzierten Morbidität und Letalität.

Check-Liste zur Raucherentwöhnung

- Raucherentwöhnung ist immer ein langfristiger Prozess. Das erfordert Geduld von Arzt, Patient und Praxisteam.
- Raucherentwöhnung steht immer im Rahmen eines Gesamtkonzepts: Gewichtsabnahme, Sportberatung, gesunde Ernährung.
- Raucherstatus aller Patienten routinemäßig erheben als Basis einer Erstberatung.
- Kompetenz des Praxisteams fördern und Mitarbeiterinnen zum Thema »Rauchstopp« konsequent schulen.
- Die Praxis als Kompetenzzentrum für präventive Maßnahmen positionieren.
- Langfristige Betreuung von Ex-Rauchern.

Männersprechstunde und Anti-Aging

Männersprechstunde, Anti-Aging

- Der Bedarf an Männerärzten und entsprechenden Institutionen ist vorhanden
- Männermedizin ist eine interdisziplinäre Medizin
- Anti-Aging baut auf mehreren Säulen auf: Ernährung, Bewegung, Hormone, Lifestyle

Sein ganzes Berufsleben hindurch war Ch. E. Brown-Séquard von Drüsen fasziniert gewesen; im Jahr 1899 verkündete er der Welt die sensationelle Nachricht, er habe sich durch Injektionen von Meerschweinchen- und Hundehodenextrakten selbst verjüngt. »Bereits am 3. Tag«, so referierte er vor der Französischen Akademie der Wissenschaften »hatte ich zumindest meine früheren Kräfte ganz zurück gewonnen.«

Altersforscher, die sich mit dem Hormonsystem beschäftigen, machen seit Jahren immer wieder erstaunliche Entdeckungen. Viele Hormone nehmen im Alter ab. Verhindert man diesen Rückgang, z. B. durch zusätzliche Hormongaben, lassen sich viele Alterserscheinungen vorbeugen und sogar verhindern. Androgene und Östrogene sind nicht nur für die Fortpflanzung wichtig. Androgene unterstützen eine straffe und gut ausgebildete Muskulatur. Das Wachstumshormon STH und Testosteron fördern den Aufbau und den Erhalt der Muskulatur und reduzieren gleichzeitig Körperfett. Von einem ausgeprägten Androgenabfall sind verstärkt Männer, vom Östrogenverlust vor allem Frauen betroffen. Wachstumshormon ist bei beiden Geschlechtern im Alter reduziert. Unzureichende körperliche Belastung und Hormonveränderungen sind die Hauptgründe für Muskelabbau und Leistungsverlust. Mit Hilfe von Körpertraining kann man sein persönliches Hormonniveau gezielt anheben. Melatonin verbessert die Schlafqualität.

Das beiden Geschlechtern gemeinsame »Jungbrunnen-Hormon« heißt DHEA. In den USA und anderen Ländern wurde bereits die Nutzung von Mitteln wie Melatonin, DHEA oder hochdosierten Antioxidantien in Eigenverantwortung ermöglicht. Testosteron ist ausschlaggebend für die Wechseljahre des Mannes. Genauso wie die Frau nach den Wechseljahren unter einem Östrogenmangel zu leiden hat, leidet der Mann nach seinen Wechseljahren unter einem Testosteronmangel.

Heutzutage kann ein Hormonstatus schnell, einfach und kostengünstig durchgeführt werden. Die Feststellung des Hormonstatus, des Blutbilds, TSH-Analyse und weiterer Laborwerte sollten für jeden, der ein individuelles Anti-Aging-Programm erstellt haben möchte, Voraussetzung sein.

Sollte der Testosteronwert erniedrigt sein, kann mit dem Hormonspezialisten der zugehörigen Praxiskooperation über einen Therapieversuch mit einem Testosteronpräparat nachgedacht werden. Wichtige Voraussetzung vor einer Testosteronbehandlung ist allerdings, dass die Prostata gesund ist. Der PSA-Wert muss im Normbereich liegen. Auch Blutbild und Leberwerte müssen normal sein, und es darf keine Schlafapnoe vorliegen.

Andropause beim Mann

- Testosteronwert nimmt ab
- Körperfett nimmt zu
- Prostatakrebsrisiko steigt
- Risiko von Herz-Kreislauferkrankungen steigt

Werten Sie diesen kleinen Überblick zur Hormonbalance als eine Anregung zur Etablierung einer Männersprechstunde in Ihrer Arztpraxis. Sie können auf diese Weise die Männergesundheit ins Bewusstsein bringen und das Gesundheits- und Vorsorgebewusstsein bei Männern fördern. Unabhängig vom politischen Mainstream gestalten Sie nachhaltig einen eigenen Schwerpunkt, zeigen neue Themen auf und unterstützen Früherkennungsprojekte, die einen Dialog mit Ihren Patienten aus vielfältigen Perspektiven ermöglichen: Nahrungsergänzung und Vitalstoffe, Stressbelastung, Prostatakarzinom, Gesundheitsförderung und kardiovaskuläre Primärprävention sind nur einige der Themen. Die Bestandteile des Behandlungsprogramms müssen standardisiert sein. Für eine kompetente Beratung ist es erforderlich, einige Grunddaten über den Patienten zu erhalten. Erstellen Sie deshalb ein individuelles **Beratungs-**

und Behandlungsprogramm für jeden einzelnen Mann. So werden nach einer ausführlichen Anamnese der Hormonstatus erhoben, die Knochendichte gemessen, die Prostata untersucht und das Gedächtnis getestet. Nach Abschluss der Analyse wird, falls nötig, ein Hormonkonzept erstellt und gemeinsam mit dem Patienten ein Änderung der Lebensgewohnheiten erarbeitet. Bei Rauchern wird zusätzlich die Anmeldung zur Raucher-sprechstunde, bei übergewichtigen Patienten eine Ernährungsberatung empfohlen.

Schaffen Sie eine Kooperationsplattform mit interessierten Kollegen im Rahmen einer freiberuflichen, interdisziplinären Zusammenarbeit und etablieren Sie das Thema Männergesundheit in Ihrer Region. Bedenken Sie aber auch, dass der Umgang mit Hormonen **Spezialwissen** erfordert, sodass die Zusammenarbeit vor allem mit Kollegen der Fachrichtung internistische Endokrinologie oder Andrologie zu empfehlen ist. Sie können die notwendigen Kenntnisse natürlich auch selbst durch entsprechende Weiterbildungen erwerben.

Vitalstoffe und Antioxidantien

Vitalstoffe werden vom Körper nicht am Optimum orientiert produziert, sondern fortdauernd unter einer strengen Nutzen-Aufwand-Relation. Zusätzliche Substitution kann deshalb in vielen Fällen positiv und sinnvoll sein. Antioxidantien verhindern das Ausbreiten von Radikalen, die als ein wichtiger Altersfaktor gelten. Einige Antioxidantien müssen teilweise oder ganz von außen zugeführt werden wie Selen, Vitamin E und Vitamin C. Vitalstoffe mit dokumentierter Wirksamkeit sind Carnitin, Alpha-Liponsäure, Zystein, Koenzym Q10, Folsäure, Vitamin B12, Pyridoxin und Vitamin D.

Eigentlich kennen wir das Vitamin D, unser Sonnenvitamin, von der Regulierung des Kalzium- und Phosphatstoffwechsels. Vitamin D stimuliert die Osteoblasten, also die knochenbildenden Zellen. In der Health Professionals Follow-up Study war das Risiko für einen Myokardinfarkt bei Männern mit Vitamin-D-Mangel um den Faktor 2,4 höher als bei Gleichaltrigen mit ausreichender Vitamin-D-Versorgung. Selbst unter Berücksichtigung von KHK-Risikofaktoren wie positiver Familienanamnese, arterieller Hypertonie, ungünstigem Fettstoffwechsel und Übergewicht war das Myokardinfarkt-Risiko bei niedrigen Vitamin-D-Werten immer noch verdoppelt. Erhoben wurden diese Daten bei 18.225 Männern im Alter zwischen 40 und 75 Jahren. Zu Studienbeginn hatte noch keiner der Männer eine Herzerkrankung.

In einer anderen Studie mit mehr als 3.000 Männern und Frauen waren bei denen mit niederen Vitamin-D-Werten die kardiovaskuläre Sterberate sowie auch die Gesamtsterberate verdoppelt. Vitamine und Spurenelemente sind in vielfältiger Weise auch an der primären und sekundären Prävention von Krebserkrankungen beteiligt. So hemmen Vitamine und Spurenelemente unter anderem die Aktivierung von kanzerogenen Stoffen sowie Entzündungsprozessen, andere Mikronährstoffe verhindern die Aufnahme kanzerogener Stoffe in die Zelle bzw. schützen die zelluläre DNA. Eine sinnvoll zusammengesetzte Ernährung ist demnach eine bedeutende Voraussetzung dafür, dass die Gesundheit des Menschen erhalten bleibt. Die ausreichende Zufuhr von Vitalstoffen ist deshalb auch einer der Garanten, um gesund zu bleiben und dem Altern vorzubeugen.

Tipp

Ein Arzt, der in den Räumen seiner Praxis eine gewerbliche Ernährungsberatung durchführt und neben der Beratung zugleich Produkte verkauft, handelt weder berufs- noch wettbewerbswidrig, wenn er diese Tätigkeit von seiner freiberuflichen ärztlichen Tätigkeit in zeitlicher, organisatorischer, wirtschaftlicher und rechtlicher Hinsicht getrennt hält (BGH, Urteil vom 29.5.2008, Az: I ZR 75/05).

Die Entscheidung des Bundesgerichtshofes (BGH) sollte allerdings nicht als Freibrief für den Verkauf von Produkten wie beispielsweise Nahrungsergänzungsmitteln in der Arztpraxis verstanden werden. Zu beachten ist der Hinweis der Richter, dass eine gewerbliche Tätigkeit des Arztes von seiner freiberuflichen ärztlichen Tätigkeit in zeitlicher, organisatorischer, wirtschaftlicher und rechtlicher Hinsicht getrennt sein muss. Zu empfehlen ist deshalb vor dem Verkauf von Nahrungsergänzungsmitteln in der eigenen Praxis, juristischen Rat einzuholen.

3.4 Kompetenzzentrum Prävention

Laufen, Walking oder Jogging bringt den Stoffwechsel in Schwung. Nicht die Bewegung selbst hält jung, sondern ihre Wirkung auf den Organismus. Deshalb sollte man mit zunehmendem Alter die Leistungs- und Anpassungsfähigkeit des Körpers unterstützen, damit er mit den notwendigen Belastungen umgehen kann. Das reicht von der nährstoffreichen Ernährung über die erhöhte Zufuhr von Antioxidantien bis zur optimalen Hormonsubstitution. Ein Wertewandel beim Alter eröffnet ein Marktsegment für alle diejenigen, die eine Steigerung der Lebensqualität zum Ziel haben. Wenn wir alle länger leben, dann werden die meisten von uns auch länger arbeiten können und müssen. Arbeitgeber und Beschäftigte sollten sich darauf vorbereiten und in die Gesundheitsvorsorge investieren. Wenn es in einem Staat weniger Junge gibt, dann müssen die Alten länger jung bleiben. Die heute 40–50-Jährigen werden vielfach bis 70 Jahre oder darüber hinaus arbeiten müssen, weil die Rente nicht reicht. »Langlebigkeit ist aber nur dann erstrebenswert, wenn sie das Jungsein verlängert, nicht aber das Altsein hinauszieht«, so der Medizin-Nobelpreisträger Alexis Carrel.

Viele der chronischen Krankheiten könnten durch Prävention vermieden werden. Die Patienten müssen erkennen, dass Gesundheit und Gesunderhaltung einen persönlichen Einsatz verlangen. Ihre erste Herausforderung auf dem Weg zum »Kompetenzzentrum Prävention« ist die Entwicklung eines schlüssigen Konzepts. Es muss den Anforderungen und Wünschen Ihrer Patienten gerecht werden. Die Strategie, Patienten für sinnvolle Selbstzahlerleistungen zu sensibilisieren und Privatpatienten durch einen verbesserten Service dauerhaft an die Praxis zu binden, ist für den Arzt zweckmäßig und berechtigt.

Tipp

Nur wenn der Patient das Gefühl hat, vom Praxisteam und Arzt einen echten Mehrwert geboten zu bekommen, wird er auch bereit sein, dafür zusätzliche Kosten auf sich zu nehmen.

Sie müssen sich genau darüber im Klaren sein, mit welchen Dienstleistungen Sie Ihr Unternehmen im Wettbewerb positionieren wollen. Um ein erfolgreiches Dienstleistungsangebot zu konzipieren, müssen Sie festlegen, in welchen Punkten Sie herausragend und in welchen Ihr Angebot schwächer sein soll. Sie sollten nicht allen Patienten alles bieten, wie es in der gesetzlichen Krankenversicherung – natürlich kostenlos – gewünscht wird. Zu bedenken bleibt aber, dass Spitzenleistungen immer mit persönlichen Engagement, Motivation und Kosten verbunden sind.

Setzen Sie individuelle Gesundheitsleistungen sinnvoll ein und steigern Sie so die Qualität der Versorgung, da seitens der Ärzte mehr getan werden kann als nur das Notwendige. Versuchen Sie nicht mehr, unkoordiniert alle Patientenwünsche zu befriedigen. Stattdessen sollten Sie das Engagement der Praxis auf Nischen mit verbessertem Servicekonzept ausrichten, in bestimmten Bereichen Spitzenleistungen erbringen und in anderen bewusst schwächer sein. Durch spezialisierte Mitarbeiter und ein maßgeschneidertes Angebot liefern Sie dann auch erstklassige Dienstleistungsqualität.

3.4.1 Handlungspfad für die Betreuung von Diabetikern

Wir werden nun gemeinsam einen Handlungspfad für die Betreuung chronisch kranker Patienten erarbeiten. Bestmögliches Diabetesmanagement in der Arztpraxis ist für Ärzte in mehrfacher Hinsicht attraktiv: Sie stellen Ihre Praxis nicht nur als Kompetenzzentrum für Patienten mit Diabetes mellitus vor, sondern können auch die Grundlage für Präventionsmedizin schaffen und den Einstieg in individuelle Gesundheitsleistungen finden. Dass persönlicher Einsatz in der Diabetikerversorgung nicht nur medizinisch indiziert ist, sondern sich insbesondere für die Gesunderhaltung unsere Patienten nützt, liegt auf der Hand: Sie profitieren von einer umfassenden Betreuung und fühlen sich von ihrem Arzt rundum gut versorgt. In diesem Gefüge ist gleichwohl ein ganz wesentlicher Gesichtspunkt bedeutsam: Ihre grundsätzliche Bereitschaft zur Umgestaltung bestehender Prozesse und Strukturen. Wenn sich nichts verändert, kann sich auch nichts verbessern. Sehen Sie Ihre Arbeit aus einem neuen Blickwinkel. Gestalten Sie das

Vorgehen unbedingt so einfach wie möglich und verzetteln Sie sich nicht. Konzentrieren Sie sich auf wenige Gesichtspunkte und überschaubare Aktivitäten. Bedenken Sie hierbei aber, dass Entscheidungen über eine Neuorganisation der Praxis immer langfristig wirksam sind. Einmal fixierte Organisationsstrukturen lassen sich oft nur mit Mühe verändern. In diesem Zusammenhang sollte nicht unerwähnt bleiben, dass gerade mit den Vorgaben der Disease-Management-Programme auch die Chance verbunden ist, die Abläufe in der Arztpraxis zu straffen, zu organisieren und effizienter zu gestalten. Sie und Ihr Praxisteam können dazu beitragen, die verheerenden Folgeschäden von Patienten mit Typ-2-Diabetes, insbesondere am Blutgefäßsystem zu verhindern.

Tipp

- Ergreifen Sie die Chance, sich als Experte auch für die Betreuung von Patienten mit chronischen Erkrankungen zu positionieren.
- Mit einer zielgerichteten Auswahl von innovativen Gesundheitsleistungen können Sie darüber hinaus Ihr Profil stärken und sich gewissermaßen als engagierter Gesundheitsberater etablieren.

Bemühen Sie sich deshalb auch aktiv um eine höhere Inanspruchnahme von Präventionsleistungen durch chronisch erkrankte Patienten. Information ist immer der erste wichtige Schritt zur Gesundheit. Helfen Sie Ihren Patienten. Engagieren Sie sich mit praxisinternen Schulungen für Diabetiker und bieten Sie einen hilfreichen Praxis-Service an. Sie müssen jetzt lernen, Bestehendes in Frage zu stellen, ohne dass bereits Neues vorhanden ist. Hierbei kommt Ihren Mitarbeiterinnen eine besondere Bedeutung zu. Die Mitarbeiterführung muss immer dazu beitragen, dass die Arbeit des Arztes von einem Team qualifizierter Praxisassistentinnen unterstützt wird, die für einen reibungslosen Ablauf der Prozesse sorgen. Durch die Einbeziehung des weitergebildeten Praxispersonals in die direkte Betreuung der Diabetiker werden Sie als Praxisinhaber nicht nur entlastet, sondern sie werden langfristig durch eine größere Compliance seitens der Patienten belohnt und auch bessere Therapieergebnisse feststellen.

Schulungen, die auf eine Änderung der Lebensgewohnheiten ausgerichtet sind, bilden ebenso wie die einfacheren Möglichkeiten des selbständigen Blutzuckermessens die Basis hierfür. Für zahlreiche Patienten mit Diabetes mellitus gehört es zum Alltagsleben, ihren Blutzucker mehrfach täglich, bisweilen auch nachts oder in besonderen Situationen zu überprüfen. Eine moderne Diabetestherapie ist ohne eine hinreichende Blutzuckerkontrolle nicht mehr denkbar. Eine Veranstaltung in der Praxis oder im nahe liegenden Bürgerzentrum oder Pfarrheim (beim Nachmittagskaffee der älteren Bürger) unter dem Motto »Besser leben mit der Zuckerkrankheit« ist ein gelungener Einstieg, um Patienten über ihre Erkrankung zu informieren und neueste Informationen zum Thema Diabetes mellitus zu vermitteln. Als weitere Serviceleistung unterstützt dann ein Workshop »So einfach ist Blutzucker messen« in der Arztpraxis das umfangreiche und individuelle Serviceangebot des Praxisteams. Etablieren Sie diesen exklusiven Service in Ihrer Praxis mit zusätzlichen schriftlichen Informationen zum Thema Diabetes, Workshops und Informationsveranstaltungen in Sachen Bewegung und Sport bei Diabetes, zur Gesundheitsvorsorge und beeinflussbaren Risikofaktoren. Immer mehr Menschen erkennen dann den Zusammenhang zwischen Bewegung, Gesundheit und Fitness.

Für den Aufbau eines funktionierenden Gesamtprogramms auf dem Weg zu einem modernen und innovativen »Kompetenzzentrum« muss vorab eine umfassende Leistungs- und Servicestrategie für die Praxis entwickelt werden. Monatliche Teambesprechungen sind ein wichtiges Instrument im Bemühen um Prozess- und Ergebnisqualität. Im Sinne von Brainstorming können die Teambesprechungen auch zur Sammlung von Ideen und Lösungsvorschlägen genutzt werden. Wichtig ist, innerhalb dieser Besprechungen auf Neuerungen der Arztpraxis und zusätzliche Therapieangebote hinzuweisen, damit Ihre Mitarbeiterinnen jederzeit qualifizierte Auskunft geben und die Patienten auf neue Angebote der Praxis hinweisen können. Hierzu bedarf es allerdings einiger Vorbereitungen, denn auch die Patienten müssen über das erweiterte Angebot der Praxis informiert werden.

Wir haben einige Informationsmaterialien entwickelt, die wir in meiner eigenen Praxis in Karlsruhe auslegen. Hierzu gehören Patientenflyer, Newsletter und Informationsblätter (www.erfolgreich-im-gesundheitsmarkt.de). Der erste Eindruck zählt. Gelingt es Ihnen diesen Eindruck positiv zu gestalten und die gewünschte Zielgruppe damit anzusprechen, ist der Erfolg fast sicher. Anzeigen, Werbeflyer und andere Werbemedien werden meist nur kurz vom Betrachter angeschaut. Die optische Gestaltung einer Information und ausdrucksstarke Bilder fallen jedoch als erstes ins Auge.

Häufig finden sich aber in den Arztpraxen Patientenbroschüren, die mit den bekannten Textverarbeitungsprogrammen erstellt wurden und durch den Ausdruck auf billigem, einfarbigem Papier nur eine mangelnde Qualität aufweisen.

Tipp

Den Effekt schlechter Broschüren darf man aber nicht unterschätzen.

Ich möchte Ihnen deshalb empfehlen, kreatives Engagement zu zeigen und sich für das Erstellen von Werbe- und Informationsmedien genügend Zeit zu lassen und auch nicht an einem guten Computerprogramm zu sparen. Programme für die Gestaltung von Broschüren, Informationsschriften und Flyer sind in großer Zahl auf dem Markt und unterstützen Sie darin, ansprechende Medien zu erstellen. Allein der Kauf von Software reicht aber nicht aus. Diese muss auch bedient werden. Deshalb sollte die Anwendung nicht zu kompliziert sein. achten Sie darauf, dass Sie keine Software erwerben, die von Profis der Werbebranche genutzt werden. Diese Programme könnten Sie sonst schnell überfordern.

Erfolgreiche Ablauforganisation

Eine Investition in die Planung erhöht immer die Effektivität in der Ausführung. Um die verschiedenen Abläufe im Diabetesmanagement optimal gestalten zu können, müssen eindeutige Vorgaben, Aufgaben und Zuständigkeiten festgelegt werden. Insbesondere standardisierte Abläufe verringern den Zeitaufwand erheblich. Zudem kann in gut strukturierten Praxen wesentlich effizienter gearbeitet werden. Wichtig ist hierbei, dass die Koordination gut funktioniert und die einzelnen Maßnahmen entsprechend aufeinander abgestimmt sind (Abb. 3.3).

Die Erstellung schriftlich fixierter Ablaufpläne und Checklisten hilft nicht nur, den Überblick zu wahren, sondern auch die Prozesse der Praxis optimal zu organisieren. Im Flugverkehr sind sie längst Routine. Exakt vorgegebene Abläufe legen sowohl für den Normalbetrieb als auch für Notfälle präzise fest, was der Pilot zu tun hat. Definierte Regeln bestimmen die Aufgaben von Kapitän und Co-Pilot eindeutig und bilden damit die Grundlage für eine effiziente Koordination. Solche präzisen

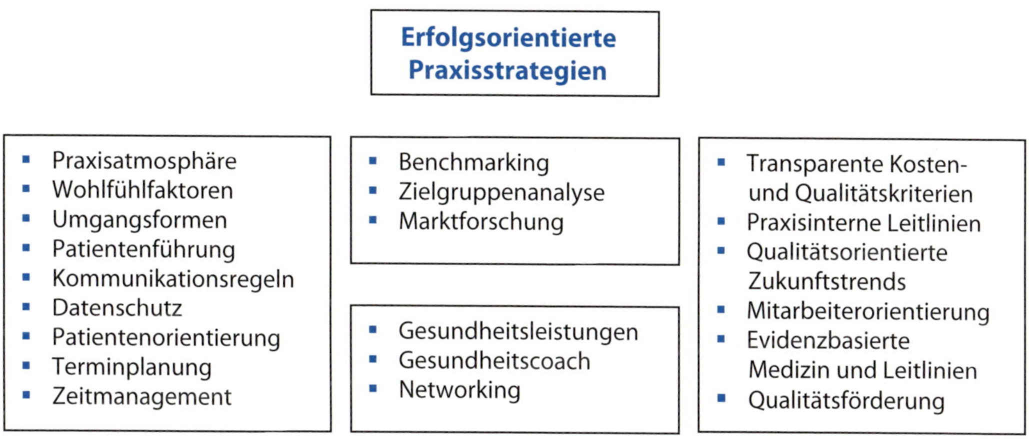

Abb. 3.3. Erfolgsorientierte Praxisstrategien.

Handlungsanweisungen verbessern die Qualität der medizinischen Versorgung unserer Patienten. In den Kliniken sind sie ebenfalls längst Routine. Wenn Sie Ihre Ziele und die Strategie der Praxis sowie deren Umsetzung geordnet kontrollieren und korrigieren, führen Sie ein internes Audit in Ihrer Praxis durch.

Der Ablauf bei einem Patienten mit Diabetes mellitus und dessen Teilnahme am Disease-Management-Programm Diabetes möchte ich anhand der folgenden kleinen Übersicht exemplarisch darlegen:

- Der Patient ist im Wiederbestellsystem aufgenommen und erscheint nun im neuen Quartal zur Folgeuntersuchung.
- Die Mitarbeiterin kann schon im Vorfeld die Patientenunterlagen überprüfen und den Patienten an notwendige Termine erinnern.
- Sie nimmt den Folgetermin für die nächste Quartalsuntersuchung im Recall auf und veranlasst weitere notwendige Gesundheitsuntersuchungen.
- Sie organisiert den Termin beim Augenarzt und bereitet die routinemäßige Laboruntersuchung vor.
- Die Praxismitarbeiterin kontrolliert den Impfstatus und informiert den Patienten über notwendige Impfungen.
- Sie bereitet notwendige Rezepte vor und überprüft die richtige Einnahme der Medikamente, die Blutzuckermessung und korrekte Insulingabe.
- Sie untersucht die Füße, misst den Blutdruck und das Körpergewicht, berechnet den BMI und berichtet dem Arzt.
- Die Dokumentation im Diabetes-Pass hat sie bereits erledigt. Notwendige Impfungen besprochen und dem Patienten bereits aktuelles Informationsmaterial ausgehändigt.
- Sie hat über den nächsten gesundheitsbildenden Arztvortrag informiert, zur Teilnahme motiviert und den Patienten bereits eingeladen.
- Sie hat das Arztgespräch professionell und ideal vorbereitet und eventuelle Unklarheiten bereits im Vorfeld beseitigt.
- Sie ermutigt den Patienten, Fragen zu stellen und als Gedankenstütze Stichworte aufzuschreiben.

Wiederkehrend durchgeführte Kontrolluntersuchungen werten das Ansehen der Praxis auf und steigern die Patientenzufriedenheit. Außerdem erfährt die Praxis einen Kompetenzgewinn durch die verbesserte Prozessqualität und etabliert gewissermaßen en passant ein praxisinternes Qualitätsmanagement.

3.4.2 Resümee

Wir haben uns soeben mit der Frage beschäftigt, wie aktives Diabetesmanagement in der Arztpraxis funktionieren kann. Hierbei haben wir auch einige Tools kennengelernt und gesehen, dass strukturierte Behandlungsprogramme nahezu alle Werkzeuge eines Qualitätsmanagementsystems beinhalten.

Nun ist es an der Zeit, den wirtschaftlichen Aspekt zu berücksichtigen und aufzuzeigen, wie sich die **Einkommenspotentiale** Ihrer Praxis aktivieren lassen. Die einfachste Methode zur Gewinnung sonstiger Einnahmen ist zunächst, Ihre bestehenden Umsatzchancen richtig zu nutzen. Darüber hinaus bieten medizinisch sinnvolle Leistungen eine gute Möglichkeit, innovative Gesundheitsleistungen in der Praxis zu etablieren und zusätzliche Umsatzsteigerungen zu erwirtschaften. Unterstützung in der Beratung zur Gewichtsreduktion und zur Bewegungstherapie in der Arztpraxis ist für Sie in doppelter Hinsicht interessant: Zum einen präsentieren Sie Ihre Praxis als Kompetenzzentrum präventiver Maßnahmen, und zum anderen steht besonders diese Thematik für einen nicht zu unterschätzenden Markt.

Die Herausforderungen für eine Arztpraxis sind mit der wachsenden Komplexität heutiger Praxisstrukturen und dem immer größeren Tempo der sich wandelnden Rahmenbedingungen nicht einfacher geworden. Gelegentlich haben wir den Anschein, die täglichen Anforderungen wachsen uns über den Kopf. Durch die effiziente Einbindung Ihrer Mitarbeiterinnen in das Praxismanagement und die Einrichtung einer strategischen Praxisführung mit System wird es Ihnen und Ihrem Team gelingen, eine patientenorientierte Praxiszukunft zu gestalten.

Ich habe Ihnen nun ein vielschichtiges Paket von Methoden vorgestellt, die Sie sofort in Ihrem

Arbeitsalltag umsetzen können. Sie sind auf Ihrem Weg zur »Marke« doch schon ein ganzes Stück vorangekommen. Sie haben Präventionsmodule entwickelt und einen Handlungspfad für die Betreuung von chronischen Patienten erarbeitet. Nun erhalten Sie weitere Tipps zur Ideenentwicklung und Anregungen zur Orientierung. Es ist von großer Bedeutung für Sie, dass der künftige Weg zu Ihren persönlichen Stärken und Fähigkeiten passt. Im Folgenden steht deshalb die Frage im Mittelpunkt, wie Sie die nächsten Schritte einleiten, um weiter voran zu kommen. Ihr Ziel besteht darin, dass Sie nun die Hauptrichtung noch klarer herausarbeiten und die anstehenden Entscheidungen mit gutem Gewissen und sicherem Gefühl treffen. Es gibt immer mehrere Wege, die zu ihrem persönlichen Ziel führen können.

Zusammenfassung

- Erfolg ist planbar. Vergegenwärtigen Sie sich aber, dass die Konzeption Zeit und Engagement in Anspruch nimmt.
- Unternehmerisches Denken und professionelle Praxisstrategien entscheiden eher über wirtschaftlichen Erfolg oder Misserfolg einer Arztpraxis als medizinisches Fachwissen.
- Die Generation 50 plus ist und bleibt die kaufkraftstärkste Konsumentengruppe. Vor diesem Hintergrund entwickeln sich viele Märkte zu Gesundheits- und Lebensqualitätsmärkten. Aufgrund ihres wachsenden Gesundheitsbewusstseins wird ihre Nachfrage nach Gesundheitsleistungen weiter steigen.
- Es hat sich ein Megatrend Gesundheit entwickelt, der in Verbindung mit der alternden Gesellschaft zu immer größer werdendem Interesse an Gesunderhaltung, Vorsorge und für sanfte Sportarten wie Yoga oder Nordic Walking führt.
- In der ersten Liga werden diejenigen Arztpraxen sein, die sich den neuen Anforderungen am Gesundheitsmarkt anpassen.
- Wenn Prävention ernst genommen wird, kann jeder Einzelne im Alter gesunder und aktiver leben.

Tipps und Tools

> Chef ist nicht der, der etwas tut, sondern der, der das Verlangen weckt, etwas zu tun.
> Edgar Pisani (*1918), französischer Politiker

4.1 Kreativitätstechniken – Wie entstehen Ideen?

Ein vollendetes Stück Literatur, ein Gemälde oder eine Skulptur – kurz: alle Ergebnisse schöpferischer Gestaltungsprozesse – können nur zustande kommen, wenn im kreativen Prozess plötzlich Ideenverbindungen »wie von selbst« wirksam werden. Denn Kreativität bedeutet nichts anderes, als bekannte Dinge oder Ideen, die vorher vielleicht nicht miteinander verknüpft waren, zu etwas Neuem zu verbinden. Kreativität ist hierbei aber keine geheimnisvolle Gabe, die nur wenigen Menschen verliehen wurde, sondern eine Fähigkeit, die jeder entwickeln kann. Für wirklich neue Ideen und die kreative Arbeit ist es allerdings nötig, aus den gewohnten Bahnen und Denkmustern auszubrechen. Der Schluss liegt nahe, dass alle Kreativität das Ergebnis einer Abfolge von Gedanken ist, die von einer einzigen Initialzündung ausgelöst werden. Die Eigendynamik, die sich danach entwickelt, gehört zu den erstaunlichsten Phänomenen überhaupt: Plötzlich ergibt sich das Eine aus dem Anderen, ein Drittes, Viertes aus dem Vorhergehenden – die Ideen »zünden sich gegenseitig«, wie Georg Christoph Lichtenberg das einmal genannt hat. Die Gemeinsamkeit aller Kreativitätstechniken besteht vor allem in der eindeutigen Trennung der individuellen Ideenfindung von der Bewertung der Ideen und der Ideenauswahl. Nachdem Sie Ideen gesammelt haben, müssen Sie deren Qualität und Durchführbarkeit prüfen. Bedenken Sie hierbei immer, es geht nicht darum, besonders außergewöhnliche oder verrückte Ideen zu produzieren, sondern vor allem um die Entwicklung von Lösungen. Eine gründliche Kenntnis der Techniken und Werkzeuge kann Ihnen hierbei aus mancherlei Schwierigkeit heraus helfen. Handwerkliches Können alleine wird nicht jedes der Probleme lösen, denen Sie begegnen. Aber es wird helfen, eine Reihe von Hürden zu überwinden. Kreativität dient dazu, neue Richtungen zu finden, Abläufe zu vereinfachen, die Motivation zu steigern und Strategien aufzubauen. Jeder kann kreativ sein und mit wenigen Techniken neue Antworten finden.

4.1.1 Delphi-Methode

Stätten der Weissagung: Die Orakel

Bis etwa 800 v. Chr. waren die griechischen Völker in ihre späteren Stammsitze eingewandert und hatten Griechenland und die ägäischen Inseln bevölkert. Die Griechen besiedelten nun nicht nur zahlreiche Küsten des Mittelmeeres und des Schwarzen Meeres, sie fanden auch in der Polis (altgriechischer Stadtstaat, z. B. Athen) die ihnen gemäße und die gesamte Antike prägende Staatsform. Polis hieß ursprünglich Burg oder Festung, und damit war die erhöhte Stelle gemeint, die in vielen Fällen schon in mykenischer Zeit den Palast getragen hatte, auf der sich die wichtigsten Heiligtümer befanden und um die herum sich die Stadt bildete. Der athenische Sprachgebrauch nannte die Akropolis auch lediglich Polis.

Die Polis war das, was unser entsprechendes Adjektiv bezeichnet: Sie war politisch. Aber die Griechen brachten erstmals auch individuelle Dichtung und Philosophie hervor, bauten Tempel und schufen mit Großplastiken und Vasenmalerei ihre Zeit charakterisierende und doch zeitlose Kunstwerke.

Zum religiösen Mittelpunkt ganz Griechenlands wurde das Apollon-Orakel von Delphi. Der Gott, also Apollon, wurde von einer Priesterin mit dem Titel Pythia befragt. Pythia versetzte sich, über einem dampfenden Erdspalt in einem unzugänglichen Raum im Inneren des Tempels auf einem Dreifuß sitzend, in Trance. Die Antworten, die sie auf die Fragen der Bittsteller von Apollon erhielt, verkündeten dann die räumlich von ihr getrennten Priester. Die durch die Priesterschaft oft in Versen vorgebrachte Aussage war häufig so vieldeutig, dass sie selbst interpretiert werden musste. Aus ihnen konnte dann der Ratsuchende sich eine Vorhersage deuten, die so widersprüchlich war wie manche Empfehlung moderner Expertenkommissionen.

Die Bedeutung des Orakels von Delphi erstreckte sich über das gesamte Gebiet der griechischen Kultur. Seit dem 8. Jahrhundert v. Chr. ist das Apollonheiligtum mit dem berühmten Orakel der Orakelpriesterin Pythia nachzuweisen, dessen Sprüche meist vor politischen Entscheidungen eingeholt wurden. Das Orakel von Delphi blieb bis zum Sieg des Christentums eine mächtige und florierende Institution, die weit über Griechenland hinaus einen ausgezeichneten Ruf hatte. Griechenland war voll von Orakelstätten, es gab berühmte und weniger berühmte, lokale und überregionale. Das berühmteste und eben auch anscheinend zuverlässigste Orakel war das von Delphi. Heute noch nennen wir undeutliche Aussagen »pythisch« oder »delphisch«, da besonders Delphis Orakelsprüche sehr genau betrachtet und ausgedeutet werden mussten.

Der Begriff der Delphi-Methode leitet sich vom Orakel von Delphi ab, verdankt diesem allerdings nur ihre Namensgebung. Sie »orakelt« weder die Zukunft herbei noch beschreibt sie oberflächliche Trends. Sie ist vielmehr ein Werkzeug zur Beobachtung gesellschaftlicher Werte und ihrer zukünftigen Veränderungen, zur Trend- und Zukunftsforschung.

Hierzu werden nationale und internationale Experten befragt und um ihre Meinung gebeten. Das Zusammenführen und Analysieren dieser Expertenmeinungen ist dann die Grundlage, um Anhaltspunkte für zukünftige Planungen und die Einschätzung künftiger Entwicklungen zu gewinnen. In vielen Bereichen ist die Zusammenarbeit mit Experten aber kaum möglich, weil sie nicht dieselbe Sprache sprechen oder nicht am selben Ort oder zur selben Zeit zusammenkommen können. Durch Nutzung der Delphi-Methode (■ Abb. 4.1) ist es aber dennoch möglich, die Fachkompetenz einer überschaubaren, aber durchaus differenzierten Gruppe von Experten zu nutzen. Hierzu werden mehrere ausgewählte Experten gebeten, eine bestimmte Frage anonym und schriftlich zu bearbeiten. Die Experten können sich ausführlich und spezifisch zu den Themen äußern und ihre Sichtweise sehr differenziert darlegen und müssen die Ergebnisse und Ideen zu einem festen Termin an den Koordinator der Delphi-Befragung zuschicken. Die Antworten werden dann ausgewertet, zusammengefasst und den Experten erneut anonym zur Meinungsbildung und Stellungnahme vorgelegt. Auf diese Weise bekommen alle Teilnehmer auch die Ideen der anderen Fachleute zu Gesicht. Sie machen sich nochmals Gedanken zur Fragestellung und ergänzen eventuell die Ideen der ersten Runde. Danach werden die Ergebnisse erneut an den Koordinator gesandt, der diese nochmals zusammenstellt und für eine weitere Runde

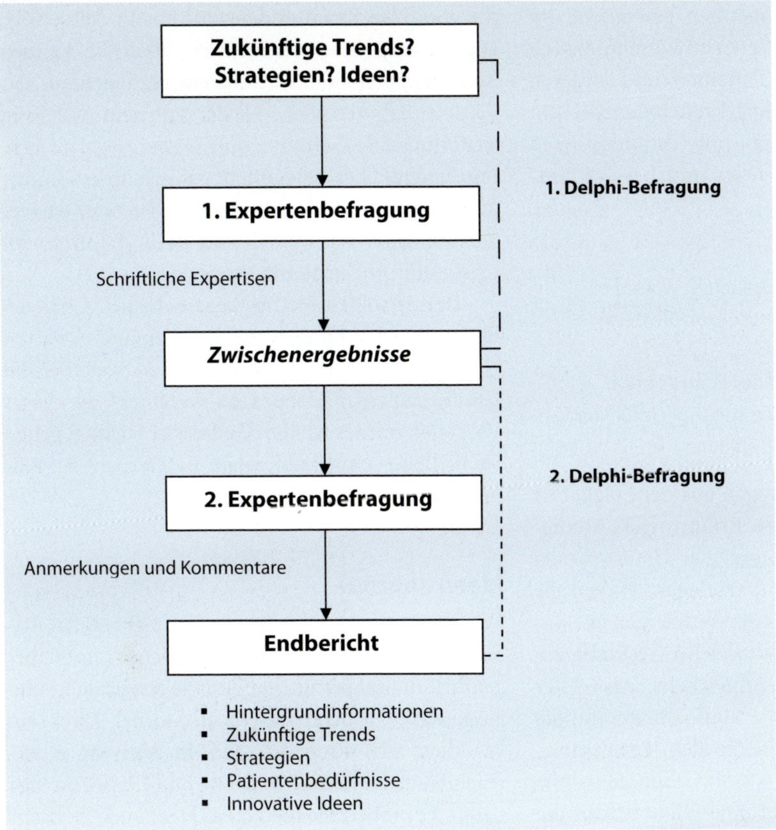

Abb. 4.1. Qualitative Delphi-Befragung.

zur Meinungsbildung und Stellungnahme an die Experten sendet – bis ein Konsens erzielt wird.

Ziel der Delphi-Methode ist es, ohne langwierige Gruppendiskussionen möglichst breit angelegte Meinungen und Stellungnahmen einzuholen.

4.1.2 Systematik der kreativen Ideenfindung

Ideen findet man überall, wenn man einen Blick dafür hat. Wenn Sie wissen wollen, was Ihre Patienten interessiert, müssen Sie sich umgekehrt für Ihre Patienten interessieren. Themenfindung bedeutet immer nahe an den eigenen Patienten und aktuellen Entwicklungen zu sein und Trends aufzuspüren und Bedürfnisse zu erkennen.

Wenn Sie ein bestimmtes Thema anvisieren, dann suchen Sie Belege dafür, dass es einem Trend entspricht und eine aktuelle Relevanz besitzt. Generell ist es eine sehr anspruchsvolle Aufgabe, Trends richtig zu erkennen und im Hinblick auf die eigene Arztpraxis realistisch einzuschätzen. Versuchen Sie deshalb herauszufinden, welche aktuelle Relevanz das Thema für Ihre Zielgruppe hat und welche Entwicklungen sich beobachten lassen. Für die kontinuierliche Verbesserung steht eine ganze Reihe an Ideenquellen zur Verfügung, die genutzt werden können. Das Ideenpotenzial relevanter Wissensträger außerhalb der eigenen Unternehmung sollte ebenso systematisch ausgeschöpft werden wie das der Mitarbeiter. Außer durch eigene Befragungen oder Erhebungen können hilfreiche Informationen aus Zeitungsartikeln und Fachveröffentlichungen gewonnen werden. Auch die Lektüre unterschiedlichster Texte hilft: Sachbücher und Materialien von Unternehmen aus ganz anderen Branchen – alles kann Sie auf gute Ideen bringen.

Analysieren Sie, wie Trends die Märkte verändern und wie Sie aus diesem Wissen die richtigen Ideen für Ihr Unternehmen gewinnen, um sich entsprechend positionieren zu können. Durch Gespräche mit Kollegen, Patienten und anderen Personen aus der Gesundheitsbranche entwickeln Sie ein solides Fundament, um Veränderungen möglichst schnell zu begreifen und bessere Entscheidungen zu treffen.

Tipp

Lernen Sie von anderen Branchen worauf es wirklich ankommt und entdecken Sie neue Möglichkeiten und Ideen.
Lassen Sie sich nicht von der Praxisroutine beeinflussen und seien Sie zugänglich für Ungewohntes und visionäres Denken.

Ganz wichtig sind Anregungen aus dem täglichen Leben und die persönlichen Erfahrungen. Studieren Sie die Webseiten erfolgreicher Unternehmen und analysieren Sie deren Unterlagen. Halten Sie die Augen auf und registrieren Sie genau, was Ihren Patienten gefällt und welche Gesundheitstrends sich international entwickeln. Als erstes Land ergriff Japan drastische Maßnahmen, um die Fettleibigkeit zu bekämpfen. In allen Großbetrieben und Kommunen Japans sind Gesundheitstests zwischenzeitlich zur Pflicht geworden. Damit die Aktion Wirkung erzielt, droht die Regierung den Unternehmen und Kommunen mit Sanktionen. Sind die Menschen beim Kampf gegen die Pfunde nicht erfolgreich, müssen die Betriebe höhere Beiträge auf die nationale Krankenversicherung bezahlen. Auch in Frankreich nimmt das Gesundheitsbewusstsein zu. Ähnlich wie in Deutschland sind die »jungen Alten« sportlich aktiv und an gesunder Ernährung interessiert. In Großbritannien steigt ebenfalls, vor dem Hintergrund einer zunehmenden Diskussion um Fettleibigkeit, auch das Gesundheitsbewusstsein. Vorgaben und Empfehlungen von Experten für einen gesunden Lebensstil werden von den Medien zunehmend öffentlichkeitswirksam verbreitet. Dicke Kinder sind in Großbritannien ein Problem, dem der britische Fernsehkoch Jamie Oliver mit seiner Kampagne »Jamie's School Dinner« für gesünderes Essen in Schulkantinen zu Leibe rücken wollte. Statt Fish und Chips führte er Obst und Gemüse auf der Speisekarte ein, um sich für eine gesunde Ernährung der Kinder einzusetzen. Doch die Kampagne für gesundes Essen endete mit einem Misserfolg. Die Schüler beschwerten sich über die kleinen Kantinenportionen, die sie nicht satt machten. Außerdem nahmen viele Kinder auf dem Schulweg weiterhin süße Getränke und Schokoriegel zu sich. Ein Jugendlicher behauptete gar, wie in einer großen deutschen Tageszeitung zu lesen war, dass er nun viel fitter sei, weil er statt in die Kantine nun regelmäßig zur Frittenbude ginge.

Trends sollten Sie im Auge behalten. Chancen findet man häufig dort, wo sie niemand erwartet. Nur wer analysiert, beobachtet und weiterdenkt, kommt auf neue Ideen. Und verfeinern Sie dieses Vorgehen immer wieder. Geduld ist wichtig, geben Sie nicht zu schnell auf, wenn Ihnen nicht auf Anhieb der große Wurf gelingen sollte.

Ideen-Journal

Wissenschaftler unterschiedlicher Disziplinen haben zu allen Zeiten wissenschaftliche Tagebücher geführt, die zeigen wie sie Einfälle festgehalten und ausgewertet haben. Ein Ideen-Journal kann ein Merkheft oder Ringbuch sein, in dem wir in unregelmäßigen Abständen Ideen und Eindrücke notieren. Erwerben Sie hierzu ein Notizbuch Conceptum. Dieses besteht aus einem Inhaltsverzeichnis, fortlaufend nummerierten Seiten und Zeichenband zur schnellen Orientierung. Ideal sind die integrierte Falttasche, ein praktisches Archivfach für lose Notizen, Visitenkarten und mehr. Zur Archivierung und besseren Übersichtlichkeit werden diesen Notizbüchern Rücken- und Titelaufkleber mitgeliefert. Besonders praktisch sind der komfortable Gummibandverschluss und die Stiftschlaufe. Ideal ist das Format Din A4. Darin lassen sich überall und jederzeit Ideen und Gedankensplitter und vieles mehr auf bequemste Weise notieren. Wenn Sie dann auch immer eine kleine Rolle Tesafilm oder einen Klebestift zur Hand haben, können Sie auch Zeitungsschnipsel und Abbildungen einkleben. Diese Technik hat den nicht zu unterschätzenden Vorteil, dass Einfälle nicht so schnell in den Papierkorb wandern. Ein wirklich schönes Notizbuch kann das Schlimmste womöglich verhindern. Ein solches Journal ist eine Sammlung von Impulsen, denen wir gelegentlich je nach Zeit und Interesse nachgehen können. Indem wir Ideen weiterverfolgen und Fragestellungen analysieren. Auf diese Weise bilden sich nach und nach Schwerpunkte des eigenen Interesses heraus. Schwerpunkte zu finden, trägt entscheidend zur besseren Orientierung bei. Suchen und verfolgen Sie gerade auch auf den ersten Blick unmöglich erscheinende Ideen. Offensichtliche Einfälle hat mit Sicherheit auch der Wettbewerber. Wenn es eine Regel für die Entwicklung von Ideen gibt, dann die, dass es keine Regeln gibt. Seien Sie offen für Neues, denn was Ihnen auf den ersten Blick vielleicht noch merkwürdig erscheint, kann beim genauen Hinsehen einen ganz besonderen Charme entfalten.

Systematische Ideenfindung

- Alle Quellen potentieller Ideen ausschöpfen
- Ideen systematisch sammeln
- Fragen als Denkimpulse
- Ideen weiterverfolgen, Querverbindungen zu anderen Themen entdecken
- Eigene Interessen entdecken und Schwerpunkte finden
- Kurzfristige Einfälle zu einem konkreten Thema entwickeln
- Denkrichtung wechseln
- Kategorien finden
- Faszination kontra Irritation
- Kreativität wecken

Wir erkennen nun wie der Mechanismus funktioniert, um originelle Ideen zu finden. Manchmal sieht man jedoch vor lauter Bäumen den Wald nicht: Die Lösung liegt längst auf dem Tisch, aber Sie können sie nicht erkennen. Der entscheidende Punkt liegt im Grunde auf der Hand: Nachdem Sie Ideen gesammelt haben, müssen diese auf Qualität, Durchführbarkeit und Akzeptanz geprüft werden. Dieser Prozess ist sehr wichtig, weil nur durch detaillierte Analysen wirklich tragfähige Lösungen herausgefiltert werden können. Da es zahlreichen Praxisteams häufig jedoch nicht gelingt aufgrund vielfältiger Einflüsse die Unternehmenszukunft und das Ideenmanagement systematisch zu managen, werden wir uns nun mit den Methoden beschäftigen, die für die Gestaltung und den Ablauf erfolgreicher Lösungen notwendig sind. Auftretende Probleme sind jedoch oft so zahlreich, dass es nicht klar ist, in welcher Reihenfolge sie behandelt werden sollen.

Pareto-Prinzip

Das Pareto-Prinzip (Abb. 4.2) gibt hierbei eine wirkungsvolle Entscheidungshilfe, indem es diejenigen Ursachen klar herausstellt, die den größten Einfluss ausüben. Gleichgültig, wie sehr Sie sich anstrengen, oft sind es die Zufälle, die das entscheidende Quantum zum Triumph beitragen.

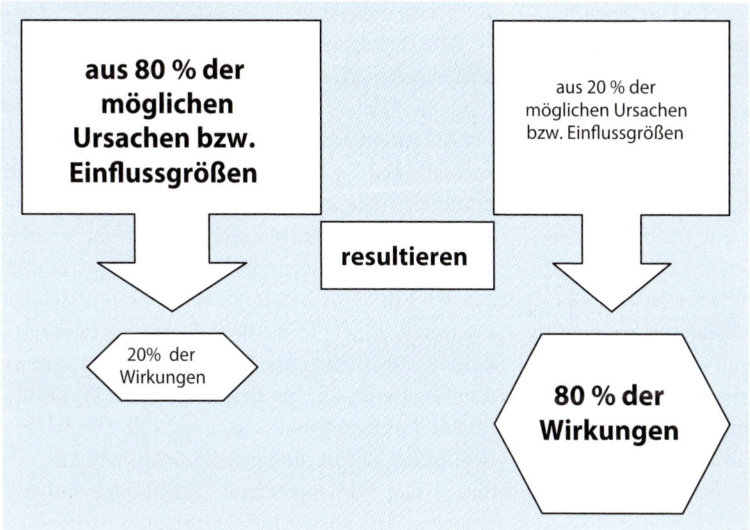

Abb. 4.2. Das Pareto-Prinzip.

Nicht 100% des Einsatzes entscheiden über 100% des Erfolgs, sondern in der Regel deutlich weniger.

Dieses Prinzip, benannt nach dem italienischen Nationalökonomen und Soziologen Vilfredo Pareto, drückt aus, dass die meisten Auswirkungen auf eine relativ kleine Zahl von Ursachen zurückzuführen sind. Er untersuchte um 1906 die Vermögensverteilung in Italien und fand heraus, dass rund vier Fünftel des Vermögens bei rund einem Fünftel der italienischen Familien konzentriert waren. Quantitativ dargestellt, resultieren 80% der Wirkungen aus 20% der möglichen Ursachen bzw. Einflussgrößen. Kleine Ursache, große Wirkung. Das Pareto-Prinzip oder die 80:20-Regel wurde zum Schlagwort und seitdem auf viele Branchen übertragen. Nicht 100% Ihrer Ideen werden den Erfolg bringen, sondern in der Regel deutlich weniger. Genau genommen nur 20%. Sich hierauf zu konzentrieren bringt Erleichterung und Erfolg. Das Pareto-Prinzip hilft Ihnen, Ihre Ressourcen sparsam einzusetzen und sich auf die wesentlichen Elemente für den angestrebten Nutzen zu konzentrieren.

Bislang haben wir uns nur mit der Frage beschäftigt, wie systematische Ideenfindung funktioniert. Denn Führung bedeutet, ständig neue Ideen zu entwickeln und umzusetzen. Nun ist es an der Zeit, einige Methoden kennen zu lernen, um kreativ zu sein und mit wenigen Techniken neue Lösungen zu finden. Kreativität bedeutet nichts weiter, als bekannte Dinge oder Ideen, die vorher nicht miteinander verknüpft waren, zu etwas Neuem zu verbinden. Welcher von sechs Köchen gewinnt einen Kochwettbewerb, bei dem alle mit denselben Zutaten an den Start gehen? Derjenige, der aus den Grundzutaten ein überlegenes Menü schafft. Besonders eindrucksvoll erkennen Sie diesen hohen Qualitätsanspruch in dem Film »Ratatouille«, dem Kinohighlight des amerikanischen Trickfilmstudios Pixar. Einem Trickfilm über eine französische Ratte, die gerne Chefkoch werden möchte.

Der Schriftsteller Arthur Koestler schreibt in seinem Buch »The Act of Creation« sinngemäß: »Kreative Originalität bedeutet nicht, dass man eine Reihe von Ideen aus dem Nichts kreiert oder ins Leben ruft, sondern entsteht eher aus einer Kombination von wohlbekannten Grundmustern – durch einen Prozess der wechselseitigen Befruchtung.«

Besprechungen planen und vorbereiten

Für einen reibungslosen und erfolgreichen Betriebsablauf sind Mitarbeiterbesprechungen unerlässlich. Ob Sie diese Zusammenkünfte der Mitarbeiter mit ihrem Vorgesetzten Arbeits- oder Dienstbesprechung, Meeting, Konferenz oder Teambesprechung nennen, ändert nichts am Sinn und Inhalt. Sie verändern nur das Etikett. Nur in einer Teamsitzung können Sie sich als Gruppe treffen und Informationen austauschen, Probleme lösen, Ideen erarbeiten und nicht zuletzt ein Gemeinschaftsgefühl entwickeln.

Immer wieder gilt es auch, komplexe Abläufe und Aufgaben sowie ganze Projekte zu planen und zum Erfolg zu führen. Schon während der Entwicklung eines Praxis-Konzepts sollten die Praxisassistentinnen in die Projektplanung einbezogen werden. Vor allem für den dauerhaften Praxiserfolg ist es sehr wichtig, dass auch die Vorstellungen, Vorschläge und Absichten der Mitarbeiter berücksichtigt werden. Konstruktive Besprechungen fördern immer den Arbeitsablauf, da sie als vertrauensbildende Maßnahme mit dazu beitragen, Schwachstellen zu identifizieren, Fehler als Veränderungsmöglichkeit zu begreifen und die eigene Arbeit kontinuierlich zu verbessern. Im Sinne des Qualitätsmanagements sind regelmäßig festgelegte Teambesprechungen Garant für Transparenz in allen Arbeitsbereichen. Dies kann als Grundlage professionellen Handelns verstanden werden, da die Reflexion der eigenen Arbeit den Teamgedanken fördert und schließlich auch nach außen dokumentiert.

Der Erfolg einer Teambesprechung liegt vor allem in der gründlichen Planung und Vorbereitung. In jedem Fall sollte auf eine professionelle Präsentation der Themen geachtet werden. Immer zu bedenken ist, dass Kommunikation nur dann erfolgreich sein kann, wenn die einzelnen Aspekte strukturiert vorgetragen werden und das Praxisteam in der Diskussion die Themen überprüft und aus den Erkenntnissen lernt. Wir führen in meiner Praxis regelmäßig monatliche Teambesprechungen durch, wobei am Ende der Besprechung jeweils festgelegt wird, wer die Besprechung im folgenden Monat moderiert und das Protokoll erstellt. Zu Beginn der Besprechung wird jeweils berichtet, ob die in den vorhergehenden Teambesprechungen verteilten Aufgaben erledigt wurden.

Tipp
Jede Besprechung braucht eine zielgerichtete Vorbereitung. Hierfür ist nicht nur der Praxisinhaber verantwortlich, sondern auch jeder Teilnehmer.

Ziele entwickeln im Praxis-Workshop

In der Arztpraxis dauerhaft Erfolg zu haben, setzt voraus, dass die Ziele bekannt sind. Wichtig ist aus diesem Grunde, dass zielorientiert gearbeitet wird. Deshalb sollten lang- und kurzfristige Ziele dargelegt und die Zielerreichung regelmäßig überprüft werden. Legen Sie deshalb bereits zu Beginn des Jahres zusammen mit Ihrem Praxisteam die Praxisziele für das kommende Jahr fest. Planen Sie konkrete Maßnahmen und die Verantwortlichkeiten, um diese Ziele zu erreichen. Ordnen Sie die Aufgaben nach Prioritäten und kontrollieren Sie in den Meetings, ob die vereinbarten Ziele auch tatsächlich erreicht wurden.

Mögliche Zielansätze sind beispielsweise die Steigerung des Umsatzes im privatärztlichen Bereich, die Senkung der Praxiskosten durch effektives Kostenmanagement oder der kontinuierliche Ausbau von attraktiven Praxisangeboten. Wichtig ist, dass Sie die Mitarbeiter der Arztpraxis in die Zielformulierung einbinden und die Zielerreichung auch einfordern. Besonders erfolgreich kann ein »Praxis-Workshop« gestaltet werden. Hierzu sollten Sie außerhalb der Praxisräume, z. B. Beispiel in einem Tagungshotel, einen kleineren Seminarraum anmieten. Während der Veranstaltung, die im Allgemeinen über 3–4 Stunden dauert, steht den Seminarteilnehmern Kaffee und Gebäck zur Verfügung. Durch Einsatz abwechselnder Kreativitätstechniken können dann in entspannter Atmosphäre die jeweiligen Ideen und Ziele erarbeitet und formuliert werden. Die Ergebnisse lassen sich in einer schriftlichen Zielvereinbarung für das laufende Jahr übertragen. Nach Abschluss des Workshops fördert das gemeinsame Mittagessen den Teamgedanken, der Rest des Tages wird frei gegeben. Ein solcher Workshop in entspannter Atmosphäre ist ein hervorragend geeignetes Mittel, um Ideen zu entwickeln und Schwachstellen und Stärken im Praxisbetrieb zu erkennen, Lösungen zu finden und Änderungen im Praxisablauf vorzubereiten.

Rahmenbedingungen für den erfolgreichen Workshop

- Flip-Chart
- Pinnwände und Pinnnadeln
- Moderatorenkoffer mit Präsentationszubehör
- Boardmarker in verschiedenen Farben und mit ausreichender Stiftdicke
- Overhead-Projektor
- Notebook und Beamer, Leinwand nicht vergessen
- Tafel oder Whiteboard
- Kaffee und Gebäck

Durch eine bestmöglich vorbereitete Moderation können Ihre Teamsitzungen und Workshops zielgerichtet gesteuert und gute Teamleistungen erzielt werden. Als Moderator haben Sie verschiedene Grundregeln für eine erfolgreiche Besprechung zu beachten. Die wichtigste ist, dass Sie sich mit wortreichen Beiträgen zurückhalten. Diese Zurückhaltung in der Gruppe wird belohnt. Denn sie ermöglicht es allen anderen, ihre Ideen einzubringen und sich gefordert zu fühlen. Wer fragt, der führt. Das gilt auch in Ihrer Arbeitsbesprechung. Vor allem Rückfragen fördern intensive Diskussionen.

Ein falsches Wort, eine ungewollte diskriminierende Formulierung und der Erfolg der gesamten Besprechung steht auf dem Spiel. Denn oft richten wir mit Worten versehentlich Schäden an, die hinterher nur sehr schwer wieder gutzumachen sind.

Anlassgebundene Mitarbeiterbesprechungen sind umso wichtiger, je größer die Zahl der Mitarbeiter ist, je komplexer die betrieblichen Aufgaben sind, je mehr Kompetenzen Sie auf die Praxisassistentinnen delegiert und damit deren Verantwortungsfreiräume ausgeweitet haben. Besprechungen sind unerlässlich, aber sie sind keine Stammtischrunden. Ohne präzise Vorbereitung werden sie enttäuschend enden.

Moderation bedeutet ausgleichende, mäßigende und harmonisierende Gesprächsleitung. Als Leiter des Workshops hat der Moderator die Aufgabe, die Kommunikation der Teilnehmer zu steuern, sie zu motivieren und die Sitzung thematisch und organisatorisch vorzubereiten. Durch Schaffung eines gemeinsamen Problembewusstseins und Förderung der Kreativität und des Engagements der Gruppe wird die Effizienz der Ergebnisse deutlich erhöht. Wichtig ist darüber hinaus, dass der Moderator die Umsetzung von Entscheidungen und Maßnahmen garantiert. Richtig eingesetzt sind Teambesprechungen ein unverzichtbares Führungsmittel, das eine Reihe von Chancen eröffnet. Sie helfen nicht nur die Erfahrungen, Kreativität und Urteilsfähigkeit aller Beteiligten zur Lösung von Problemen zu nutzen, sondern fördern auch die Motivation und Teamfähigkeit der Beteiligten. Völlig klar und eindeutig formulierte es Philip B. Crosby, amerikanischer Unternehmensberater und Schriftsteller: »Qualität beginnt beim Menschen, nicht bei den Dingen. Wer hier einen Wandel herbeiführen will, muss zuallererst auf die innere Einstellung aller Mitarbeiter abzielen«.

Benutzen Sie Kreativitätstechniken

Es steht außer Frage, dass einige Menschen kreativer sind als andere. Deshalb wird häufig argumentiert, dass großartige Ideen immer nur von besonders kreativen Charakteren stammen können. Die alles entscheidende Frage lautet daher: Wie können Sie erfolgreich kreative Arbeit leisten und wie lassen sich sinnvolle Ideen entdecken? Allzu oft blockieren wir uns selbst, weil wir glauben, wir müssten von vornherein wissen, womit wir anfangen und wie wir besonders erfolgreich sein können. Wenn wir dann feststellen, dass uns dies nicht gelingt, werden wir unsicher und versuchen entweder noch angestrengter ein Konzept zu entwickeln oder wir brechen resigniert ab. Zweifellos könnte man dieser Aufzählung noch weitere Punkte hinzufügen. Auf den ersten Blick scheint es, als sei für diesen Konflikt keine Lösung möglich. Denn viele sind gedanklich zu sehr mit dem Bisherigen verbunden. Auf den zweiten Blick gelingt es aber doch, die vielfältigen Möglichkeiten zu erkennen, um Gedanken zu ordnen, Informationen zu strukturieren und Probleme zu lösen. Denn bei genauem Hinsehen wird man feststellen, dass man durch den Einsatz einfacher Kreativitätstechniken schon sehr weit kommen kann. Finden Sie heraus, welche Methode Sie am meisten inspiriert. Manchmal eignet sich eine Technik besonders für ein bestimmtes Thema, beim nächsten Thema aber haben Sie mit einer anderen Technik mehr Erfolg. Kreativität kann man steuern und managen. Berücksichtigen Sie aber, dass Sie den Umgang mit kreativen Methoden erst üben müssen. Auch Kreativität will gelernt sein, aber der Aufwand lohnt sich.

Brainstorming

Das Brainstorming – der Gedanken-Sturm – ist sicherlich die bekannteste Kreativitätstechnik bzw. Ideenfindungsmethode. Im Prinzip ist sie eine Variante der freien Assoziation.

Die Technik wurde von Alex Osborn entwickelt und 1953 erstmals beschrieben. Der Begründer dieser Methodik, hatte sich in den 40er-Jahren des 20. Jahrhunderts mit Gruppentechniken beschäftigt und dabei festgestellt, dass Gruppensitzungen häufig von negativem Denken geprägt wurden, ermüdeten und alles andere als inspirierend waren. Er erinnerte sich an eine mehr als 400 Jahre alte indische Kreativitätstechnik – Prai-Barshana – aus der er das Brainstorming ableitete. Brainstorming basiert auf zwei wesentlichen Schritten. Im ersten Schritt, der so genannten kreativen Phase, wird das Praxisteam bei vorgegebener Fragestellung zur Äußerung spontaner Ideen, Gedanken oder Assoziationen angeregt. Die Teilnehmer sind aufgefordert, assoziativ und ungeordnet alle Ideen und Gedanken auszudrücken, die ihnen zur jeweiligen Thematik spontan einfallen. Hierbei kommt es in erster Linie auf eine möglichst große Anzahl von Lösungsvorschlägen an. Die Qualität dieser Vorschläge wird zunächst nicht betrachtet. Jegliche Kritik an einem geäußerten Vorschlag ist während der kreativen Phase untersagt.

! Keine Kommentare zu Ideen von anderen. Verschieben Sie jegliches Urteil, die Bewertung steht erst später an.

Die Ideen jedes einzelnen Teilnehmers werden auf Zuruf von einem Protokollanten aufgenommen und für alle sichtbar protokolliert (Flip-Chart) oder die Ideen werden auf Stichwortkärtchen (Brainwriting) notiert, die der Moderator nach einer vorher festgelegten Zeit einsammelt. In einem zweiten Schritt – der Bewertungsphase –werden die gesammelten Ideen dann strukturiert und bewertet. Hierzu werden die Stichwortkärtchen mit verwandten Inhalten zu Gruppen zusammengefasst und den entsprechenden Überschriften zugeordnet.

Das Thema, die Kernfrage, mit der sich die Gruppe beschäftigt, kann aber auch schon im Voraus auf einem Flip-Chart festgehalten werden. Im Verlauf des Brainstormings können dann die Stichwortkarten mit verwandten Inhalten zu Gruppen zusammengefasst und auf dem Flip-Chart angeheftet werden. Diesen Gruppen werden dann später auch geeignete Überschriften zugeordnet.

Gewinnbringendes Brainstorming

- Exakte Formulierung der Fragestellung.
- Absolutes Kritikverbot während der kreativen Phase.
- Vorschläge sind Anregungen und können weiterentwickelt werden.
- Jeder Teilnehmer hat die Aufgabe, möglichst viele Ideen schnell zu produzieren.
- Jeder Teilnehmer artikuliert spontan und unreflektiert seine Gedanken zum anstehenden Problem.
- Per Kartenabfrage werden alle Ideen gesammelt und nach vorgegebenen Kriterien strukturiert.
- Bei der abschließenden Bewertung bitten Sie die Gruppe, die Ideen zu bewerten:
  - 3 Punkte für herausragende Ideen,
  - 2 Punkte für Ideen, die Möglichkeiten bieten, bei denen aber etwas geändert werden muss,
  - 0 Punkte für Ideen, die die ursprünglichen Vorgaben nicht erfüllen.
- Die Punkte können durch Klebeetiketten vergeben werden, die sich in jedem Moderationskoffer finden.

Brainstorming hat sich vielfach bewährt und liefert bei wenig Zeitaufwand eine Vielzahl von Ideen. Es eignet sich als Ausgangsbasis für die Erarbeitung kreativer Problemlösungen und ist schnell erlernbar. Allerdings ergibt sich eine gewisse Einschränkung des Anwendungsbereichs aus der Tatsache, dass die Ad-hoc-Vorschläge der Gruppenmitglieder nicht immer zu einer erfolgreichen Lösung des Problems führen müssen. Brainstorming eignet sich also in erster Linie für die Anwendung bei relativ einfachen Problemen und ist ein wertvolles Werkzeug für die Erarbeitung von Lösungsansätzen.

Mind-Mapping

Bis 800 v. Chr. waren die griechischen Völker in ihre späteren Stammsitze eingewandert und hatten Griechenland und die ägäischen Inseln besiedelt. Der griechische Götterhimmel, das Panthenon, bestand aus einer verzweigten Sippschaft mit unübersehbaren Verwandtschaftsverhältnissen. Wahrscheinlich verehrten die Griechen zunächst nur Göttinnen. Erde und Mond gehörten zu den ersten Gottheiten, daneben gab es Metis, die Weisheit, und Mnemosyne, die Gedächtnis-Göttin. Die Verbindung von Gedächtniskunst und Kreativität liegt auf der Hand, wenn man bedenkt, dass Mnemosyne auch die Mutter der Musen ist.

Um Ihre während des Brainstormings erarbeiteten Ideen und Konzepte zu ordnen, empfehle ich Ihnen das Mind-Mapping, eine Arbeitsmethode, die in den 70er-Jahren von Tony Buzan auf der Grundlage von gehirnpsychologischen Hypothesen entwickelt wurde. Diese Technik basiert auf der Vorstellung, dass unsere beiden Gehirnhälften unterschiedliche Funktionen wahrnehmen. Unser Denken ist nicht linear, sondern besteht aus komplexen Prozessen, bei denen permanent neue Verknüpfungen, aber auch Gedankensprünge entstehen. Die Methode beruht auf der spontanen Aktivierung beider in ihren Aufgaben unterschiedlicher Gehirnhälften. Während die linke Hemisphäre in der Regel das rationale, analytische Denken steuert, entwickelt die rechte Hemisphäre vor allem ganzheitliches, bildhaftes und assoziatives Denken. Mit einer Mind-Map können Sie diese Prozesse koordinieren und einfach und strukturiert abbilden.

Mind-Mapping ist also vor allem eine Visualisierungstechnik, d. h. eine Möglichkeit, einen Sachverhalt sichtbar zu machen. Hierzu werden von einem zentralen Impuls ausgehend assoziativ viele weitere Ideen ausgebildet. Im Gegensatz zu klassisch linearen Aufzeichnungen gleicht das Ergebnis deshalb einer Karte. Eine Mind-Map (◘ Abb. 4.3) strahlt immer vom Zentrum, dem eigentlichen Thema aus, gruppiert um sich untergeordnete Mittelpunkte, die wiederum neue Verzweigungen eröffnen. Mit Hilfe von Pfeilen und anderen Symbolen werden Verbindungen geschaffen.

Nehmen Sie ein großes Blatt Papier zur Hand oder wählen Sie ein Flip-Chart. Beginnen Sie in der Mitte des Blattes mit Ihrem zentralen Thema. Vom Zentrum ausgehend werden strahlenförmig alle assoziativen Ideen aufgezeichnet. Zeichnen Sie von der Mitte ausgehend stärkere Äste, die sich in feinere Äste verzweigen. Die Schlüsselworte stehen jeweils auf einem Haupttast, Unterthemen zweigen dann von diesem ab. Nutzen Sie logische Schlüsselwörter, keine Sätze, die Ausgangspunkte für weitere Schlüsselbegriffe sind. So entstehen Gedankenketten auf verschiedenen Ebenen. Verbinden Sie die Schlüsselbegriffe und Themen mit Linien und stellen Sie Querverbindungen zwischen Ästen und Zweigen her. Nutzen Sie unterschiedlich dicke und farbige Linien. Farben bringen Strukturen. Zusammengehörende Ideen können mit Farben verbunden werden.

Wie in jeder Präsentation kann farbliche Gestaltung Zusammenhänge deutlicher werden lassen. Zuviel Farbe jedoch lenkt ab und verwirrt. Geben Sie jeder Farbe eine Bedeutung und behalten Sie diese konsequent bei. Verfolgen Sie zunächst nur einen Zweig, lagern Sie möglichst viele Einfälle an und verbinden Sie die einzelnen Ideen graphisch miteinander. Sobald der Impuls einer Idee erschöpft ist, beginnt die Entfaltung der Ideen an einer anderen Stelle, wiederum ausgehend vom Zentrum. Stellen Sie fest, dass einzelne Themen mehrere Unterthemen haben, dann verästeln Sie Ihr Bild weiter. Ein Vorteil von Mind-Mapping ist, dass es keine Notwendigkeit gibt eine Ebene fertig zu stellen bevor Sie mit der nächsten beginnen. Ergänzen Sie, was Ihnen in den Sinn kommt. Sie haben nur zwei Beschränkungen, den Platz und die Übersichtlichkeit. Wie viele Ebenen notwendig sind, ergibt sich aus der Aufgabenstellung.

Tipp

Die Zuordnung der Ideen folgt keiner logischen Ordnung, sondern ergibt sich intuitiv und wird zunächst auch nicht verändert. Es kommt vor allem darauf an, dass sich die Ideen möglichst unzensiert entfalten.

Die mehrdimensionale Darstellung des Mind-Mapping hat mehrere Vorteile: Komplexe Aufga-

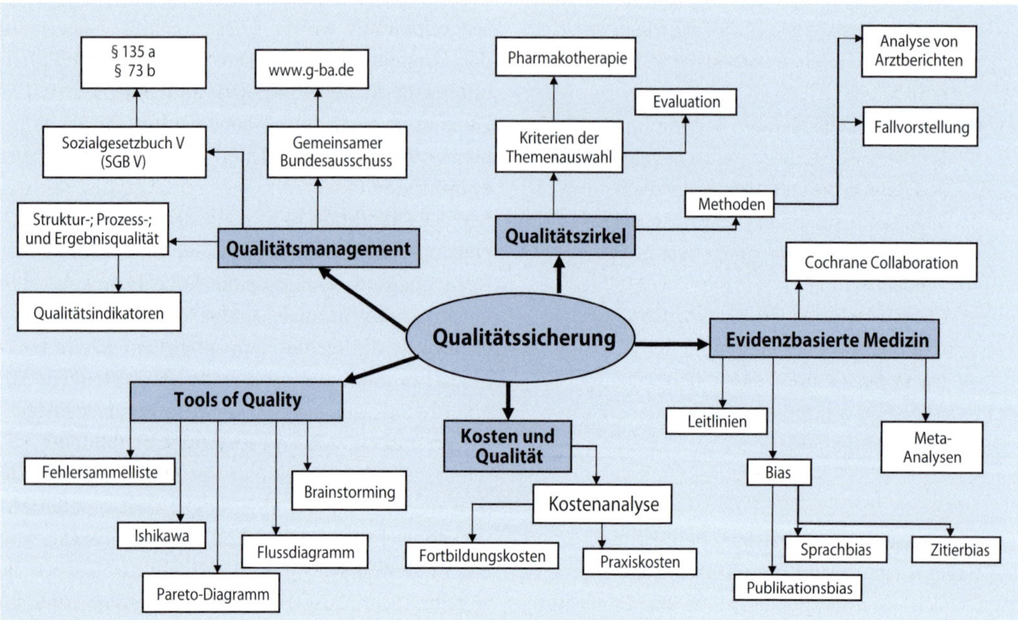

Abb. 4.3. Mind-Mapping.

ben und Ideen werden in übersichtliche Einzelteile zerlegt. Unwichtiges kann von Wichtigem, durch die Dicke der Pfeile kenntlich gemacht, sofort unterschieden werden. Zusammenhänge werden erkennbar. Es bietet Ihnen eine gute Orientierung und ermöglicht das rasche Einfügen von hinzukommenden Informationen. Allerdings müssen Sie sich von vornherein klar machen, dass vieles von dem, was Sie spontan aufschreiben, später vielleicht keine Verwendung findet. Es kommt deshalb nicht darauf an möglichst viele brauchbare Ideen zu entwickeln, sondern darauf Ihre Gedanken ungehindert zu entfalten.

So funktioniert Mind-Mapping

- Verschaffen Sie sich über ein neues Thema einen ersten Überblick. Was ist dazu bekannt, was interessiert Sie? Formulieren Sie das Problem zunächst ausführlich, das hilft Ihnen sich zu orientieren.
- Sammeln Sie Ideen und nutzen Sie Mind-Mapping zur Visualisierung. Strukturieren Sie Ungeordnetes, Gedanken, Probleme, Ideen und Argumente.
- Das Mind-Mapping dient als Unterstützung des Brainstormings: Die Informationen werden zunächst ohne Wertung sortiert.
- Eine Mind-Map zu erstellen dauert je nach Komplexität 20–30 min.
- Vorteil ist, dass Sie alle wichtigen Informationen auf einen Blick erfassen und leichter Schlüsse ziehen können.
- Steigern Sie mit Mind-Maps Ihre Kreativität und die Effizienz bei der Ideenfindung.
- Mind-Maps sind eine unschätzbare Hilfe, um aus dem Gedächtnis oder aus unterschiedlichen Quellen Informationen zusammenzustellen und zu strukturieren.

Der große Vorteil einer Mind-Map:

- Sie kann stets erweitert werden, der kreative Prozess kann unterbrochen und zu einem späteren Zeitpunkt weitergeführt werden.
- Auch das Einfügen von Querverbindungen zwischen den Ästen kann anschließend noch erfolgen.

Das wohl bekannteste Beispiel für Mind-Mapping dürfte das Erlebnis des Dichters Simonides sein, der als Erfinder der Mnemotechnik gilt. Die Götter Castor und Polux führten durch den Einsturz einer Decke den Tod aller Gäste herbei, verschonten jedoch Simonides. Dieser konnte die entstellten Toten identifizieren, da er den genauen Platz der Gäste an der Festtafel erinnern konnte. Die Grundlage der Mnemotechnik beruht auf visuellen Assoziationen. Dabei werden die Inhalte, Fakten oder Gegenständen gedanklich mit vertrauten Orten verknüpft. Das Abschreiten der Orte ruft dann die dort abgelegten Gedächtnisbilder hervor. Mind-Mapping setzt eine Stufe früher an. Es soll helfen, Gedanken zu erkennen und zu strukturieren.

Morphologischer Kasten

Dem Hubble-Weltraumteleskop verdanken wir die Entdeckung der jüngsten Galaxie im Universum. Zwicky 8 wurde nach dem Schweizer Astronomen Fritz Zwicky (1898–1974) benannt, der in den 30er Jahren zahlreiche Galaxien katalogisierte. Der Professor für theoretische Physik und Astrophysik am California Institute of Technology in Pasadena war ab 1948 auch am Mount-Wilson-Observatorium und dem Mount-Palomar-Observatorium tätig.

Zwicky beschäftigte sich vor allem mit extragalaktischen Sternensystemen und Supernovae-Explosionen, von denen er auch zahlreiche in den benachbarten Galaxien entdeckte. Bereits 1933 stellte er zusammen mit Walter Baade die Hypothese auf, dass Neutronensterne als Folge von Supernovae entstehen und sagte damit die Existenz von Neutronensternen voraus. Zwicky brachte die Art von Gedanken hervor, die man braucht, um so weit wie möglich die Wahrheit herauszufinden. Er hat nicht nur systematisch bestätigende Beweise für seine Hypothesen gesucht, die seine Ideen bekräftigen, sondern auch jene, die mögliche Argumente widerlegen. Hintergrund seiner Überlegungen war, dass jedes Problem Bestandteil eines systematischen Ganzen ist, eines Beziehungsgeflechts.

Um sich einer Problemlösung anzunähern ist es daher sinnvoll, das betreffende System genau zu analysieren und möglichst vollständig zu erfassen. Hierzu hat Zwicky mit Bezug auf Goethe (der

Begriff Morphologie wurde von Johann Wolfgang von Goethe geprägt) die Morphologie-Lehre von den Gestalten, Formen und Organisationsprinzipien entwickelt und systematisch angewandt. Sie ist geeignet, komplexe Probleme durch logische und systematische Verknüpfung von Problemelementen zu lösen.

Zwicky hat die Morphologie systematisch angewandt und in zahlreichen Vorträgen und Publikationen darüber berichtet. Sie ist eine kreative analytische Methode, um komplexe Problembereiche vollständig zu erfassen und alle möglichen Lösungen vorurteilslos zu beurteilen. Mit dem »Morphologischen Kasten«, auch als »Zwicky-Box« bezeichnet, können Sie diesen Prozess einfach und strukturiert abbilden.

Tipp

Der Morphologische Kasten ist ein nützliches Instrument, um die Ergebnisse des Brainstormings zu strukturieren.

Ständig treffen wir Entscheidungen. Manche fallen uns leicht, andere sind schon schwieriger. Halten Sie sich vor Augen, dass große Entscheidungen und Entdeckungen sich häufig aus vielen kleinen Hinweisen entwickeln. Nicht immer sind unerwartete, neue, einfallsreiche und ungewöhnliche Ideen zur Lösung eines Problems notwendig. Vielmehr geht es im ärztlichen Arbeitsalltag häufig um die Optimierung von bereits Vorhandenem. Durch systematische Analyse und Neukombination von einzelnen Elementen lässt sich die Problemsituation so verändern, dass neue Lösungsansätze entstehen. Der Morphologische Kasten beruht auf der systematischen Zerlegung und Neukombination von Gestaltungselementen. Zunächst wird das Ausgangsproblem in seine wichtigsten Parameter zergliedert, diese werden in der Vorspalte einer Matrix angeordnet. Danach werden zeilenweise alle denkbaren alternativen Ausprägungen des jeweiligen Parameters eingetragen. Innovative Lösungen können am Ende einfach durch Neukombination von Parameterausprägungen bestimmt und graphisch durch eine Linienverbindung dargestellt werden. Der Hauptvorteil der morphologischen Methode ist die Analyse komplexer Probleme.

Die Richtung, in die Ihre Ideensammlung geht, ist abhängig davon, welche Frage Sie wie stellen, welches Fragewort Sie nutzen und welche Einzelheiten Sie darin nennen. Ziele sind die Motoren jeglichen Handelns, sie sind die Motivatoren, die den Leistungsgrad unserer Aktivitäten bestimmen. Je realistischer, klarer und eindeutiger sie formuliert sind, desto größer ist die Wahrscheinlichkeit, sie zu erreichen. Gerade in der Gruppenarbeit ist es wichtig, dass alle Teilnehmer dasselbe Ziel vor Augen haben, damit sie gemeinsam in diese Richtung arbeiten.

Tipp

- Wer neue Ideen entwickeln will, braucht kreative Freiräume.
- Führen Sie die Kreativsitzung deshalb nicht in Ihren Praxisräumen durch.
- Klinken Sie sich für die Dauer der Ideenfindung aus dem Alltag aus.
- Das erleichtert es, die gewohnten Bahnen und Denkschemata zu verlassen.

Wir sind nun vollständig gewappnet, um den praktischen Einstieg in die Morphologische Technik in Angriff nehmen zu können. Ich hoffe, die vorherigen Ausführungen haben Sie auf das neugierig gemacht, was Sie nun erwartet.

Wichtig für den Erfolg ist der Moderator. Er fungiert als Schiedsrichter und achtet auf die Einhaltung der Regeln. Um eine Aufgabe zu lösen, muss man sie zuvor klar definieren und eingrenzen. Nur so können alle an einem Strang ziehen. Nehmen Sie sich deshalb ausreichend Zeit, die Methode Morphologischer Kasten zu erläutern und das Problem, um das es Ihnen geht, in aller Ruhe zu besprechen. Wir werden nun an einem konkreten Beispiel einen Morphologischen Kasten entwickeln (Tab. 4.1). Bevor Sie beginnen müssen Sie allerdings festlegen, was das zu bearbeitende Thema sein soll. In unserem Beispiel wollen wir Ideen entwickeln, die den modernen Mann betreffen, d. h. aktives Leben bis ins hohe Alter. Wesentliche Aspekte sind die Patientenzufriedenheit und die Patientenbetreuung durch das Praxisteam, exzellenter Service, individuelle Ansprache, Qualität und Sicherheit. Aufgabe ist, die Patienten vom Sinn der individuellen Prävention und Eigenverantwortung zu überzeugen und ein persönliches Präventionsprogramm für ein gesundes Leben zu entwickeln. Als ersten Einstieg in den Präventions-

Tab. 4.1. Morphologischer Kasten. Eigenverantwortung und Prävention

Modul I	Modul II				
Technik	EKG, Ergometrie	Sonographie (Prostata)	Lungenfunktion (Spirometrie)	24-h-Blutdruck	Bioimpedanz-Analyse
Labor	Mineralstoffe	Fettstoffwechsel	Thrombosewerte	Hormonstatus	Tumormarker
Lifestyle	Nahrungs-ergänzung	Stressmanage-ment	Bewegungs-/Sportberatung	Schlafhygiene	Raucher-entwöhnung
Check	Premium-Check	Fitness-Check	Osteoporose-Check	Check zur Krebs-vorsorge	Herz-Kreislauf-Check
Individuali-sierung	Recall-Service	Newsletter	Beratung Anti-Aging	Beratung Natur-heilkunde	Akupunktur

Ergebnis: Jedem männlichen Patienten ab dem 42. Lebensjahr werden die durch die Linie verbundenen präventiven Maßnahmen zur Gesunderhaltung empfohlen.

gedanken soll dem Patienten ein entsprechendes Angebot unterbreitet werden, dass das Augenmerk auf den Nutzen für den Patienten legt. Dieser Nutzen muss als klarer Vorteil für den Patienten ersichtlich und entsprechend formuliert sein. Die Diskussion mit dem Team muss so gestaltet sein, dass Sie anspornen, indem Sie die Mitarbeiter für Ideen begeistern, die Richtung angeben, Sinn vermitteln und das Praxisteam auf Resultate hin bewegen. Hierzu ist natürlich unumgänglich, dass Sie effizient kommunizieren und klare Botschaften vermitteln. Ziel ist, dass die Mitarbeiterinnen der Praxis sich aus eigenem Antrieb engagieren und nicht, weil man es ihnen aufdrängt. Zur Disziplin der gemeinsamen Visionen gehört es, Zukunftsbilder zu entwerfen, die Engagement und Teilnahme fördern.

Wir werden nun die einzelnen Schritte besprechen, um einen Morphologischen Kasten zu entwickeln. Das nachfolgende Schema können Sie als Checkliste nutzen, an der sich das Praxisteam orientieren kann.

- Als Erstes beschreiben und diskutieren Sie kurz Ihre Ausgangssituation. Bestimmen Sie die Aspekte, in die sich Ihre Fragen aufschlüsseln lassen. Am einfachsten gestaltet sich das Sammeln dieser Informationen in Form des Brainstormings.
- Halten Sie die Informationen direkt und für alle sichtbar auf einem Flip-Chart fest.
- Nachdem Sie die Gedanken gesammelt haben, stehen diese zunächst unsortiert nebeneinander. Deshalb ist Ihr nächster Schritt, die Begriffe und Gedanken nach vorgegebenen Kriterien zu ordnen und zu bewerten. Diskutieren Sie mit den Teilnehmern, welche Punkte die Basis für Modul 1 sein sollen.
- Diese Punkte ergeben untereinander notiert die linke Spalte des Morphologischen Kastens.
- Als nächstes geht es darum, den Morphologischen Kasten aufzufüllen. Sie entwickeln nun die Parameter des Moduls 2 und tragen diese Punkte in die Tabelle zeilenweise rechts ein.
- Suchen Sie nach Lösungsmöglichkeiten für jeden angegebenen Punkt von Modul 1. Hier können Sie ebenfalls die Ergebnisse Ihrer Brainstorming-Sitzung nutzen.
- Auf diese Weise entsteht eine übersichtliche Matrix mit den Vorgaben und möglichen Variablen.

Sie haben mit diesem Morphologischen Kasten einen effizienten Ideenbaukasten entwickelt. Die Lösung für Ihre Fragestellung ergibt sich, wenn Sie mögliche Kombinationen festlegen und die ausgewählten Kriterien in der Matrix verbinden. Beschreiben Sie die attraktiven Lösungen ausführlicher, um zu erkennen, welche Effekte diese Lösung haben könnte. Kombinieren Sie die Lösungen aber auch zu alternativen Lösungsmöglichkeiten und

Arbeitsvorlage – Morphologischer Kasten

Aufgabenstellung:

___

___

___

Morphologischer Kasten Thema:					
Modul I	Modul II				
Ergebnis:					

Abb. 4.4. Arbeitsvorlage Morphologischer Kasten.

Konzepten. Wählen Sie als Ergebnis Ihrer Arbeit die Erfolg versprechenden Konzepte aus, um sie weiter zu verfolgen und in Ihrer Praxis umzusetzen.

Auf Grund der großen Bedeutung, sollte dieser Trend – gesund, selbständig und mobil auch im Alter – Ausgangspunkt für Ihre strategischen Überlegungen sein. Beispielsweise wenn es darum geht, Ihr Unternehmen Arztpraxis neu auszurichten und weitere Leistungen zu erschließen. Besonders in Marktnischen hat es sich bewährt, nicht das ganze Umfeld zu analysieren, sondern einzelne Parameter herauszugreifen und diese in der Morphologischen Matrix darzustellen. Mit dem Formular in (Abb. 4.4) können Sie sofort damit beginnen.

4.2 Menschen statt Mitarbeiter

Es wird kaum einen Kollegen geben, der bestreiten würde, dass Menschen das Wichtigste einer Arztpraxis sind. Und so banal es auch klingen mag und so alt die Einsicht ist, sie muss offenbar immer wieder neu ins Bewusstsein gerufen werden: Was den Menschen antreibt. sind nicht Fakten und Daten, sondern Gefühle, Vertrauen, tiefgehende

Beziehungen und Freundschaften. Wer wollte es bezweifeln? Emotionen spielen auch bei der täglichen Arbeit eine wesentliche Rolle.

Ein gutes Praxisteam, in das jedes Mitglied seine Stärken einbringt, ist ein unschätzbarer Gewinn für jede Arztpraxis. Das Führen von Teams erfordert vom Praxisinhaber besondere Kenntnisse und ein gewisses Maß an Fingerspitzengefühl. Das Fundament dieser besonderen Fähigkeiten ist die emotionale Intelligenz. Der Begriff wurde erstmals in den 80er-Jahren des letzten Jahrhunderts von den Amerikanischen Psychologen John D. Mayer und Peter Salovey geprägt. Daniel Goleman, ehemaliger Harvard-Professor und Psychologe, baute später auf deren Arbeiten auf und veröffentlichte Mitte der 90er-Jahre den Bestseller mit dem Titel »Emotionale Intelligenz«.

Der Begriff steht für die Fähigkeit, eigene wie fremde Gefühle wahrzunehmen und zu verstehen. Emotionale Intelligenz bezieht sich demnach nicht auf sachliche Fragen und Aufgaben, sondern umfasst den Menschen, und zwar sowohl im Umgang mit sich selbst als auch mit anderen Menschen. Da sowohl der Arzt im Krankenhaus als auch in der eigenen Praxis immer einem Team vorsteht, ist er auch für die Leistungen seiner Mitarbeiter verantwortlich. Daraus ergibt sich seine Führungsrolle. Führung wirkt auf Menschen und betrifft Menschen. Als Praxisinhaber müssen Sie Ihre Mitarbeiterinnen motivieren und ermutigen und ihre persönlichen Wünsche und Nöte mit den Zielsetzungen der Praxis in Einklang bringen. Individuelle Führung erlaubt es den Mitarbeiterinnen, sich zu »zeigen«, sie baut auf Stärken und dem Wissen, dass das Individuelle die größte Hoffnung für den Erfolg ist. Sie sollten immer wieder versuchen, Mitarbeiter anzuregen, zu inspirieren und sie in die Lage versetzen, neue Möglichkeiten zu entdecken und umzusetzen. Menschen entwickeln sich mit und an ihren Aufgaben. Die Nutzung dieses Potenzials ist unbestritten ein wichtiger Schlüssel auf dem Weg zum Erfolg.

4.2.1 Exzellenz in der Teamarbeit

Ein gutes Team, in das jedes Mitglied seine Stärken einbringt, ist ein unschätzbares Kapital für jede Arztpraxis. Bedenken Sie, Zukunft spielt sich in den Köpfen ab. Ihre erste und vornehmliche Aufgabe als Praxisinhaber und Führungskraft ist es daher, Vision, Werte, Leitbild und die Praxisstrategie glaubhaft zu kommunizieren, indem Sie konkrete Auswirkungen von Entscheidungen beschreiben und Ihre Unterstützung permanent vorbildhaft unter Beweis zu stellen. Dabei erfordert die erfolgreiche Umsetzung von Strategien nicht nur die Schaffung der notwendigen organisatorischen, technischen – beispielsweise eine moderne Praxiscomputeranlage – und personellen Rahmenbedingungen, sondern auch die Anwendung der Methoden und Instrumente des Qualitätsmanagements und die Beachtung von grundlegenden Kommunikationsregeln.

Um die Praxisstruktur und Kultur auf Qualität auszurichten, ist erste und wichtigste Voraussetzung die Glaubwürdigkeit, mit der Sie Ihre neuen Botschaften vermitteln. Diese Ausrichtung auf Qualität erfolgt zunächst mit Hilfe der Vision des Unternehmens, die von einer überzeugenden Geisteshaltung gestützt wird. Zur Realisierung der Vision und damit auch der Unternehmenspolitik bedarf es einer entsprechenden Unternehmenskultur, die diese in gemeinsamen Werten bezüglich der Patienten und Mitarbeiter reflektiert und sich im Teamgedanken ausdrückt und in aufrechter Teamarbeit darstellt. Eine Vision bezieht sich auf die Zukunft. Sie drückt kurz und prägnant die Vorstellung aus, wie die Arztpraxis in einer erfolgreichen Zukunft aussehen soll. Sie müssen gewissermaßen vorgreifen und wissen was der Patient von Morgen erwartet.

Eine der großen Herausforderungen für Sie besteht demnach darin zu fragen, wie Ihre Patienten die Arztpraxis in einigen Jahren sehen werden und wie Sie Ihre Mitarbeiter mit Ihrer Vision emotional berühren können. Die Grundwerte und Überzeugungen stellen die Unternehmenskultur dar und finden Ausdruck in der Art des Umgangs miteinander und mit den Patienten. Haben Sie konkrete Maßnahmen zum Erreichen der Vision entwickelt, müssen diese nun in mögliche Handlungen münden, die vom Praxisteam umgesetzt werden können. Das Leitbild lenkt die Aufmerksamkeit aller Praxismitarbeiter auf ein konkretes Ziel, die Praxisstrategie gibt Antworten auf die Fragen, was das Unternehmen Arztpraxis langfristig erreichen möchte und wie es das Ziel erreichen wird. Ziele informieren und motivieren.

Tipp
Als Praxisinhaber müssen Sie für Ihre Mitarbeiterinnen ansprechbar sein, ihnen zuhören und mit ihnen kommunizieren.

4.2.2 Kommunikation

Kommunikation ist keine moderne Gepflogenheit, sondern so alltäglich, dass wir meist nicht lange darüber nachdenken, zumindest solange nicht, wie sie im Alltag problemlos funktioniert. Wir verstehen unter Kommunikation häufig nichts weiter als das Führen eines Gesprächs von Person zu Person. Kommunikation bedeutet aber weit mehr als reden. Um den Ablauf von Kommunikation zu beschreiben, wird oft das Sender-Empfänger-Modell herangezogen. Auf der einen Seite vermittelt ein Mensch – der Sender – eine Nachricht oder Information, auf der anderen Seite steht die Person, der diese Nachricht oder Information vermittelt werden soll – der Empfänger.

Kommunikation verlangt aber mehr als diese pure Signalkodierung des Senders und Dekodierung durch den Empfänger. Sie verlangt feinfühliges Hören »zwischen den Zeilen«. Die Komplexität von Kommunikation entsteht nicht nur durch die unterschiedlichen individuellen Bedingungen innerhalb derer sie stattfindet, sondern auch dadurch, dass sie auf mehreren Ebenen erfolgt. Neben den zu vermittelnden Inhalten spielt im Besonderen das »Wie« eine entscheidende Rolle. Jeder Pantomime zeigt uns eindrucksvoll, dass Mimik und Körperhaltung eines Menschen ausreichen, um ohne Worte auszudrücken, was in ihm vorgeht. Freude, Überraschung, Wut und Furcht spiegeln sich im Gesichtsausdruck und der Körperhaltung wieder. Kommunikation ist demzufolge wesentlich mehr als ein persönliches Gespräch.

Die Bezeichnung Kommunikation geht auf das lateinische communicare zurück, was neben »mitteilen« auch so viel bedeutet wie »teilhaben« oder »gemeinsam machen«. Hier wird schon der Anspruch ersichtlich, dass Kommunikation nicht nur über Worte funktioniert. Auch ein Blick in die Etymologie – der Wissenschaft von der Herkunft, Geschichte und Grundbedeutung der Wörter – bestätigt diese Auffassung.

Nachrichten und Gespräche

Eine Nachricht ist ein Ganzes, das sich zusammensetzt aus einem verbalen Teil (aus dem, was gesagt wird), einem stimmlichen intonierten Teil (dem Tonfall, in dem was gesagt wird) und einem visuellen Teil (dem, was man am Verhalten und Aussehen des Sprechers ablesen kann). Der Kommunikationsspezialist Albert Mehrabian fand heraus, dass nur etwa 7% der emotionalen Bedeutung einer Botschaft durch die Sprache – die verbale Komponente – vermittelt werden. Viel wichtiger ist da schon die Art, in der etwas gesagt wird. Die Tonhöhe, Sprachmelodie und Betonung schlägt mit etwa 38% zu Buche. Entscheidend aber für den Empfänger ist der visuelle Teil der Nachricht. Dies bedeutet, dass Botschaften den Empfänger zu etwa 55% durch nonverbales Verhalten wie Mimik, Gestik, Körperhaltung, äußere Erscheinung und Gesichtsausdruck beeinflussen. Nonverbale Kommunikationsmittel sind häufig schwerer zu deuten als verbale. Sie drücken vor allem Gefühle, Sympathien und persönliche Einstellungen aus. Erst dieser nonverbale Kommunikationsanteil geben dem Gesagten eine Färbung und Hinweise darauf, wie das Gesagte interpretiert und verstanden werden soll.

Wir haben bereits gute Fortschritte gemacht bei dem Versuch zu klären, welche grundlegenden Kommunikationsregeln bestehen und wie sich ein jeder von uns im Allgemeinen kommunikativ verhält. Das ist ja alles hochinteressant, werden Sie jetzt vielleicht denken (jedenfalls hoffe ich das), aber wie passt es in unser Gesamtbild? Nun, in kaum einer Branche spielt die Kommunikation eine derart große Rolle wie bei uns Ärzten, denn die Arzt-Patienten-Beziehung vollzieht sich zunächst als sprechende Medizin. Das ist ein günstiger Augenblick die Frage zu klären, was ein Gespräch ist. Ein Gespräch entwickelt sich immer auf zwei Ebenen, der Sachebene und der Beziehungsebene. Die Sachebene vertritt die Beziehung der Gesprächspartner zum Gegenstand, die Beziehungsebene repräsentiert die Beziehung der Partner untereinander. Sie ist die emotionale und soziale Ebene, auf der das Gespräch abläuft und hängt damit sehr stark ab von der Wirkung, die die Gesprächspartner aufeinander haben.

Vier Ebenen einer Botschaft

Im kalifornischen Palo Alto leitete der Kybernetiker und Ökologe Gregory Bateson ab 1954 ein Projekt über die Kommunikation schizophrener Patienten. Hieran knüpfte der österreichische Psychotherapeut Paul Watzlawick gemeinsam mit zwei Kollegen an. Sie formulierten mehrere, allerdings theoretisch nicht weiter fundierte Axiome der Kommunikation, die sich insbesondere bei Laien und Kommunikationstrainern großer Popularität erfreuen. »Man kann nicht nicht kommunizieren.« Diese Aussage von Watzlawick weist auf die Allgegenwart und Alltäglichkeit von Kommunikation hin. Wenn man ein Gespräch genauer betrachtet, enthält es nicht nur eine, sondern eine Vielfalt verschiedener Botschaften. Auf allen 4 Seiten einer Nachricht können nun Missverständnisse auftreten, weil (Teil-)Botschaften nicht gehört, falsch verstanden oder nicht akzeptiert werden.

Einen umfassenden und grundlegenden Einblick in Sender- und Empfänger-Gewohnheiten gibt der Psychologe und Kommunikationstrainer Friedemann Schulz von Thun in seinem Buch »Miteinander Reden«. Wie bei Watzlawick setzen sich auch bei Schulz von Thun die verschiedenen Aspekte einer Kommunikation sowohl aus verbalen als auch aus nonverbalen Zeichen zusammen. Wer erfolgreich kommunizieren möchte, muss die 4 Botschaften, die jede Mitteilung enthält, immer im Blick haben (◘ Tab. 4.2).

Unabhängig davon wie der Sender kommuniziert, ob er etwas sagt oder ob er nichts sagt, stecken diese 4 Elemente einer Nachricht in jeder Botschaft. Je nach Person, sozialem Verhältnis der an der Kommunikation Beteiligten, Vorgeschichte, Textzusammenhang, aber auch Tonfall, Lautstärke, Betonung und Sprachmelodie kann ein und derselbe Satz unterschiedliche Bedeutung haben. In der zwischenmenschlichen Kommunikation gibt es darum nicht einfach nur eine simple Nachricht, sondern eine vielschichtige Botschaft.

Ausgehend von der Sprachtheorie Karl Bühlers, der 1934 bereits zwischen Darstellungs-, Ausdrucks- und Appellfunktion von Sprache unterschieden hat, entwickelte Friedemann Schulz von Thun die Metapher von den »4 Ohren«, die bei der interpersonalen Kommunikation eine weitere wesentliche Rolle spielt.

Eine erhaltene Botschaft entschlüsseln

Betrachtet man den Vorgang der Kommunikation aus der Sicht des Empfängers, so kann man feststellen, dass er, entsprechend den 4 Elementen einer Nachricht, gewissermaßen über »4 Ohren« verfügt (◘ Tab. 4.3).

Der Sender kann zwar über weitere Sätze, stilistische Feinheiten und die Sprechweise versuchen, den Empfänger der Nachricht zu beeinflus-

◘ **Tab. 4.2.** Das Kommunikationsmodell: Die 4 Seiten einer Nachricht

Sachinformation	Zunächst enthält jede Nachricht eine Sachinformation. Das, worüber der Sender einer Nachricht informiert.
Selbstoffenbarung	Jede Nachricht enthält auch Botschaften über die aktuelle Befindlichkeit des Senders. Dies beinhaltet sowohl eine gewollte Selbstdarstellung als auch ein Stück unbeabsichtigte Selbstenthüllung.
Beziehungsebene	Hier finden sich Informationen über Einstellungen zum Gegenüber. Diese Ebene ist für den Empfänger von hoher Bedeutung, da sie vermittelt wie der Sender zum Empfänger steht und was er von ihm hält. Die gewählte Ausdrucksweise, der Tonfall, Gesten und Mimik spielen hier die entscheidende Rolle und geben dem Empfänger wichtige Hinweise
Appellebene	Nahezu jede Nachricht hat die Funktion den Empfänger zu irgendetwas zu veranlassen. Dieser Versuch der Einflussnahme kann mehr oder weniger offen oder auch versteckt sein.

Schulz von Thun hat die Botschaften des Senders in 4 Kategorien gegliedert, die jeweils eine andere Betrachtungsweise der Nachricht beschreiben.

Tab. 4.3. Das Kommunikationsmodell: Botschaften entschlüsseln

Sachohr	Der Empfänger versucht mit dem Sachohr, den Sachverhalt inhaltlich richtig zu verstehen.
Selbstoffenbarungsohr	Der Empfänger nimmt besonders das wahr, was die Nachricht über den Sender aussagt.
Beziehungsohr	Hier nimmt der Empfänger auf, wie der Sender zu ihm steht und was er von ihm zu halten scheint.
Appellohr	Mit dem Appellohr hört der Empfänger der Nachricht die an ihn gerichtete Aufforderung heraus.

Grundsätzlich ist es die Aufgabe des Empfängers zu versuchen, eine erhaltene Botschaft auf allen Ebenen richtig zu entschlüsseln.

sen, dennoch liegt es vorrangig am Empfänger, wie er die Botschaft verstehen möchte. Die gesendete Nachricht und das, was verstanden wurde, können sich deshalb erheblich voneinander unterscheiden. Dies liegt oft daran, dass der Empfänger nicht alle Ebenen der Nachricht im Sinne des Senders wahrgenommen oder anders gewichtet hat. Das ist eine der häufigsten Kommunikationsprobleme: Es kann passieren, dass der Empfänger auf einen Aspekt der Nachricht reagiert, auf die der Sender den Schwerpunkt nicht gelegt hatte. Somit wird die für den Sender wichtigste Botschaft überhört. Die Reaktion des Empfängers der Botschaft und die Absicht des Senders sind unterschiedlich.

! Die gesendete und die empfangene Nachricht müssen trotz gleichen Sachinhalts nicht identisch sein.

Dass die Kommunikation zwischen Sender und Empfänger sehr viel häufiger gestört ist, als man annehmen mag, liegt oft daran, dass Nachrichten fehlerhaft interpretiert werden. Die Gründe hierfür sind vielfältig:

- Ihr Gegenüber konzentriert sich nicht auf den Inhalt des Gesprächs.
- Der Empfänger der Nachricht überlegt, was er selbst sagen möchte und hört dem Sender deshalb nicht richtig zu.
- Gleiche Sachverhalte oder Worte haben für Sender und Empfänger unterschiedliche Bedeutung.
- Der Empfänger hört nur das, was er hören möchte.
- Der Sender sagt nicht genau das, was er tatsächlich meint.
- Der Sender verschweigt wichtige Informationen oder schweift vom eigentlichen Thema ab.

Zwischenmenschliche Kommunikation wird von unzähligen Faktoren bestimmt, die eine Verständigung ungeheuer erschweren können. Denn jede Information enthält weit mehr als nur einen sachlichen Nutzen, auch wenn wir durchweg dazu neigen, diesen als deren einzigen Inhalt anzusehen. »Aber hier, wie überhaupt, kommt es anders, als man glaubt«. Dieses Zitat stammt aus dem ersten Kapitel von Wilhelm Buschs Bildergeschichte »Plisch und Plum« (1882), in dem zwei junge Hunde ertränkt werden sollen, die aber von zwei Knaben heimlich gerettet werden. Es fasst in ironischem Ton die Lebenserfahrung in Worte, dass häufig etwas einen ganz anderen Verlauf nimmt, als man es erwünscht oder erhofft. Dieses Beispiel lässt sich vortrefflich auch auf die Kommunikation anwenden. Je nach Personen, sozialem Verhältnis der, an der Kommunikation Beteiligten, Vorgeschichte, Textzusammenhang, aber auch Tonfall, Lautstärke, Betonung, Sprachmelodie usw. kann ein und derselbe Satz unterschiedliche Bedeutung haben. Am Ende ist gar nicht so wichtig, was Sie meinen oder sagen – wichtig ist einzig, was der Empfänger der Botschaft versteht und welches Interesse er für Ihre Botschaft hat. Im Grunde ist es manchmal erstaunlich, dass sich die Gesprächspartner überhaupt verstehen.

Effektive Kommunikation im Team

Eine wesentliche Voraussetzung der erfolgreichen Arztpraxis ist ein kooperatives Team, das sich der Realisierung gemeinsamer Praxisziele jederzeit verpflichtet fühlt. Voraussetzung hierfür ist die Identifikation mit der Praxis und deren Absichten. Ein Team, in das jedes Mitglied seine Stärke einbringen kann, ist ein unschätzbarer Gewinn für Ihr Unternehmen Arztpraxis. Es liegt in der Verantwortung des Praxischefs, den Mitarbeitern zu helfen, ihr gesamtes Potenzial zu entfalten. Dazu ist es notwendig, dass die Kommunikation funktioniert und Sie ausnahmslos einen mitarbeiterorientierten Kommunikations- und Führungsstil pflegen. Auf dem Weg zur Teamarbeit liegen in der Praxis aber häufig so manche Stolpersteine. Man sollte daher die typischen Standardfehler kennen, um sie von vornherein vermeiden zu können. Genauer gesagt typische Verhaltensweisen, die mit hoher Wahrscheinlichkeit sehr schnell zu Missverständnissen und Verärgerung führen:

1. **Unangebrachte Fragen stellen**
   Es geht nicht primär um die Sache oder das bessere Argument, sondern darum vom Thema abzulenken, abzublocken oder zu emotionalisieren. Effiziente Zusammenarbeit im Team ist aber nur möglich, wenn entsprechende Rahmenbedingungen gegeben sind. Eine dieser Bedingungen ist die offene und ehrliche Kommunikation. Unangebrachte oder übertriebene Fragen stören dieses Vertrauensverhältnis.
2. **Wissenslücken und Schwachstellen beim Gegenüber konsequent aufdecken**
   Man weiß von fachlichen Defiziten oder persönlichen Schwachstellen. Diese werden zum Thema gemacht, um den anderen zu verunsichern und ihn zum Einlenken zu bringen. Dies ist wenig hilfreich. Begegnen Sie Ihren Mitarbeitern auf einer Basis gegenseitiger Achtung.
3. **Befehlen**
   Ein Befehl ist eine Ausdrucksform, die nicht mehr zeitgemäß ist. Sobald Sie bemerken, dass Sie befehlsmäßige Formulierungen einsetzen, sollten Sie eine bessere Kommunikationsform suchen. Letztlich kann man niemanden zwingen kooperativ zu sein.
4. **Manipulieren**
   Durch Schmeicheleien und Komplimente psychologische Voraussetzungen schaffen, um bestimmte Sachziele zu erreichen. Die Versuche jemanden nett und höflich in eine bestimmte Richtung zu drängen – etwas zu tun, was ihm eigentlich widerstrebt – sind weit verbreitet. Versuchen Sie Ihre Nachricht so zu vermitteln, dass der andere leicht verstehen kann, warum etwas getan oder nicht getan werden sollte.
5. **Pauschalurteile abgeben**
   Diese nützen sachlich sehr wenig, weil sie nicht ausreichend aussagekräftig sind.
6. **Ironie**
   Feiner, verdeckter Spott. Im Grunde beinhaltet Ironie eine sehr aggressive Herabsetzung von am Gespräch Beteiligten. Es ist wesentlich sinnvoller zu sagen, was man wirklich denkt.
7. **Ratschläge erteilen**
   Ungefragt erteilte Ratschläge wirken besser wissend oder moralisierend. Möchten Sie einen ungefragten Rat erteilen, sollten Sie vorher fragen, ob das gewünscht wird. Bedenken Sie möglichst, dass Ihre Mitarbeiterinnen eine Ausbildung durchlaufen haben und in ihrem Arbeitsbereich professionell arbeiten.
8. **Informationen zurückhalten**
   Information als Machtmittel zu verwenden ist völlig unangebrachtes Verhalten statt erfolgreiche Kommunikation. Heutige Praxisprozesse sind derart komplex und verlangen zunehmend eine optimale Organisation in allen Arbeitsbereichen, dass permanent mehr und umfangreichere Informationen benötigt werden. Im Idealfall sind Ihre Mitarbeiter über alles informiert, was sie direkt oder indirekt betrifft. Und zwar so genau und so früh wie möglich.

Die wichtigsten Prinzipien der Kommunikation haben Sie zwischenzeitlich kennen gelernt. Nachdem dargelegt wurde, wie Kommunikation funktioniert und in der Folge auch erläutert wurde, was Nachrichten beinhalten und woher Missverständnisse und Kommunikationsprobleme rühren können, wird im Folgenden die Gestaltung einer erfolgreichen Kommunikation unser nächstes Thema sein.

Zielführende Kommunikation

Die Mitglieder Ihres Praxisteams stehen in vielfältigen Beziehungen zueinander. Damit Kommunikation in dieser Gemeinschaft funktionieren kann und fortwährend zielorientiert ist, muss der Kommunikationsprozess in zweckmäßiger Weise gestaltet werden. Dabei ist immer zu beachten, dass die Kommunikationsmittel bewusst eingesetzt werden und die Wirkung durch optimale Kombination dieser Mittel erhöht wird. Sie sollen deshalb immer mit Bedacht angewendet werden. Jeder niedergelassene Arzt sollte immer wieder versuchen, Mitarbeiter anzuregen, zu inspirieren und sie in die Lage versetzen, neue Möglichkeiten zu entdecken und umzusetzen. Für den Erfolg ausschlaggebend sind nicht die einzelnen Führungsmethoden und -instrumente, sondern letztendlich sind es die Einstellungen, Werte, Denkmuster und Verhaltensweisen Ihres Teams, die die Grundlage für einen nachhaltigen Erfolg bilden. Hierzu müssen die Potenziale der Mitarbeiterinnen optimal genutzt und gefördert werden.

Geben Sie Ihrem Praxisteam die Chance sich begeistert für die Realisierung gemeinsamer Ziele einzusetzen. Hierzu ist ein einwandfreies Betriebsklima notwendig, in dem sich die Mitarbeiter engagiert und begeistert im Sinne der Unternehmensziele einsetzen wollen und ihre persönlichen Ziele weiterentwickeln können. Qualitativ hervorragende Ergebnisse können nur dann erreicht werden, wenn insbesondere mit Hilfe des Praxisteams ein individuelles Praxisprofil geschaffen werden kann. Die Mitarbeiterführung muss deshalb immer dazu beitragen, dass die Arbeit des Arztes von einem Team qualifizierter Praxismitarbeiter unterstützt wird, die für einen reibungslosen Ablauf der Leistungsprozesse in einer Arztpraxis sorgen. Die zukünftige erfolgreiche Praxis braucht beides, den qualifizierten Arzt und das qualifizierte Praxispersonal. Nur fachlich qualifiziertes Personal, dessen Wissen sich auf dem neuesten Stand befindet, kann den Arzt wirksam entlasten. Mitarbeiter zu führen heißt im Grunde immer, diese zu motivieren.

Tipp

Eines der wirksamsten Motivationsinstrumente ist die umfassende Information. Gut und umfassend informierte Mitarbeiter sind motivierte und erfolgreiche Mitarbeiter.

Wie bereits betont, muss der Kommunikationsprozess in zweckmäßiger Weise gestaltet werden. Hierbei ist zu beachten, dass es gewisse Regeln gibt und die Wirkung der eingesetzten Mittel auf ihrer gewählten Kombination beruht.

Teambesprechungen

Für einen reibungslosen und erfolgreichen Praxisablauf sind Mitarbeiterbesprechungen unerlässlich. Im Sinne des Qualitätsmanagements wird durch regelmäßige Teambesprechungen, durch die interne Kommunikation über Abweichungen, Fehler, neu einzuführende Konzepte und Methoden die geforderte Transparenz in allen Arbeitsbereichen gewährleistet. So kann Qualitätsmanagement auch als Grundlage professionellen Handelns verstanden werden, das die Reflexion der eigenen Arbeit im Team fördert und schließlich auch nach außen dokumentiert. Auch bei den regelmäßig stattfindenden Teambesprechungen sollte in jedem Fall auf eine professionelle Präsentation der Themen geachtet werden.

Tipp

Der Erfolg einer Teambesprechung liegt vor allem in der gründlichen Planung und Vorbereitung. Aus diesem Grund sollte der Moderator sich bereits in der Vorbereitungsphase seinen individuellen Leitfaden für die Teambesprechung schaffen.

Die Art der Vorbereitung sollte in jedem Fall eine strukturierte und effiziente Vorgehensweise gewährleisten, da die Kommunikation nur dann erfolgreich sein kann, wenn die einzelnen Aspekte strukturiert vorgetragen werden und das Praxisteam in der Diskussion die Themen überprüft und aus den Erkenntnissen lernt bzw. bereit ist, diese für das eigene Verhalten zu nutzen. Richtig eingesetzt, ist die Teambesprechung ein unverzichtbares Führungsmittel, das Ihnen eine Reihe von Chancen eröffnet. Die gemeinsame Runde übernimmt verschiedene Funktionen und kann als Informationsplattform, Diskussionsforum und zum Austausch von Erfahrung dienen. Information und Kommunikation sind in jeder Organisation wesentliche Werkzeuge für eine reibungslose Zusammenarbeit. Wie gut das Team zusammenarbeitet und kooperiert wird zu einem großen Teil auch dadurch bestimmt, wie gut oder schlecht man miteinander kommunizieren kann. Daher gebe ich hier im Folgenden einige allgemeine Hinweise für eine gelingende Kommunikation. Diese kommunikativen Regeln gelten sowohl für Ihre Gesprächsführung mit den Mitarbeiterinnen als auch mit Patienten.

Zu einer höflichen Kommunikation gehört es Blickkontakt herzustellen und durch Körpersignale zu zeigen, dass man aufmerksam zuhört. Zwischendurch mit dem Kopf nicken oder eine kurze Bestätigung geben dem Befragten das Gefühl, auch beachtet und ernst genommen zu werden. Eine der grundlegendsten Techniken ist das aktive Zuhören. Aktives Zuhören bedeutet Hinwendung, Anteilnahme, Dasein. Wer zuhören als Passivität versteht, der irrt. Das aktive Zuhören ist also gewissermaßen Ihr Basishandwerkszeug. Ziel ist, dass Ihr Gegenüber, ob Patient oder Mitarbeiter, nicht nur das Gefühl hat gehört, sondern auch verstanden worden zu sein.

Fragen sind ein weiteres wesentliches Kommunikationsmittel. Die Kunst besteht darin die richtigen Fragen zu stellen. Sokrates, geboren in Athen um 470 v. Chr., soll sich neben seiner Tätigkeit als philosophischer Aufklärer auch bei Feldzügen im Peloponnesischen Krieg gegen Sparta (431–404 v. Chr.) durch Tapferkeit ausgezeichnet haben. Er wuchs in einfachen Verhältnissen in Athen auf. Sein Vater war Bildhauer, seine Mutter Hebamme. Der Beruf der Mutter lieferte Sokrates später die Analogie für seine eigene Methodik der Philosophie. Verheiratet war er mit Xanthippe. 399 v. Chr. wurde er wegen angeblicher Einführung neuer Götter und Verführung der Jugend angeklagt und zum Tode durch den Schierlingsbecher verurteilt.

Sokrates Einfluss auf unser westliches Denken ist kaum zu ermessen. Obwohl er angeblich nie eine Zeile niederschrieb, war seine Wirkung auf die beiden wichtigsten Philosophen enorm. Als Lehrer und Vorbild von Platon prägte er nicht nur dessen Denken, sondern auch dasjenige von Platons Schüler Aristoteles. Sokrates begründete die Kunst der Gesprächsführung im Spiel von Frage und Antwort. Hierbei nutzte er geschickte Fragetechniken, um seinen Gesprächspartner dazu zu bringen, die Wahrheit für sich selbst zu entdecken. Diese Art der Fragetechnik verglich Sokrates mit der Kunst der Hebamme, dem Beruf seiner Mutter. Er sah seine Aufgabe darin, wie ein Geburtshelfer durch geschicktes Fragen die Gedanken des Gesprächspartners der Wahrheit näher – ans Tageslicht – zu bringen. Sokrates lehnte hierbei aber rhetorische Tricks folgerichtig ab. Er wollte auch nicht belehren, sondern sein Gegenüber anregen, selbst optimale Lösungen auf Fragen zu finden.

Tipp

Die Fähigkeit aktiv zuzuhören und die richtigen Fragen zu stellen, ist das Fundament funktionierender Kommunikation und wesentlicher Erfolgsfaktor in der Medizin.

Nichts ist schwerer, als bedeutende Gedanken so auszudrücken, dass jeder sie verstehen muss. Von Arthur Schopenhauer stammt die Forderung, Ungewöhnliches mit gewöhnlichen Worten zu sagen statt Gewöhnliches mit ungewöhnlichen Worten. Das ist ein guter Grundsatz, den Sie vor allem im Gespräch mit Patienten oder Ihren Mitarbeiterinnen unablässig beherzigen sollten. Verständlichkeit ist eine der wichtigsten Voraussetzungen, um Informationen weiterzugeben. Je einfacher Sie sprechen, umso besser werden Sie verstanden. Dies ist eine Binsenweisheit und dennoch wird ständig dagegen verstoßen. Jeder Sachverhalt kann in unkomplizierter Weise mit geläufigen und anschaulichen Formulierungen erläutert werden. Auch in einer Arztpraxis (Tab. 4.4).

Beispiele aus der Praxis

Wir führen in unserer Praxis regelmäßig monatliche Teambesprechungen durch, wobei am Ende der Besprechung jeweils festgelegt wird, wer die Besprechung im folgenden Monat moderiert und das Protokoll erstellt. Zu Beginn der Besprechung wird jeweils berichtet, ob die in der vorhergehenden Teambesprechung verteilten Aufgaben erledigt wurden. Eine Checkliste zur Vorbereitung und Planung einer Teambesprechung ist in folgender Übersicht dargestellt.

Checkliste Teambesprechung

- Angemessene Sitzungsdauer, Zeitlimit
- Festlegung der Tagesordnung
- Bekanntgabe der vorläufigen Tagesordnung
- Teambesprechung mit Vereinbarung beenden
- Zusammenfassung der wichtigste Punkte
- Termin für die nächste Teambesprechung festlegen
- Protokoll der Teambesprechung anfertigen

Tab. 4.4. Tools erfolgreicher Kommunikation

Freundliche Gesprächsatmosphäre schaffen	Das Erste, was wahrgenommen wird, ist der Raum, in dem das Gespräch stattfindet. Hier beginnt die Kommunikation. Der Raum und dessen Gestaltung sagen sehr viel und entscheiden, ob sich der Gesprächspartner wohl fühlt, sich öffnen und vertrauen kann.
Aktives Zuhören	Dem Gesprächspartner aufmerksam zuhören und beobachten. Blickkontakt aufnehmen. Verständnisfragen stellen, ausreden lassen. Eigene Wirklichkeit mitteilen, abgleichen, zusammenfassen. Neue Perspektiven eröffnen.
Fragetechniken	Nach neuen Erkenntnissen fragen, verschiedene Lösungsansätze entwickeln. Fragetechniken anwenden. Vor allem konstruktive offene Fragen (W-Fragen: wann, wie, was, welche, wer) anwenden. Sie können nicht mit ja oder nein oder einsilbig beantwortet werden. Sie führen zum Dialog, weil sie dem Gesprächspartner Freiräume zugestehen. W-Fragen wirken motivierend.
Verständlich sprechen	Klare und präzise Sprache. Einfachheit, kurze Sätze, bekannte Wörter sowie nachvollziehbare Bilder und Vergleiche sind wesentliche Instrumente.
Werturteile vermeiden	Es zählen nur Tatsachen statt Meinungen oder Deutungen. Vermitteln Sie Ihren Gesprächspartnern vor allem immer ein gewisses Maß an Respekt. Wertschätzung zeigen.
Körpersprache beachten	Zu den nonverbalen Kommunikationsmitteln gehört alles, was man mit dem Begriff Körpersprache zu umschreiben versucht. Auf Mimik, Gestik und Körperhaltung des Gesprächspartners achten und sich für die eigene Körpersprache sensibilisieren und diese kontrolliert einsetzen.
Gesprächsgestaltung	Vorbereitung (Anlass, Gesprächsziel), Gesprächseröffnung (erster Eindruck, Begrüßung), Diskussion (Führen durch Fragen, kritisches Überprüfen der Inhalte, Argumentationsstrategie), Lösung (Verbesserungsvorschläge, zusammenfassen, abgleichen), Abschluss (Vereinbarung treffen, Feedback geben).

Mit diesen Grundregeln führen Sie erfolgreiche Patienten- und Mitarbeitergespräche

Die Teilnehmer sitzen entweder im Halbkreis oder am Konferenztisch. Jeder kann jeden sehen. Die Atmosphäre ist daher verbindlicher und die Hemmschwelle für ein Gespräch bzw. eine Diskussion geringer. Von besonderer Bedeutung für die Motivationsarbeit sind regelmäßige Teambesprechungen als Kommunikationsforen. Vor allem für den dauerhaften Erfolg des Qualitätsmanagements ist es wichtig, dass auch die Vorstellungen, Vorschläge und Absichten der Mitarbeiter berücksichtigt werden.

Konstruktive Besprechungen fördern immer den Arbeitsablauf, da sie als vertrauensbildende Maßnahme mit dazu beitragen, Schwachstellen zu identifizieren, Fehler als Veränderungsmöglichkeit zu begreifen und die eigene Arbeit kontinuierlich zu verbessern. Im Sinne des Qualitätsmanagements wird durch diese regelmäßigen Teambesprechungen, durch die interne Kommunikation über Abweichungen, Fehler, neu einzuführende Konzepte und Methoden die geforderte Transparenz in allen Arbeitsbereichen gewährleistet. So kann Qualitätsmanagement auch als Grundlage professionellen Handelns verstanden werden, das die Reflexion der eigenen Arbeit im Team fördert und schließlich auch nach außen dokumentiert.

Bei den wiederkehrend stattfindenden Teambesprechungen sollte in jedem Fall auf eine professionelle Präsentation der Themen geachtet werden. Vermeiden Sie Mängel, durch gründliche Vorbereitung können Sie Bedienungsfehler vermeiden. Benutzen Sie solche Präsentationsmedien, die sich problemlos beherrschen lassen. Etwa einen Overheadprojektor und das Flip-Chart. Der Erfolg einer Teambesprechung liegt vor allem in der gründlichen Planung und Vorbereitung. Aus diesem Grund sollte der Moderator bereits in der

Vorbereitungsphase seinen individuellen Leitfaden für die Teambesprechung abfassen. Die Art der Vorbereitung sollte in jedem Fall eine strukturierte und effiziente Vorgehensweise gewährleisten, da Kommunikation nur dann erfolgreich sein kann, wenn die einzelnen Aspekte strukturiert vorgetragen werden und das Praxisteam in der Diskussion die Themen überprüft und aus den Erkenntnissen lernt bzw. bereit ist, diese für das eigene Verhalten zu nutzen. Machen Sie gleich beim Einstieg in Ihre Präsentation klar, dass Sie den Dialog mit den Teilnehmern suchen.

Tipp

Reden ist nur die eine Hälfte der Kommunikation, Schweigen und Zuhören die andere.

Fassen Sie deshalb kurz zusammen, was nach Ihrer Ansicht der Zweck der Präsentation ist. Schreiben Sie dann die Ziele auf eine Tafel oder ein Flip-Chart. Ebenso sollten Sie mit den Hauptaussagen verfahren. Fassen Sie am Schluss die Hauptgedanken Ihrer Aussagen zusammen und verteilen Sie eine kurze schriftliche Zusammenfassung. Kollegial und professionell ist, wenn Sie zeigen, dass Sie ganz auf die Erwartungen Ihres Praxisteam eingehen wollen. Halten Sie Blickkontakt zu den einzelnen Teilnehmern und achten Sie auf Signale der Ablehnung oder Ungeduld. Je früher Sie Bedenken klären, desto besser. Vermitteln Sie Enthusiasmus und motivieren Sie die Mitarbeiter über eine fesselnde Vision, denn die Motivation des Praxisteams ist eine wichtige Säule Ihres Praxiserfolgs.

4.3 Machen Sie sich interessant

Was hat ein Feuerschlucker mit Ihrer Arztpraxis zu tun?

Überraschenderweise sind es häufig ganz einfache Ideen, die die Distanz zum Mitbewerber vergrößern. Oft stehen an der Spitze sich positiv entwickelnder Unternehmen charismatische Führungskräfte, die nicht nur selbst Begeisterung empfinden, sondern diese auch in anderen entfachen können, die mit ihren Mitarbeitern nicht nur Informationen, sondern auch Erfolge teilen und permanent darüber nachdenken, wie Visionen umgesetzt werden können. Es sind Praxischefs, die nicht nur einfordern, sondern auch die notwendigen organisatorischen, personellen und technischen Rahmenbedingungen schaffen, damit die geforderten Leistungen in bestmöglicher Qualität erbracht werden können. Sie fördern das Wir-Gefühl, haben Ausdauer und eine glaubwürdige Vision, die von einer überzeugenden Geisteshaltung gestützt wird. So wird das Verhalten aller Praxismitarbeiterinnen im Hinblick darauf geprägt, diese Vision zu verinnerlichen und zu erfüllen. Erich Fromm, Begründer der humanistischen Psychoanalyse und analytischen Sozialpsychologie, formulierte: »Wenn das Leben keine Vision hat, nach der man strebt, nach der man sich sehnt, die man verwirklichen möchte, dann gibt es auch keine Motiv, sich anzustrengen«.

Veränderungen am Markt, auch am Gesundheitsmarkt, sind etwas völlig Normales. Gesundheit ist eine Ressource, die keine Sättigung erfährt. Nicht nur die Medizintechnik wächst und differenziert sich aus. In vielen Branchen eröffnen sich neue Wachstumsfelder in Richtung gesundheitlicher Aspekte. Der Wellness- und Gesundheitstrend basiert auf einem grundlegenden Wertewandel und umfasst nahezu alle Lebensbereiche. Dementsprechend entstehen und entwickeln sich in allen Bereichen Gesundheitsmärkte, die vielen Unternehmen in gesättigten Märkten die Chance bieten, neue und attraktive Potenziale zu erschließen und sich neu und einzigartig zu positionieren.

Kosmetik und Körperpflege erleben einen bisher ungeahnten Boom, die Lebensmittelindustrie positioniert sich mit Gesundheitsprodukten, unzählige neue Zeitschriften, die über Gesundheitsthemen berichten, haben sich zwischenzeitlich am Markt etabliert. Die Bestseller unter den Lebensmitteln sind nach wie vor die Vitamine, häufig in Form von Nahrungsergänzungsmitteln angeboten und empfohlen. Auch bei Bio-Food bilden sich neue Lifestyle- und Wellnessprodukte heraus. Bioprodukte besitzen inzwischen höchste Glaubwürdigkeit in Bezug auf die Gesundheit und vor allem ein hohes Maß an Vertrauen, was die Qualität anbelangt. Neben dem Joggingbrot finden Sie den passenden Brotaufstrich, wie beispielsweise Becel pro aktiv, das den Cholesterinspiegel senken soll. Eine weitere Kategorie, die unmittelbar mit dem Wellness- und Gesundheitstrend zusammenhängt, wird als Functional Food bezeichnet. Es handelt sich um Nahrungsmittel, die mit einem gesundheitlichen Nutzen angereichert sind, der die Leistung steigern soll und auch die Gesundheit fördern soll. Auch dieses Segment hat überdurchschnittliche Wachstumsraten und umfasst eine Vielzahl von Produkten. Bekannte Beispiele sind ACE-Getränke, probiotische Nahrungsmittel wie Actimel von Danone oder LC1 von Nestlé. Natürlich auch eine Unzahl von Joghurtprodukten mit Zusatz von B-Vitaminen zur Leistungssteigerung und Abwehrkräftigung.

Bei persönlichen Beratungsdienstleistungen entwickelt sich ein riesiges Feld aus Therapeuten, Psychologen und Lebens- und Sportberatern. Gelingt es der Industrie, einen klaren Nutzen glaubwürdig zu kommunizieren, kann nicht nur eine einzelne Marke sehr erfolgreich sein, sondern ein ganzer Markt entstehen. Ein weiteres Feld sind die Lifestyle-Medikamente: das Haarwuchsmittel Finasterid, Medikamente gegen Übergewicht, Melantonin, Fluctin und natürlich auch Viagra. Auch diese Medikamente bedienen im Prinzip diesen Trend nach Gesundheit und der Verwirklichung von gewissen Schönheitsidealen, weil sie im Prinzip dieselben Bedürfnisse befriedigen, aber eben mit rezeptpflichtigen Mitteln und nicht ohne unerwünschte Wirkungen.

Der Gesundheitsmarkt erlebt gegenwärtig in allen Bereichen weitreichende Veränderungen. Die Folge dieses Strukturwandels für uns freiberuflich tätigen Ärzte ist, dass diese große Welle von Veränderung auch die Arztpraxen erfassen wird. Um diesen Megatrend Gesundheit aktiv mitzugestalten, sollten Sie die Veränderungen aktiv angehen und auf direkten und möglichst fehlerfreien Service setzen. Auf Grund des wachsenden Gesundheitsbewusstseins und des Bedürfnisses, die körperliche und geistige Vitalität möglichst lange zu erhalten, wird die Nachfrage nach Wellness- und Gesundheitsprodukten und dem Angebot an sanften Sportarten wie Radfahren, Nordic Walking und Schwimmen weiter steigen. Schönheitskliniken, Fitnesscenter, kalorienbewusste Ernährung und Wellness befriedigen das Bedürfnis nach einem schlanken und gepflegten Äußeren.

Es gibt eine Unzahl von Möglichkeiten, die Patienten zu begleiten und zu beraten. Dieses Feld sollten Sie keinesfalls der Industrie oder selbsternannten Coaches überlassen. Nur Sie als Arzt können ihre Patienten umfassend geleiten und die richtigen Wege für ein gesundes und langes Leben aufzeigen. Die Kernfrage lautet nun: Wodurch unterscheide ich mich von anderen, was kann ich viel besser anbieten als die Kollegen? Diese Frage kann ich Ihnen natürlich nicht beantworten. Ich kann Ihnen aber aufzeigen, wie Sie Ihr Anliegen eindrucksvoll und nachhaltig kommunizieren.

4.3.1 Öffentlichkeitsarbeit

Die Öffentlichkeitsarbeit, auch Public Relations (PR) genannt, gehört zu den essentiellen Dingen des Marketings. Sie ist die Form der Kommunikation, die sich an die größte Zielgruppe wendet, nämlich an die Öffentlichkeit. PR bedeutet hierbei, dass wir generell beeinflussen sollten, wie uns andere wahrnehmen, wie sie über uns denken und welche Gefühle sie dabei haben. Und das muss aktiv gestaltet werden. Deshalb sollten Sie konsequent danach trachten, durch systematische Öffentlichkeitsarbeit für sich und Ihre Praxis ein positives Image zu schaffen. Es geht darum, die Meinung anderer in Bezug auf das eigene Unternehmen oder eine Person positiv zu beeinflussen. Dabei bedient man sich zum einen klassischer Werbeinstrumente wie Plakate, Flyer oder Anzeigen. Zum anderen setzt man aber auch spezifische PR-Instrumente ein wie spezielle gesundheitsbildende Vorträge, Praxisevents, Patientenzeitschriften und dergleichen mehr, um ein positives Image aufzubauen. Sicherlich sind auf diese Weise schon heute vereinzelte Ärzte aktiv. Die PR-Wirkung kann sich aber erst dann entfalten, wenn die Öffentlichkeit von den guten Taten der Praxis auch erfährt. Den Kontakt zur örtlichen Presse sollte man deshalb keinesfalls scheuen, vielmehr sogar suchen. Der einzelne Arzt sollte immer wieder darüber nachdenken, was er für sich und seine Praxis an imagefördernder Öffentlichkeitsarbeit leisten könnte.

Tipp
Ein positives Image entsteht nicht von selbst, nur ein negatives Image kommt ohne eigenes Zutun.

Gesundheit ist ein weltweit wachsender Wirtschaftsmarkt. Der Patient wird zunehmend zum mündigen, mit entscheidenden und informierten Patienten. Der Anbieter medizinischer und gesundheitsbezogener Dienstleistungen muss sich deshalb auf den neuen Patienten durch ein verändertes Angebot und Verhalten einstellen. Patienten sind stark an aktuellen Themen zur Gesundheit interessiert. Eine erfolgreiche Öffentlichkeitsarbeit hilft, diese Bedürfnisse der Patienten zu befriedigen.

Möglichkeiten erfolgreicher Öffentlichkeitsarbeit

- Vorträge in der Arztpraxis, im örtlichen Bürgerzentrum oder im Kirchenzentrum über Krankheiten, deren Therapien und moderne Diagnosemöglichkeiten
- Vortrag in einem Seniorenheim über geriatrische Fragen zur Information der Heimbewohner und deren Angehörigen
- Vorträge in Schulen zu gesundheitsrelevanten Fragestellungen (notwendige Impfungen, Krankheitsvorbeugung, Gesunderhaltung)
- Angebot an Lehrkräfte, über aktuelle medizinische Fragen zu referieren, dem Lehrerkollegium ein Herz-Lungen-Wiederbelebungskurs anbieten (in Kooperation mit dem örtlichen Rettungsdienst)
- Unterstützung eines Kindergartens durch Beratung der Erzieherinnen in Fragen der Gesundheit der ihnen anvertrauten Kinder
- Unterstützung von Sportvereinen als Bereitschaftsarzt bei Sportveranstaltungen. Sponsoring von Vereinen (Spenden zum Kauf von Trikots, Fuß- oder Handbällen)
- Unterstützung von Selbsthilfegruppen, Jugendgruppen, Frauengruppen

Erfolgreich Schreiben

Eine weitere Möglichkeit ist die Veröffentlichung von medizinischen Aufsätzen in Zeitungen und Zeitschriften. Wer schreibt, der bleibt. Sagt ein deutsches Sprichwort. Gute Texte können Vertrauen schaffen. Sie können das Profil der Praxis schärfen und das Ansehen fördern. Das kann durchaus mit einem Leserbrief an eine große Tageszeitung beginnen. Schreiben Sie kurz und prägnant und lassen Sie erkennen, dass da jemand schreibt, der etwas von der Sache versteht. Positionieren Sie sich als Experte. Bieten Sie zusätzliche Informationen an und sprechen Sie Journalisten Ihrer Region an. Bauen Sie die Kontakte zur örtlichen Presse aus und kommunizieren Sie immer und bei jeder Gelegenheit. Auch wenn das Schreiben von medizinischen Beiträgen mit erheblichem Aufwand verbunden ist, der Aufwand lohnt sich dennoch. Eine starke Persönlichkeit hat immer was zu sagen – zu dem Thema, in dem sie sich Kompetenz und Anerkennung aufgebaut hat.

4.3.2 Erfolgreiche Pressearbeit

Wenn Sie den Aufwand nicht scheuen, erstellen Sie eine eigene Journalisten-Datenbank. Sammeln Sie hierzu alle Veröffentlichungen und Zeitschriften, die für Sie interessant sein könnte. Und zwar vom kostenlos verteilten Gemeindeblättchen in Ihrem täglichen Poststapel bis zu den Informationsschriften und -blätter Ihrer Heimatstadt. Gehen Sie in einen gut sortierten Zeitschriftenladen in Ihrer Umgebung und sehen Sie sich die ausliegenden Zeitungen und Zeitschriften an. Jedes Magazin ist verpflichtet, ein Impressum auszudrucken. Dort finden Sie Name, Anschrift, Telefon- und Faxnummer des Verlages und der Redaktion. Ein kurzer Anruf genügt und schon wissen Sie, welcher Redakteur die Gesundheitssparte betreut und somit für »Ihren« Bereich zuständig ist.

Wer möchte, kann auch auf Medienfachverzeichnisse zurückgreifen. In diesen Nachschlagewerken sind die Medien sowohl nach Region als auch alphabetisch sortiert. Allerdings muss man wissen, was man sucht, um damit zurechtzukommen. Diese Verzeichnisse sind häufig nach verschiedenen Bereichen sortiert, also nach Fach- und Publikumsmedien. In ihnen sind Namen und Adressen sowie Ressortleiter und Redakteure aller überregionalen Medien (Funk, Fernsehen, Print) aufgelistet. Auch bei Behörden lässt sich nach Adressen fragen, die einem meist gegen eine geringe Bearbeitungsgebühr zugeschickt werden. Staatliche Pressestellen haben genau das, was Sie gerade aufbauen möchten: einen Presseverteiler. Und weil kommunale Pressestellen zu den öffentlichen Einrichtungen zählen, geben sie diesen Verteiler vielleicht auch weiter – nicht selten kostenlos.

Tipp
Ein Presseverteiler muss sorgfältig gepflegt werden. Bauen Sie möglichst einen persönlichen Kontakt zu den Redakteuren auf. Fragen Sie die Redaktion nach ihren Wünschen.

Scheuen Sie sich nicht, die Presse für Ihre Ankündigungen und Gesundheitsinformationen in Anspruch zu nehmen. Lokale Medien sind in der Regel daran interessiert, über lokale Ereignisse informiert zu werden und darüber zu berichten. Relevant sind neben Tages- und Wochenzeitungen auch Anzeigenblätter, Stadtmagazine, lokales Radio und Regionalfernsehen, Gemeinde- und Kirchenblätter, Vereinszeitschriften, Volkshochschulprogramme und Kundenzeitschriften lokaler Gewerbe. Erst durch den bewussten Schritt in die Öffentlichkeit wird ein engagiertes Praxisteam auch wahrgenommen. Medienauftritte der Ärzte sowie Veröffentlichungen medizinischen Inhalts und öffentliche Vorträge sind grundsätzlich zulässig (Musterberufsordnung § 28). Sammeln Sie Kontakte zu Journalisten. Rufen Sie die an, die über Themen schreiben, die in Ihrer Praxis relevant sind. Versuchen Sie Expertenstatus zu gewinnen und fragen Sie an, ob von Ihnen ein Gastbeitrag erwünscht wäre. Ziel Ihrer PR-Maßnahme ist, andere – Patienten, Kollegen, Journalisten, Pharmaberater, Apotheker – dazu zu bringen, weiterzuverbreiten wer Sie sind, was Sie tun und warum Sie wichtig sind.

4.3.3 Pressemitteilung

Pressemitteilungen haben die Funktion einem Journalisten Informationen zu vermitteln. In gewisser Weise ähnelt eine Pressemitteilung einem Infozettel. Tausende dieser Pressemitteilungen werden täglich an die Redaktionen von Zeitungen, Rundfunk und Fernsehen geschickt. Viele dieser Mitteilungen landen aber im Papierkorb, weil sie zu ausführlich und unnötig weitschweifig verfasst wurden. Wie kann nun eine gute Pressemitteilung aussehen?

Der inhaltliche Aufbau und die Gestaltung einer Pressemitteilung ergeben sich in erster Linie aus ihrer Funktion, eine Idee für einen redaktionellen Beitrag zu liefern und dem Journalisten Hilfe bei seiner Arbeit anzubieten. Schreiben Sie den zuständigen Redakteur deshalb immer namentlich an. Nur so gelangen Ihre Pressemitteilungen rechtzeitig an die richtige Person. Halten Sie sich bei Pressetexten an das allgemein übliche Format. Eine Pressemitteilung hat einen speziellen Anlass und der muss sofort ins Auge springen. Die wichtigste Information gehört deshalb in die Überschrift, die Schlagzeile. In der folgenden Einleitung müssen dann die 5 W-Fragen beantwortet werden, denn das Wichtigste steht beim Pressetext zuerst: wer, was, wann, wo, wie. Andere Ergänzungen und Hintergrundinformationen kommen später. Sind die W-Fragen beantwortet, können Details und zusätzliche Informationen folgen. Ist dem Redakteur Ihr Text zu lang, wird der Text in der Regel vom Ende her gekürzt.

Was Ihre Pressemitteilung erfolgreich macht

- **Pressemitteilung so kurz wie möglich**
  Eine Pressemitteilung sollte nicht länger als eine DIN-A4-Seite sein. Wer mehr Interessantes mitzuteilen hat, kann die Pressemitteilung um Hintergrundinformationen ergänzen.
- **Fotos erhöhen die Aufmerksamkeit der Redakteure und Leser auf Ihre Mitteilung**
  Beliebter als ergänzender Informationen sind Fotos. Da Fotos mehr beachtet werden als Texte, wächst die Bereitschaft aus einer Pressemitteilung einen redaktionellen Beitrag zu machen.
- **Benennen Sie die Textlänge**
  Vermerken Sie am Ende des Textes dessen genaue Länge. Dabei wird alles mitgezählt, auch Leerzeichen, Kommas und Punkte. Es erleichtert den Redakteuren das Leben, wenn die Zahl der Zeichen und Anschläge angegeben wird.

- **Auf den Punkt kommen**
  Das Wichtigste, der Kern der Nachricht zuerst. Es muss ohne große Mühe erkennbar sein, worum es geht, was warum wichtig ist. Formulieren Sie deshalb knapp und einfach, ohne Schachtelsätze und Fremdwörter. Die Pressemitteilung muss klar gegliedert sein und umfassend informieren.
- **Überschriften**
  Die Überschrift ist der Aufmerksamkeitswecker und muss sorgfältig gewählt werden. Eine gute Überschrift ist kurz, informativ und griffig. Zwischenüberschriften strukturieren den Text und führen wie ein roter Faden durch den Inhalt. Das erleichtert den Journalisten das schnelle Lesen.
- **Breiten Rand lassen**
  Pressemeldungen sind für die Journalisten Arbeitsblätter. Sie werden so gestaltet, dass Redakteure und Redakteurinnen sie problemlos bearbeiten können: einen breiten Rand lassen und eineinhalbzeilig schreiben. Ein klares Schriftbild macht einen seriösen Eindruck, deshalb auf Unterstreichungen und Fettdruck verzichten.
- **Form und Anschrift**
  Mitteilungen, die an die Presse geschickt werden, müssen auf Anhieb als Pressemitteilung zu erkennen sein. Deshalb sollte auf dem Briefbogen der Hinweis Pressemitteilung stehen. Ein Begleitschreiben ist dann sinnvoll, wenn eine Pressemitteilung um weitere Informationen ergänzt wird oder der Journalist bzw. eine Journalistin persönlich angesprochen werden soll.

Sie sind nun mit dem notwendigen Rüstzeug ausgestattet, um Ihre persönliche Erfolgsstrategie weiter entwickeln zu können. Zögern Sie nicht, Ihre Chancen zu ergreifen und tragen Sie dafür Sorge, dass Ihre Leistung und Sie selbst in der Öffentlichkeit sichtbar werden. Wie Sie sich ein Profil geben und sich als Experte positionieren, habe ich Ihnen aufgezeigt. Doch es nützt wenig, gut zu sein, wenn niemand das weiß. Deshalb haben Sie auf den vorangegangenen Seiten auch erfahren, wie Sie Ihre Botschaft vermitteln und ein eigenes Image aufbauen.

Mir selbst ist es mit Beharrlichkeit und gutem Timing nicht nur gelungen für unzählige Zeitungen und Zeitschriften Interviews zu geben oder Fachartikel zu schreiben. Zwischenzeitlich waren auch eine Vielzahl von Fernseh- und Radiojournalisten (SWR, WDR, ZDF, ARD) in meiner Arztpraxis um zu berichten. Die bisherigen Meilensteine waren eine Veröffentlichung in der Wochenzeitung Die Zeit, Fernsehbeiträge im heute-journal des ZDF, in den Sendungen Fakt und im Info-Markt der ARD.

4.3.4 Raus aus der Routine

In unserem heutigen Gesundheitswesen wird Patientenbindung zu einem wesentlichen Erfolgsfaktor. Beschreiten Sie deshalb neue Wege. Zum Erfolg tragen viele unterschiedliche Faktoren bei, die ineinander greifen und von unterschiedlichen Blickrichtungen aus gesehen werden müssen. Hierbei haben erfolgreiche Praxen vor allem drei Merkmale gemeinsam:

1. Konsequente Orientierung zum Patienten hin
2. Berücksichtigung des Gesundheitsmarktes
3. Public Relation

Betrachten Sie Public Relation aber nicht als Werbung. PR sind alle Maßnahmen und Anzeichen, mit denen Sie Vertrauen und Interesse wecken und Ihre ganz persönlichen Eigenschaften und Fähigkeiten bekannt machen. PR heißt demnach auch ein eigenes Image aufzubauen, zu pflegen und sich so von der Masse abzusetzen. Sie haben im vorhergehenden Kapitel schon erfahren, dass PR – also Öffentlichkeitsarbeit – sehr vielseitig, lebendig und spannend ist. Ihr Ziel sollte sein, im Kopf der Patienten ein erkennbares und klares Bild davon zu schaffen, wofür Ihr Unternehmen mit seiner Dienstleistung steht. Das klingt zunächst banal, ist im Detail aber nicht ganz so leicht umzusetzen. Vor allem dann nicht, wenn man über keine geeignete Strategie verfügt. Wer in seiner Praxis gleichzeitig alles Mögliche verbessert, vergeudet nicht nur seine Kräfte, sondern bekommt auch zu wenig positive Rückmeldungen. Schließlich resigniert man, weil sich der beträchtliche Aufwand nicht im Geringsten gelohnt hat.

Wenn Sie sich vorgenommen haben, der oder die Beste zu werden und Ihren Patienten eine empfehlenswerte und einzigartige Leistung zu bieten, so ist dies schon ein erster und wichtiger Schritt auf dem Weg zum Erfolg. Thomas A. Edison war der Ansicht: »Erfolg hat nur, wer etwas tut, während er auf den Erfolg wartet«.

Der nächste Schritt ist die Entwicklung eines eigenen Profils. Hören Sie in sich hinein, bevor Sie den Patienten neue Leistungen anbieten oder sich an neuen Konzepten beteiligen. Sie brauchen ein Profil für die Zukunft, das zu Ihnen passt (Abb. 4.5) Nur die bedingungslose Konzentration auf Ihre Kernkompetenz und Spezialisierung führen zu Spitzenleistungen.

Sportler veranschaulichen das sehr eindrucksvoll. Sie sind im Allgemeinen auf eine Sportart spezialisiert, in der sie täglich trainieren und sich zu Höchstleistungen anspornen. In diesem ersten Schritt geht es für Sie deshalb um 3 Dinge:

1. Definieren Sie Ihr Leistungsangebot und die Zielgruppe Ihrer Praxis.
2. Finden Sie heraus, worin sich Ihr Unternehmen Arztpraxis im positiven Sinn von anderen unterscheiden wird.
3. Für welche Leistungen bringen Sie die größte Eigenmotivation heraus. Was tun Sie am liebsten?

Zum wertvollsten Kapital Ihres Unternehmens gehört die Beziehung zu Ihren Patienten. Hierbei zahlt sich ein starkes Profil aus. Eine Ihrer weiteren Aufgaben lautet aus diesem Grunde nun, ein zentrales Thema zu finden, für welches Sie und Ihr Praxisteam stehen. Seien es Qualität, Freundlichkeit, kurze Wartezeiten oder etwas anderes. In einem weiteren Schritt geht es dann darum herauszufinden, was die besonderen Stärken Ihrer Dienstleistung sind und ob diese Stärken einzigartig, sprich Kernkompetenzen sind und die Grundlage für Wettbewerbsvorteile bilden können. Kernkompetenzen sind entscheidend für Ihren Unternehmenserfolg. Kernkompetenzen bedeutet im engeren Sinn, Ballast abzuwerfen und sich auf jene Dinge zu konzentrieren, die man am besten kann. Erfolg zu haben ist keine Frage des sich Anpassens. Erfolg zu haben ist immer eine Frage des aktiven Gestaltens. Wie aber lässt sich dies umsetzen?

Wie es Ihnen gelingt voranzuschreiten und den in Sie gesetzten Erwartungen gerecht zu werden, das ist Thema der folgenden Seiten.

Nur neue Wege führen zu neuen Zielen

Albert Einstein war nicht nur ein kluger Kopf, er war auch ein scharfzüngiger Realist. »Eine wirklich gute Idee erkennt man daran, dass ihre Verwirklichung von vornherein ausgeschlossen erscheint«, wusste der Physiker, der die Welt auch nicht im ersten Anlauf von seiner Relati-

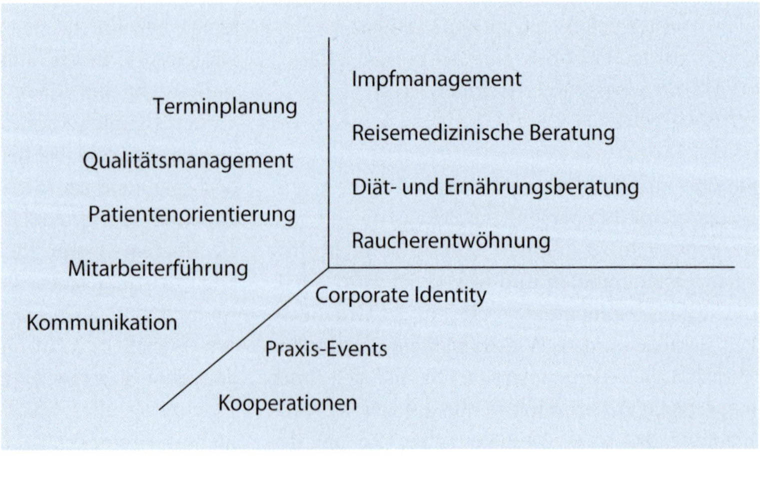

Abb. 4.5. Abgrenzungsmerkmale und Kernkompetenzen.

vitätstheorie überzeugen konnte. Es ist freilich nicht immer einfach das Fundament zu finden. Es gibt schließlich unzählige Möglichkeiten für Sie Ihre Kompetenzen darzustellen. Werden diese aber auch von Ihren Patienten als solche wahrgenommen?

Die sicher aufwändigste und anspruchsvollste Art die persönliche Kompetenz zu präsentieren ist die Organisation eigener Veranstaltungen in Ihrer Arztpraxis. Bieten Sie Ihren Patienten Informationsveranstaltungen weg vom Praxisalltag hin zur Individualität und Aktivität. Gerade solche Anlässe, die Praxisevents, sind durch den unmittelbaren Austausch zwischen Praxisteam und Patienten hervorragend geeignet, die persönliche Servicequalität aufzuzeigen und die Erwartungen Ihrer Patienten an die Leistungen einer Arztpraxis bei weitem zu übertreffen und sie zu begeistern. Diese Zufriedenheit schafft Praxistreue sowie die Weiterempfehlungen im sozialen Umfeld des Patienten. Freundliche Mitarbeiterinnen sowie ein stilvolles Ambiente tragen als Servicefaktoren ebenfalls zu einem erfolgreichen Praxistag bei. Entscheidend für den Erfolg ist eine gründliche Vorbereitung. Auch die Durchführung muss selbstverständlich konzentriert angegangen werden. Je mehr Mühe in die Vorbereitung investiert wird, desto sicherer ist die gelungene Durchführung der Veranstaltung.

Wir wollen uns nun einmal ansehen, worauf es bei der Organisation eines erfolgreichen Praxis-Events ankommt. Die Durchführung von Patienten-Tagen stellt natürlich einige organisatorische Anforderungen an Sie und Ihr Praxisteam. Schon weit im Vorfeld des eigentlichen Termins müssen Sie die Rahmenbedingungen festlegen. Oft bringt es den größten Erfolg, für diese besonderen Termine auch ein ganz spezielles Ambiente auszuwählen.

Tipp

Organisieren Sie zunächst nur kleinere Veranstaltungen in Ihrer Praxis, bevor Sie sich an größere Projekte wagen.

Wir führen in meiner Arztpraxis in Karlsruhe seit vielen Jahren sehr erfolgreich regelmäßig »Gesundheitstage« durch. Die Grundidee kam aus einer unserer Teambesprechungen: Patienten mit einem herausragenden Service zu überzeugen, ein eigenständiges positives Image zu gestalten und so Vertrauen zu schaffen sind nur einige der Ziele unserer aufwändigen Aktionen. Mehr Informationen finden Sie auf der Homepage (www.erfolgreich-im-gesundheitsmarkt.de).

Die Organisation und Durchführung von Patiententagen in Ihrer Arztpraxis ist eine interessante Möglichkeit, das Versorgungsniveau für Ihre Patienten zu erhöhen. Zusätzlich trägt es zur positiven Imagebildung Ihrer Praxis bei. Insbesondere der Umgang mit Ihren chronisch kranken Patienten ist sehr zeitintensiv. Eine gemeinsame Informationsveranstaltung für diese Patienten entlastet Patienten und Praxis. In der heutigen Zeit ist das positive Image einer Arztpraxis unabdingbar. Die Zeit und die Kraft, die Sie und Ihr Team in diese Projekte investieren, werden sich langfristig und dauerhaft für Sie rechnen. Die positive Nebenwirkung ist der Werbeeffekt für Ihre Praxis. Denn zufriedene Patienten sind die besten Werbeträger. Wenn Sie sich für die Durchführung solcher Events entschieden haben, müssen Sie die weiteren Schritte planen.

Zeitplanung

Achten Sie darauf, dass die verschiedenen Veranstaltungen gut auf das Jahr verteilt werden. Der Zeitraum zwischen Ankündigung und Praxistag sollte so bemessen sein, dass Ihre Patienten den Termin in ihrer eigenen Zeitplanung gut berücksichtigen können.

Verantwortlichkeit

Um einen Praxistag reibungslos durchzuführen, sollten Sie die Aufgabenverteilung mit Ihrem Praxisteam abstimmen und festlegen, bis wann welche Aufgaben erledigt sein müssen. Beziehen Sie Ihre Mitarbeiterinnen verantwortlich in die Organisation ein.

Einladung

In der Praxis hat es sich bewährt den Patienten auch für den Praxistag einen Terminzettel mitzugeben. Zusätzlich kann es für die Planung hilfreich sein, eine Liste mit Namen und Telefonnummern der vorgesehenen Teilnehmer anzulegen, um kurzfristige Änderungen mitteilen zu können.

Räumlichkeiten

In den meisten Praxen bietet sich das Wartezimmer für einen Vortrag an. Lassen Sie deshalb die Bestuhlung entsprechend vorbereiten. Lassen Sie Notizzettel und Stifte auslegen. Auch Getränke (Mineralwasser, Saft), Snacks und frisches Obst sollten zur Verfügung stehen.

Atmosphäre

Beginnen Sie Ihre Veranstaltung mit einem »Get-together« und begrüßen Sie jeden Teilnehmer persönlich und mit seinem Namen. Die persönliche Anrede ist überaus wichtig für den gesellschaftlichen Umgang und die zwischenmenschliche Kommunikation. In den ersten Sekunden wird häufig über Sympathie und Wertschätzung entschieden. Die richtige Anrede vermittelt das Gefühl respektiert zu werden. Vom amerikanischen Rhetoriker Dale Carnegie stammt der Ausspruch: »Für jeden Menschen ist sein Name das schönste und wichtigste Wort in seinem Sprachschatz«.

Die passende Dekoration schafft eine harmonische und freundliche Atmosphäre. Beteiligen Sie die Patienten am Ambiente dieses besonderen Tages in der Praxis. Auch Kinder zeichnen und malen sehr gerne für solche Anlässe. Wir haben für die Kinder in unserer Praxis einen Malwettbewerb mit dem Thema »Krank in Afrika« veranstaltet und alle Zeichnungen in der Praxis aufgehängt. Der Malwettbewerb wurde parallel und passend zu unserem Praxistag »Gib Polio keine Chance« organisiert.

Durchführung

Die Gestaltung des Praxisevents ist stets abhängig von der Zielgruppe sowie dem Thema. Einzelne Aspekte des Themas sowie die Vermittlung ausgewählter Informationen und sachlicher Erklärungen können in Form von kürzeren Einzelvorträgen dargestellt werden. Das vorgestellte Thema kann anschließend mit den Teilnehmern gemeinsam diskutiert werden. Für diese Diskussion sollten Sie unbedingt genügend Zeit einplanen. Ihre Patienten werden es sehr zu schätzen wissen, dass »Ihr Arzt« sich ausreichend Zeit für die Beantwortung persönlicher Fragen nimmt.

Zusätzlich können passend zum jeweiligen Thema entsprechende Serviceleistungen angeboten werden.

Zusätzliche Serviceleistungen beim Praxis-Event

- Workshop: Zuhause richtig Blutdruckmessen
- Überprüfung der Impfausweise
- Bewertung des kardiovaskulären Risikos
- Workshop: Blutzuckerselbstkontrolle
- Blutzucker- und Cholesterincheck
- Bestimmung von Body-Mass-Index, Hüft- und Taillenumfang.
- Rückenschule

Für die Teilnehmer muss der rote Faden der Veranstaltung deutlich erkennbar sein. Ganz entscheidend für den Erfolg ist auch der Praxisbezug. Geben Sie Ihren Patienten konkrete praktische Vorschläge mit, die diese zu Hause umsetzen können. Ähnlich wie beim Einstieg ist die Aufmerksamkeit der Besucher am Ende der Veranstaltung am größten. Und genauso wie der erste Eindruck wichtig für den Verlauf des Praxistages ist, bleibt der letzte Eindruck haften, wenn Ihre Patienten die Praxis verlassen.

Veranstaltungsplan

Legen Sie eine Liste mit den wichtigsten Daten für Ihre Veranstaltung frühzeitig fest. Die folgende Tabelle zeigt Ihnen am Beispiel Organisation eines Impftages wie Sie eine Reihe von unterschiedlichen Aufgaben organisieren können. Steht der Plan zur Veranstaltung und das Programm, können Sie weitere Listen und Aktionspläne zur Detailplanung erstellen (◘ Tab. 4.5).

So mal nebenbei wird keine Veranstaltung gelingen. Ein Praxisevent findet auch nicht zufällig statt, sondern hat einen Anlass. Eine Botschaft, die sich auf Ihre Praxis beziehen muss. Umso mehr Mühe für die Vorbereitung investiert wird, desto sicherer ist die gelungene Durchführung und die Darstellung Ihrer Kompetenz.

Viele Kinder leiden zunehmend an Übergewicht und Bewegungsmangel. Das Metabolische Syndrom ist in Industriestaaten mit Über- und Fehlernährung die Hauptursache für die koronare Herzkrankheit mit Herzinfarkt, Schlaganfall und PAVK. Auch Diabetes mellitus, Rückenschmerzen,

Tab. 4.5. Checkliste: Impftag

Daten	Was?	Wer?
Aktionstag	Wochentag, Monat	
Uhrzeit	15–18.30 Uhr	
Thema	Informationen über notwendige Impfungen	
Ziel	Impfraten erhöhen	
Titel	Warum eigentlich impfen?	
Untertitel	So bleiben Sie gesund	
Organisation	Kontaktaufnahme Gesundheitsamt, Pharmaaußendienst etc.	Mitarbeiterin I
Ablauf/Inhalt	Vortrag mit Fragerunde	Arzt
	Aushändigen von Infomaterialien	Mitarbeiterin II
	Überprüfung Impfausweise	Arzt
	Durchführung von Impfungen	Arzt
	Dokumentation	Mitarbeiterin III
	Information über Impfstoffe	Außendienstmitarbeiter von Impfstoff-Anbietern
Service (durchgehend)	Getränke (Saft, Mineralwasser)	Mitarbeiterin II
	Recall für Folgeimpfungen	Mitarbeiterin III
	Kinderbetreuung	Erzieherin
Ankündigungen	Patientenflyer, Einladungen, Kampagnenposter in Praxis	Mitarbeiterin II
	Hinweis auf Praxishomepage	Mitarbeiterin II
	Pressearbeit: Terminhinweis an lokale Redaktionen	Arzt
Bestellungen	Informationsbroschüren zur Abgabe an die Patienten, Impfausweise	Mitarbeiterin III
Nachbearbeitung	Pressearbeit: Nachbericht zur Aktion an Lokalredaktionen	Arzt
Feedback	Erstellung und Auswertung eines Feedbackbogens	Mitarbeiterin II
Mögliche Kooperationspartner	Gesundheitsamt, Krankenkassen, Apotheken	Arzt

Schlaflosigkeit und Bluthochdruck sind nicht naturgegeben, sondern häufig die Folge einer gesundheitsschädigenden Lebensweise. Mitunter fehlt das Verständnis, dass Gesundheit und Gesunderhaltung einen eigenen Einsatz verlangen. Welche Bedeutung der zunehmende Bewegungsmangel für die Entwicklung chronischer Erkrankungen hat, könnte ebenfalls Thema eines Event-Tages in Ihrer Praxis sein.

Die Veranstaltung sollte dann darauf ausgerichtet sein, Bewegung und Sport im Sinne von gesunder Lebensweise und Vorbeugung aufzuzeigen, aber auch als Therapie beim Metabolischen Syndrom. Hierdurch ist dann auch der Übergang zur Beratung für individuelle Gesundheitsleistungen gegeben. Vor diesem Hintergrund können Sie Ihre Patienten für sinnvolle Selbstzahlerleistungen sensibilisieren und Privatpatienten durch diesen verbesserten Service dauerhaft an die Praxis binden. Mögliche Selbstzahlerleistungen wären in diese Sinne Ernährungs- und Diätberatung, Kurse zur Raucherentwöhnung, Sportuntersuchungen, Anleitung zur Bewegungstherapie, umfassende Gesundheitsuntersuchungen und Anti-Aging.

Kommen wir nun zur Ausgangsfrage zurück, Sie erinnern sich sicherlich: Was hat ein Feuerschlucker mit Ihrer Arztpraxis zu tun?

Guy Laliberté führte das Leben eines Straßenkünstlers in St. Paul in der Nähe von Quebec. Ein Leben in existentieller Unsicherheit als Stelzenläufer, Akkordeonspieler und Feuerschlucker. Das Zirkusgeschäft befand sich schon zu jener Zeit in einem stetigen Niedergang, die Zuschauerzahlen schwanden und die Kosten stiegen beständig. Darüber hinaus musste jeder Neueinsteiger gegen etablierte Unternehmen antreten, die Branchenmaßstäbe gesetzt hatten. Trotz aller widrigen Umstände hatte Laliberté sich nicht beirren lassen und 1984 gemeinsam mit Daniel Gauthier seine Ideen verwirklicht, ein Unternehmen gegründet und zur Weltgeltung geführt. Heute ist der Cirque du Soleil mit an der Spitze der Unterhaltungsindustrie und einer der größten kanadischen Kulturexporte. Bisher haben etwa 40 Mio. Menschen in 90 Städten überall auf der Welt eine der 13 verschiedenen Shows gesehen. Das Unternehmen hat zwischenzeitlich einen Marktwert von über 1 Mrd. Dollar.

Nischen sind in jedem Markt ebenso zu finden wie Unternehmen, die diese Nischen erfolgreich bedienen. Der Cirque ist deshalb so erfolgreich, weil er einen unbesetzten Markt schuf. Das machte einen Wettbewerb mit den Marktführern der Branche von vornherein unnötig. Wenn alle das Gleiche machen, kann es keinen Erfolg bringen. Der Cirque du Soleil konkurriert aus diesem Grunde nicht mit den anderen Zirkussen. Das Unternehmen konzentriert sich auf eine neue Kundengruppe, die nicht zu den traditionellen Zirkusbesuchern gehören. Anspruchsvolle Erwachsene und Firmenkunden, die normalerweise das Theater, die Oper oder das Ballett bevorzugen. Diese sind auch bereit, für dieses Erlebnis das Mehrfache einer normalen Zirkuskarte zu bezahlen. Entsprechend hochkarätig sind sowohl die Show als auch das Ambiente.

Sie werden Ihre Arztpraxis wahrscheinlich nicht zu einem multinationalen Milliarden-Dollar-Unternehmen aufbauen können. Aber Sie können die bestehenden Grenzen der Gesundheitsbranche verändern. Definieren Sie die Branchengrenzen mit durchdachten, kreativen Schritten neu. Sich zu verändern bedeutet, Entscheidungen zu treffen und der Gewohnheit und Routine zu entrinnen. Den ersten Schritt haben Sie vielleicht heute getan – lassen Sie nun weitere folgen.

Zusammenfassung

Work-Shops

- Verbesserungen der Qualität beruhen auf einem kontinuierlichen Lern- und Veränderungsprozess.
- Nur Themenzentrierung lässt Ansätze für Verbesserungen und Erfolge erkennen.
- Analyse der eigenen Praxistätigkeit, die Festsetzung thematischer Etappenziele und inhaltliche Kontinuität sind unverzichtbare Attribute erfolgreicher Workshops.
- Der Moderator unterstützt die Gruppe darin, die Ziele auszuwählen und zu erreichen.
- Die Diskussion wird durch den Moderator initiiert.

Mind-Mapping

Mind-Maps sind eine ausgezeichnete Hilfe, wenn Sie alleine oder im Team Gedanken und Argumente ordnen, Informationen strukturieren, Probleme lösen oder Vorträge und Texte zusammenfassen wollen. Gerade, wenn man das Gefühl hat, keinen Überblick mehr zu haben, hilft Mind-Mapping weiter.

Botschaften

Eine Botschaft kann nicht nur eine sachliche Nachricht sein, sondern zugleich auch eine Selbstoffenbarung des Sprechenden, ein Appell an den Adressaten und eine Aussage über die Sender-Empfänger-Beziehung.

▼

Menschen statt Mitarbeiter

- Im Idealfall sind Ihre Mitarbeiter über alle Praxisabläufe informiert. Kommunizieren Sie Werte und geben Sie notwendige Informationen weiter. Das Praxisteam muss über die notwendigen Kompetenzen für die regulären Aufgaben verfügen.
- Ziele sollten erst festgelegt werden, wenn alle Aufgaben feststehen und alle sich über das zu erreichende Ziel einig sind. Ziele müssen zwar anspruchsvoll, aber auch erreichbar sein. Langfristige Ziele brauchen Visionen. Visionen geben Orientierung und sind Grundlage von Entscheidungen.
- Teamerfolge sollten Sie anerkennen und entsprechend würdigen. Stellen Sie hohe Anforderungen an Ihre Mitarbeiterinnen und belohnen Sie gute Leistungen. »Es gibt wenige Menschen, die nicht den Wunsch haben, von Zeit zu Zeit ihrer Verdienste versichert zu werden« (Luc de Clapiers, Marquis de Vauvenargues (1715–1747), frz. Schriftsteller).
- Schenken Sie den Mitarbeitern im Gespräch genauso viel Aufmerksamkeit wie dem Gesprächsinhalt.
- Sorgen Sie für reibungslose Abläufe. Machen Sie es den Mitarbeitern leicht, ihre Arbeit zu tun. Das ist möglich, in dem die Mitarbeiterinnen einen möglichst großen Einfluss auf die Gestaltung der Arbeitsabläufe bekommen.
- Brechen Sie etablierte Denkmuster auf und gehen Sie auch unkonventionelle Wege.
- Handeln Sie zu jedem Zeitpunkt integer und authentisch.

Praxis-Events

- Die Grundlage des Erfolgs ist die Konzentration und Spezialisierung auf bestimmte Patientengruppen und deren Probleme.
- Praxisevents ermöglichen Ihnen hierbei eine besonders intensive und umfassende Patientenbetreuung, sensibilisieren die Teilnehmer für sinnvolle Selbstzahlerleistungen und ebnen Ihnen den Weg zum Expertenstatus.

Die andere Zukunft

> Mehr als die Vergangenheit, interessiert mich die Zukunft, denn in ihr gedenke ich zu leben.
> Albert Einstein (1879–1955), deutsch-amerikanischer Physiker

Der Stellenwert von Gesundheit ist in den vergangenen Jahrzehnten stetig gestiegen. Auch die Alternativmedizin erlebt derzeit eine Renaissance, die Schmerztherapie wird sich weiterentwickeln und möglicherweise zum Wegbereiter der modernen Medizin werden. An vorderster Front, etwa in der Biotechnologie und Gentechnik, stellt die moderne Medizin die Weichen für die Zukunft. Auch die Informationstechnologie wird viele neue Möglichkeiten in der Gesundheitsvorsorge und für die Behandlung von Krankheiten eröffnen: Fernüberwachung von Risikopatienten, die bessere Auslastung von Kliniken durch computergestützte Planungssysteme oder Implantate, die Körperfunktionen überwachen und Medikamente in exakter Dosierung kontinuierlich abgeben.

Schon heute kann ein japanisches Hightech-WC (www.toto.co.jp) mit einem computergestützten Analysemodul ergänzt werden, dass die Ausscheidungen gründlich analysiert und mit denen von einem Arzt vorgegebenen Werten vergleicht. Werden diese Basiswerte dann über- oder unterschritten erhält der behandelnde Arzt die Informationen unverzüglich per Internetverbindung übermittelt und kann entsprechend reagieren sowie notwendige Maßnahmen einleiten. Die Infrastruktur hierzu stellen die Informations- und Kommunikationstechnologie sowie die Telemedizin zur Verfügung.

Unterschiede in Qualität, Wartezeiten und Kosten nationaler Gesundheitsmärkte schaffen grenzüberschreitende regionale, europäische und internationale Patientenströme. Parallel zu der höheren Eigenverantwortung der Patienten wird Gesundheit auf der Nachfrage- und Angebotsseite zunehmend individualisiert. Der neben dem bisherigen stark regulierten System neu entstandene Gesundheitsmarkt wird zukünftig eine äußerst dynamische Entwicklung durchlaufen. Die politische Weichenstellung – auf marktorientierte Grundlagen zu setzen – treibt den Wettbewerb aller Beteiligten konsequent voran.

Auf diesem neuen Gesundheitsmarkt findet sich eine Vielzahl von Produkten und Dienstleistungen, die mehr oder weniger das Bedürfnis nach

Gesundheit befriedigen. Gleichzeitig entdecken mit der Ausweitung des Gesundheitsmarktes bestehende Branchen neue Geschäftsfelder.

Die Rahmenbedingungen, unter denen die Leistungserbringer im deutschen Gesundheitswesen agieren, haben sich in den letzten Jahren spürbar verändert. Dieser Trend wird sich in Zukunft weiter fortsetzen. Auf diesen fundamentalen Wandel müssen sich nicht nur wir Ärzte, sondern alle Märkte und Institutionen einstellen.

Genau dort, wo mancher glaubt, dass niemand hinsehe, trennt sich die Spreu vom Weizen: Die Bedürfnisse von Patienten verstehen zu wollen und qualitätsgesichert zu erfüllen ist eine wesentliche Grundlage für all jene Praxisteams, die neu über die Zukunft nachdenken und das derzeit Geltende hinterfragen. Ihre Einzigartigkeit ist es, die ihnen den entscheidenden Vorsprung im Gesundheitsmarkt verschafft, also ein eigenes Profil entwickeln und zeigen, welchen Prinzipien sie folgen. Hierzu definieren sie ihre Marke in eng gesteckten Grenzen und sorgen dafür, dass sie sich unterscheiden. Sie positionieren sich als Experten und bauen konsequent Alleinstellungsmerkmale auf. Diese Besonderheit erleichtert es ihnen, die notwendige Aufmerksamkeit zu bekommen, um dem Normalen zu entrinnen. Die Ersten, die Besten und die Engagiertesten kennt man: Sie sind außergewöhnlich und gehören zu den Ikonen in ihrer Branche. Dies führt zu einer Einzigartigkeit im Wettbewerbsumfeld, wobei die hinteren Ränge schnell in der Wahrnehmung verblassen.

Entscheidend ist, dass Sie sich durch Engagement, Top-Qualität und neue Serviceangebote von Ihren Mitbewerbern unterscheiden und – als starke Marke – auf die klar umrissene Zielgruppe fokussieren. Arbeiten Sie täglich an Ihrem Wiedererkennungswert und sorgen Sie dafür, dass jeder Patient mit Ihren Leistungen eine besondere Qualität verbindet. Gesundheitsunternehmen sind austauschbar, Sie sind es nicht. So werden Sie zu einer Marke, die unverwechselbar, glaubwürdig und präsent ist, die für ein Qualitätsversprechen steht, Patientenorientierung zelebriert und sich auf diese Weise einen Stammplatz im Bewusstsein der Patienten sichert – weil sie ein eigenes und unverwechselbares Profil hat.

Tipp
Die Suche nach der Zukunft öffnet Ihnen die Augen für Chancen, die andere übersehen.

Vor allem Praxisteams, denen es gelingt ihre Strategien konsequent dem Wandel anzupassen, werden diesen erfolgreich meistern, während sich die Rolle des Arztes kontinuierlich hin zu der des Unternehmers ändert. Es ist für ein Praxisteam aber nicht damit getan, Ideen zu haben, so wenig wie ein paar Steine schon ein Haus bilden. Sie brauchen einen Werkzeugkasten und einen Bauplan, um erfolgreich zu sein, eine Vielzahl von Voraussetzungen, etliche Informationen und nicht zuletzt Engagement und Ausdauer.

Und genau das ist es, was ich Ihnen nun mit den folgenden Kapiteln an die Hand geben möchte: Das Wissen, wie man sich auf das Wesentliche konzentriert, Ziele definiert, Strategien entwickelt und seine persönlichen Stärken verbessert. Auf den ersten Blick scheint dies alles doch ganz einfach zu sein: Wir wissen, wie unser Gesundheitswesen funktioniert, welche Aufgaben wir tagtäglich zu erbringen haben und wie eine gute Patientenversorgung umgesetzt wird – nichts davon ist uns fremd. Und doch, beim zweiten Blick eröffnet sich eine Vielzahl von Tücken. Sehen wir uns deshalb zunächst an, wohin sich die moderne Medizin entwickelt.

5.1 Welt der modernen Medizin

»There is plenty of room at the bottom« – »Ganz unten gibt es jede Menge Platz«. Das prophezeite der charismatische Physiker Richard P. Feynman 1959 in einer Rede, die Wissenschaftsgeschichte schreiben sollte. »Stellen Sie sich vor«, sagte er am California Institute of Technology von Pasadena, »wir könnten ein ganz kleines Ding fabrizieren, das exakt das macht, was wir wollen!«.

Heute ist Feynmans Vision wahr geworden. Die **Nanotechnologie** zerlegt Materie bis in die letzten Atome und baut sie dann zu neuen Strukturen und winzigen Maschinen wieder zusammen. Mit der Möglichkeit, therapeutische Wirkstoffe direkt an ihr Ziel zu dirigieren und damit die Nebenwirkungen zu verringern, könnte die Nanomedizin die Lebensqualität vieler Patienten zukünftig erheblich verbessern. Ein Chemotherapeutikum würde dann nicht den ganzen Körper belasten, sondern gezielt zum Tumor transportiert und dort freigesetzt werden. Die Steuerung solcher Miniaturen erfolgt biochemisch über Signalmoleküle, die auf Krebszellen ansprechen.

Die Nanomedizin wird, auch wenn sie derzeit noch in einem experimentellen Stadium ist, Diagnose- und Therapiemöglichkeiten enorm erweitern und beschleunigen. Durch diese modernen Entwicklungen und neue Ansätze in Prävention und personalisierter Medizin wird es in allen Bereichen der modernen Medizin zu tiefgreifenden Zäsuren und weitreichenden Veränderungen kommen.

Wenn man krank ist und sich unwohl fühlt, ist jede schnelle Hilfe willkommen. Der Hauptanteil der Zeit des Patienten wird aber mit Warten verschwendet. Häufig muss man unverhältnismäßig lange in den Wartezimmern verweilen, bis einem der Arzt endlich weiterhilft. Anders ergeht es einem in den USA.

»You're sick. We're quick« ist der Werbespruch des in Minneapolis beheimateten Unternchmens **MinuteClinic** (www.minuteclinic.com) der Drogeriemarkt-Kette CVS, die bereits über 500 solcher Express-Gesundheitspraxen in 25 US-Bundesstaaten eröffnet hat. Auch Walgreens, die größte Drogeriemarkt-Kette in den USA, betreibt zwischenzeitlich etwa 345 solcher Praxen in 19 Bundesstaaten. Ähnliche Walk-in-Kliniken finden sich in einer Vielzahl anderer Discounter, aber auch in den Filialen von Wal-Mart. Sie alle bieten eine schnelle und effiziente Hilfe bei Husten, Schnupfen, Insektenstichen, kleineren Verletzungen und anderen Alltagskrankheiten an und führen Allergie- und Cholesterintests sowie Impfungen durch.

Sie erledigen das, wofür man in Deutschland zum Hausarzt gehen würde. Allerdings bemisst sich die Wartezeit in diesen Walk-in-Kliniken nur in Minuten. Sollte sich eine längere Wartezeit ergeben, erhalten die Patienten einen Funk-Piepser und können in der Zwischenzeit in dem Geschäft, in dem sich die Walk-in-Klinik befindet, einkaufen gehen, bis sie an der Reihe sind.

Betreut wird der Patient von einer »registered nurse«, einer Krankenschwester, oder einem »physican assistant«, einem Arzthelfer. In vielen US-amerikanischen Bundesstaaten dürfen »Nurse practitioners« relativ eigenständig arbeiten und auch Patienten behandeln. Nur für schwerere Erkrankungen und Notfälle haben alle Einrichtungen grundsätzlich einen telefonischen Hintergrunddienst, den ein Arzt leistet. In den übrigen Staaten besteht eine mehr oder weniger feste Kooperation mit einem Arzt oder einer ärztlichen Einrichtung.

Alle Behandlungen in diesen kleinen Express-Gesundheitspraxen sind standardisiert und laufen nach Checklisten und genau festgelegten Vorgaben ab. Bereits am Eingang der Praxis gibt der Patient an einen Bildschirm seine Daten und Symptome ein, eine Software ermittelt im Voraus den wahrscheinlichen Befund.

Die Entstehung von MinuteClinic ist eine faszinierende Geschichte, die zeigt wie man innovative Ideen generiert und wie im Zukunftsmarkt Gesundheit neue Modelle entwickelt werden. Diese ambulanzähnlichen Einrichtungen sind zwischenzeitlich in Einkaufszentren, Warenhäusern und Großdrogerien fast aller US-amerikanischen Bundesstaaten anzutreffen. Während die Ärzteschaft eher ablehnend reagiert, ist die Patientenzufriedenheit außerordentlich hoch. Auch die weltberühmte Mayo-Klinik will eine Vielzahl von Einzelhandelsfilialen gründen. Im Großraum New York wurden zwischenzeitlich in Kooperation mit einer Drugstore-Kette so genannte Retail-Kliniken eröffnet, in denen hingegen statt Krankenschwestern nun Ärzte die Patienten versorgen.

In Deutschland ist dieses Geschäftsmodell noch nicht möglich – noch nicht!

Indes reagieren auf den **zunehmenden Ärztemangel** in Deutschland bereits die Pflegeberufe mit wachsendem Selbstbewusstsein. Sie streben an, arztnahe Tätigkeiten zu übernehmen und dies als einen wichtigen Teil der zukünftigen Versorgung darzustellen. Untermauert wird dieses Ansinnen durch die wachsende Akademisierung der Pflege. Darüber hinaus zeigt sich auch eine Tendenz in diese Richtung durch die Etablierung von Verah und AGnES – zumindest den Hausärzten gut bekannt. Die Versorgungsassistentin für die Hausarztpraxis (Verah) hat eigenständige Aufgaben zu erfüllen und führt auch Hausbesuche durch. Und auch die Gemeindeschwester AGnES (= Arztentlastende, Gemeindenahe, E-Health-gestützte, Systemische Intervention) soll den Hausarzt durch die Übernahme von medizinischen Tätigkeiten besonders unterstützen. Also vielleicht zukünftig Minikliniken nach US-amerikanischen Vorbild auch in Deutschland?

Es ist eindeutig: Wir Menschen leben länger. Und wer länger lebt, hat auch mehr Zeit krank zu werden. Zugleich ändern sich mit der Alterung die Bedürfnisse der Menschen und ihre Anforderungen an die moderne Medizin. Im Zuge dieser Entwicklung wächst künftig vor allem der Bedarf an finanzierbarer medizinischer Versorgung und Pflege. Schließlich steigt mit dem Alter auch das Risiko, chronisch zu erkranken. Vor allem Innovationen in der Medizintechnik helfen dabei, Krankheiten frühzeitig zu erkennen und die Versorgung zu verbessern. Es bedarf deshalb zukünftig demnach noch größerer Anstrengungen und Ressourcen, um gesund zu bleiben. Dies umso mehr, als es zunehmend dem Einzelnen obliegt, in seine Gesunderhaltung zu investieren.

Die Menschen werden zwar älter, aber keineswegs gesünder. Ältere Patienten leiden häufig an **lebensstilbedingten Erkrankungen**, die auf einen langjährigen ungesunden Lebenswandel zurückzuführen sind. Negatives Gesundheitsverhalten, Ursachen und Beginn der Krankheiten liegen Jahre, häufig auch Jahrzehnte zurück.

Es waren epidemiologische Studien die erstmals den eindeutigen Zusammenhang zwischen Ernährungsgewohnheiten und dem Aufkommen bestimmter Krankheiten darlegten. Die zunehmende Häufigkeit von Übergewicht und Adipositas ist bedrückend. Was bis vor Kurzem noch ein typisches amerikanisches Problem war, hat sich zwischenzeitlich zu einer weltweiten Angelegenheit entwickelt. Geradezu erschreckend ist die Situation bei übergewichtigen Kindern und Jugendlichen. Dabei sind Mortalität und Morbidität umso höher, je früher die Adipositas beginnt.

Das metabolische Syndrom, die Kombination aus Insulinresistenz, Fettstoffwechselstörung und Bluthochdruck, ist in unserer Gesellschaft neben dem Rauchen und Bewegungsmangel zwischenzeitlich zum wichtigsten Risikofaktor per se avanciert. Alle drei sind schon längst als Risikofaktor für Herzinfarkt und Schlaganfall bekannt. In Kombination sind sie natürlich erst recht gefährlich.

Der naheliegende Weg lebensstilbedingte Krankheiten zu vermeiden, besteht vor allem in Maßnahmen gegen die krankheitsverursachenden Lebensstilfaktoren. Die Unterschiede in der Lebenserwartung und der Lebensqualität von Menschen lassen sich viel stärker durch Prävention als durch die Behandlung von Krankheiten beeinflussen. Dieser Gedanke selbst ist gar nicht so neu. Schon 400 Jahre v. Chr. erkannte Hippokrates: »Schön ist es, für die Kranken besorgt zu sein, ihrer Gesundheit wegen; viel schöner, für die Gesunden besorgt zu sein, ihres Nichterkrankens wegen.« Dieses präventive Potenzial wird in der Medizin im Vergleich zu sonstigen Optionen jedoch nur sehr sparsam genutzt. Seit über zwei Jahrtausenden führt das Konzept der Krankheitsverhinderung ein Schattendasein in der Medizin, denn Linderung oder Heilung sind auch heute noch die salonfähigsten Ziele der modernen Medizin. Dieser Ansatz, erst dann zu behandeln, wenn eine Krankheit zu Tage tritt, ist allerdings mit wesentlich höheren Anforderungen – sowohl finanziellen als auch medizinischen – verbunden als mit einer effektiven Prävention. Das gilt besonders für chronische und weit fortgeschrittene Erkrankungen, bei denen es nach wie vor kaum Heilung gibt und die Behandlung selbst mitunter die Lebensqualität der Patienten zunehmend beeinträchtigt.

Gesundheit bedeutet aber längst nicht mehr nur Heilung, sondern steht für so unterschiedliche Begriffe wie Wohlbefinden, Lebensqualität und Leistungsfähigkeit. In starkem Maße trägt ein individuelles und höheres Selbstverantwortungsgefühl zwischenzeitlich dazu bei, diese Gesundheit auch in fortgeschrittenem Alter zu erhalten. Der Markt für Sport und Gesundheit ist ein lukrativer Markt, in welchem allein in den USA mit Diätnahrung viele Milliarden US-Dollar umgesetzt werden – mit jährlich deutlichen Zuwachsraten. Hinzu kommen die Einnahmen der Fitnessstudios, die ebenfalls in Milliardenhöhe liegen. Die aus den USA stammende internationale Fitnesskette Curves agiert mit einem einfachen Konzept äußerst erfolgreich im Gesundheitsmarkt: Sie ist speziell auf Frauen ausgerichtet.

Auch viele Menschen jenseits der 60 beginnen mit Bewegungsprogrammen und Ernährungsseminaren. Das kann leichter Ausdauersport sein, Fitnesstraining oder Power-Walking. Genauso gut wie schnelles Spazierengehen, Kraft- und Koordinationstraining oder Rückenschule praktizieren sie alleine oder in der Gruppe eine der bedeutenden chinesischen Bewegungstherapien Qigong oder Tai-Chi.

Vorreiter für diese, den Alterungsprozess verlangsamende körperliche Aktivität, finden sich vor allem im asiatischen Raum. Dort ist die Wirkung der richtigen körperlichen Aktivität für Vitalität und Gesundheit bis ins hohe Alter schon seit langem bekannt.

1973 wurde in China während einer archäologischen Grabung ein Seidenbild entdeckt. Auf diesem, das auf 168 v. Chr. datiert wird, sind 44 Figuren in unterschiedlichen Qigong-Übungen abgebildet. Es handelt sich um Übungen in Ruhe und Bewegung, bei denen besondere Aufmerksamkeit auf die Vorstellungskraft der Lebensenergie des Körpers gelegt wird. Auch heute noch nimmt das Üben von Qigong einen wichtigen Teil der täglichen Gesunderhaltung in China ein.

Tai-Chi besteht aus bestimmten Abfolgen von langsamen, kontrollierten, sanften Bewegungen und Haltungen, die den gesamten Körper einbeziehen und ein hohes Maß an Koordination beinhalten. So sanft das Ganze aber auch wirkt, tatsächlich stammen die einzelnen Bewegungen aus dem asiatischen Kampfsport. Der Stoff, aus denen die Legenden sind, wird häufig aus vielen Fäden gewoben. Eine dieser Legenden in China erzählt, dass Tai-Chi vor etwa 700 Jahren von einem taoistischen Priester mit dem Namen Chang San Feng entwickelt wurde, als er einen Kampf zwischen einem Kranich und einer Schlange beobachtete.

In vielen asiatischen Großstädten sind in den frühen Morgenstunden 70- und 80-Jährige anzutreffen, die bestens beweglich sich auf einem Bein stehend, wie ein Kranich in alle Richtungen drehen können. Ihr guter körperlicher Zustand kommt nicht von ungefähr: Er ist das Ergebnis eines Trainings, das oft schon in der Kindheit begann.

Wenn wir Ärzte diese Zusammenhänge sorgfältiger wahrnehmen, können wir sie auch besser nutzen und im Idealfall gezielt einsetzen.

Tipp

Die moderne Medizin bietet eine Fülle von Möglichkeiten, mit denen sich das Wohlbefinden fördern, Krankheiten vorbeugen und Erkrankungen behandeln lassen.

Die moderne westliche Medizin hat ihre entscheidenden Erfolge innerhalb des letzten Jahrhunderts errungen, wobei die spektakulärsten Fortschritte sicherlich in den vergangenen 30 Jahren erzielt wurden. Das medizinische und wissenschaftliche Wissen wurde während dieser Zeit umfassend erweitert, wobei man vom makroskopischen in den mikroskopischen Bereich und vom biochemischen zum molekularen Bereich gelangte.

Unabhängig von allen Diskussionen um die geeignetste Bezeichnung – wissenschaftliche Medizin, individualisierte Medizin, ganzheitliche Medizin, Heilkunde und Präventionsmedizin oder Anti-Aging-Medizin, die **Medizin der Zukunft** ist insofern eine neue Medizin, als sie auf mehr Eigenverantwortung, Individualisierung, Wettbewerb und dynamisierten Gesundheitsmarkt setzt.

Zusätzliche Lebensqualität wird nicht mehr durch weiteren materiellen Wohlstand erzielt, sondern durch die Investition in die eigene Gesundheit. Der Erhalt der Gesundheit und die Beeinflussung von Alterungsprozessen werden zu einem wichtigen Ansatz dieser Medizin. Insbesondere aufgrund der zunehmenden Lebenserwartung wird die Prävalenz von chronischen Krankheiten in Zukunft weiter ansteigen. Für den einzelnen Leistungserbringer wird dies unterschiedliche Konsequenzen haben. Ein erhöhter Betreuungsbedarf im ambulanten Bereich wird die Folge sein, wohingegen im stationären Bereich eine Zunahme von bestimmten Krankheitsfällen zu beobachten ist. Dies wird eine Veränderung der Struktur und der Schwerpunkte sowie der Ausstattung von Kliniken und Arztpraxen nach sich ziehen.

Der Gesetzgeber hat eine Reihe von Änderungen in den Rahmenbedingungen vorgenommen, um den Wettbewerb im Gesundheitswesen zu forcieren. Das Credo hoher Qualität und Effizienz durch verstärkten Wettbewerb wird auch in Zukunft dessen Handlungen bestimmen. In allen Gesundheitswesen der Welt machen sich – unabhängig von der Art ihrer Organisation – ökonomische Belastungen bemerkbar. Überall bemüht man sich, die Kosten zu begrenzen, und überall stößt man dabei auch Schwierigkeiten. Eine dieser Schwierigkeiten ist die Beharrlichkeit chronischer degenerativer Krankheiten, die sich nicht nur sofortiger Heilung entziehen, sondern auch keine Aussicht auf eine längerfristige Besserung bieten. Dies wird umso deutlicher in alternden Gesellschaften. Auf der Webseite der Weltgesundheitsorganisation (WHO) finden sich zahlreiche Daten zu den europäischen Gesundheitssystemen (www.euro.who.int/observatory/hits/20020525_1), während der World Health Report der WHO genaue Angaben zu den Kosten der öffentlichen und privaten Gesundheitsversorgung auf der ganzen Welt macht.

Beispiellose Entdeckungen und Entwicklungen der molekularen Biologie und Genetik werden auch in Zukunft zu einem gewaltigen Anwachsen unseres Wissens und Könnens führen und unser Verständnis von Gesundheit und Krankheit als auch der Prävention, Diagnose und Therapie modifizieren. Insbesondere die medizinische Biotechnologie wird in Zukunft entscheidende Beiträge zur Bekämpfung schwerer Erkrankungen leisten.

Viele Akteure im Gesundheitswesen sind von diesen Erfolgen der hochspezialisierten Medizin geblendet und übersehen gerne die Misserfolge und Enttäuschungen dieser Techniken. Sie übersehen Patienten, die nicht vollständig geheilt wurden oder solche, die mit ihrer Behandlung nicht zufrieden sind. Abgesehen von den Menschen, bei denen sich der gesundheitliche Zustand durch die Therapie verschlechtert hat. Ohne dass es mancher Arzt bemerkt, gerät das »Menschsein« zugunsten medizinischer »Technologien« kontinuierlich aus dessen Blickfeld.

! Empathie und Verständnis dürfen für uns Ärzte keine Fremdwörter sein.

Finanziert vom deutschen Forschungsministerium haben deshalb Gesundheitswissenschaftler ein neues Konzept entwickelt, mit dem bestimmt werden kann, was ein hinzugewonnenes Lebensjahr kosten darf. Hierzu verglichen die Experten eine teure und eine günstige Behandlung und setzten Lebenserwartung und Kosten ins Verhältnis. Soll diese Erhebung die Rationierung im Gesundheitswesen ethisch vertretbar machen? Brave new world! Eine nicht gerade ermutigende Entwicklung für unsere Medizin, allerdings in Großbritannien bereits ähnlich etabliert.

Das Gesundheitssystem in Großbritannien, der National Health Service (NHS), stellt die gesundheitliche Versorgung aller Bürger sicher und versorgt die Bürger vollständig. Das System ist aber völlig überlastet und die Patienten haben so gut wie keine Wahl: Sie müssen die vorgeschlagenen Therapien akzeptieren, ohne Alternativen prüfen zu können. Das Grundproblem beim britischen Gesundheitssystem ist, dass dem National Health Service nur ein begrenztes Budget zur Verfügung steht. Um die daraus entstehenden Probleme zu lösen, wurde das National Institute for Clinical Excellence (NICE) ins Leben gerufen, das Therapieformen bewertet und entscheidet, ob der National Health Service die Kosten dafür übernimmt. NICE misst die Auswirkung jeder Therapie in qualitätsgesicherten Lebensjahren und legt demnach fest, wer welche Art der gesundheitlichen Versorgung erhält.

Die Möglichkeiten der High-Tech Medizin werden immer umfangreicher und die Gesundheitswirtschaft ist weltweit ein Zukunftsmarkt mit außerordentlichem Wachstumspotenzial. Wie sehr dieser Aspekt unser Gesundheitswesen zukünftig durchdringt, ist wenig bekannt und kann von niemandem vorausgesagt werden. Dennoch sollten Sie diesen Schatten nachspüren und sich als mittelständisches Unternehmen auf die Zukunft vorbereiten. Die Zukunft hat längst schon begonnen.

5.2 Konzentration auf das Wesentliche

»Weniger ist mehr.« So der bekannte Ausspruch des Architekten Ludwig Mies van der Rohe.

Denn das Besondere ist begrenzt. Am Anfang steht immer ein Gedanke von der Zukunft, von dem was Sie erreichen wollen. Um sich eine Vorstellung davon zu machen, wo Sie sich Ihre Praxis in der Zukunft wünschen, müssen Sie eine Richtung definieren, an der Sie sämtliche Planungen und Entscheidungen ausrichten. Denn genau das ist es, was Richtungspunkte bieten: Sie geben Ihrem Vorgehen ein **Ziel.** Es ist stets leichter, in einem Gespräch einen Gedanken ganz unverbindlich zu äußern, als diesen anschließend präzise und schlüssig auszuformulieren. Aber erst wenn das geschafft ist, ist auch das Ziel innerlich vollkommen ausgereift.

Dieses Durchdenken des eigenen Fachgebiets und der eigenen Leistungen bleibt nicht ohne Folgen und so betrachtet kommt auch dieser Effekt letztlich wieder der Weiterentwicklung der Praxis zugute. Wer sein Fachgebiet und seine Dienstleistungen fundiert reflektiert hat, dem ist der Weg in die Zukunft geebnet. Am Anfang gilt es also, nüchtern das Terrain abzustecken, auf das Sie sich überhaupt sinnvoll begeben können. Erst im zweiten Schritt und unter diesen Voraussetzungen entwickeln Sie dann Ihr eigentliches Konzept. »Wo ein Wille ist, ist auch ein Weg«, heißt es hoffnungsvoll im Volksmund. Besser trifft es jedoch Franz Kafka, der darauf hinwies, dass Wege entstehen, indem man sie geht.

Wenn Sie eine Veränderung zum Besseren wollen, ist es immer wieder notwendig Entscheidungen auf der Basis einer unsicheren Grundlage zu treffen. So müssen wir insbesondere am Anfang eines Projekts, wenn das Wissen über die Zusammenhänge noch gering ist, **Mut** zu den eigenen Entscheidungen haben.

Was Sie wollen, wissen Sie. Aber was sind in Ihrem Umfeld die wichtigsten strategischen Fragen der Zukunft? Woran erkennen Sie, dass Sie auf der richtigen Spur sind?

Allgemein gilt, dass ein **strategisches Planungskonzept** in seinen Grundaussagen einfach ist und durch eine sinnvolle Gliederung schon frühzeitig festgelegt wird, von welcher Seite her der Zugang zu den Themen gefunden wird. Beachten Sie hierbei eine einfache Grundregel: Orientieren Sie das Planungskonzept und die Gliederung an den Bedürfnissen der Patienten. Wo es notwendig ist, sollten die Kriterien für eine Gewichtung klar definiert und nachvollziehbar sein. Legen Sie Ihre Absichten, Werte und Prioritäten fest. Sagen wir es einfacher: Die Ihnen gestellte Aufgabe verlangt echten Einfallsreichtum.

! Die Gefahr sich zu verzetteln ist enorm, weshalb Sie Ihr Konzept kontinuierlich anpassen und auch weiterentwickeln sollten.

Bezüglich des notwendigen Zeitrahmens wird in der Regel zwischen kurzfristigen Zielen von etwa 1 Jahr, mittelfristigen Zielen von etwa 1–5 Jahren und langfristigen Zielen von über 5 Jahren unterschieden. Als allgemeine Regel könnte gelten, dass die Verwirklichung Ihrer Vision bis zu 5 oder 10 Jahre dauern kann, während die Planungsprozesse auf dem Weg zur Realisierung Ihrer Vision sich innerhalb von 2–4 Jahren erreichen lassen.

Tipp

Verfolgen Sie keinesfalls Ziele, die sich nicht realisieren lassen. Auf jeder Stufe müssen die Ziele wirklichkeitsnah sein. Und auch für jedes Teilziel ist ein zeitlicher Rahmen nötig.

Vor allem die **Teilziele** sind es, deren Erreichen Sie immer wieder motivieren, Ihren Weg weiterzugehen. Nur durch eine optimale Zeitplanung mit genauen Terminen wird Handeln konkret, Energien gebündelt und zielgerichtete Aktivitäten forciert. Nicht selten liegt der Unterschied im Erfolg darin begründet, dass der Eine immer wieder von seinem »Können« berichtet und den Terminus »irgendwann« gebraucht, während der Andere seine Praxis erfolgreich in die Zukunft führt.

Der Arzt als erfolgreicher Unternehmer ist nicht nur auf das Ziel fokussiert, sondern behält auch im Auge, was ihn diesem Ziel näher bringt. Ziele dürfen allerdings keine Luftschlösser sein, sie müssen im Bereich des Möglichen liegen. Außerdem muss auch das Praxisteam die Verantwortung für die Erreichung der Praxisziele übernehmen.

Das Ihre Ziele in jeder Hinsicht realistisch sein müssen, ist eine ganz wichtige Voraussetzung dafür, dass Sie Ihr Verhalten entsprechend darauf ausrichten können. Die Ziele sollten hierbei Leitbildcharakter haben, eine visionäre Darstellung dessen, was Sie langfristig anstreben. Im Allgemeinen steigt die Wahrscheinlichkeit, dass Sie wirklich zielbezogen handeln werden, wenn Sie positive Gefühle mit Ihrer Zielvorstellung verbinden.

Diese Bereiche sind es, die die Praxis in die Zukunft bewegen:

- Persönliche Servicequalität,
- optimale Nischenangebote,
- Trends erkennen,
- visionäres Denken,
- Zukunft aktiv gestalten wollen,
- Ballast abwerfen,
- die nötige innere Einstellung haben und den Erfolg wollen.

Haben Sie ein bisschen Mut und lernen Sie von großen Unternehmen, aber auch von vielen mittelständischen Unternehmen. Beispielweise Maler

Deck in Karlsruhe (www.malerdeck.de). Ein Besuch auf seiner Internetseite lohnt sich. Sehen Sie sich vor allem die Rubrik »Für die 55+-Generation« an.

Klarheit in den Zielen korreliert eng mit Arbeitszufriedenheit und diese mit Freude und Durchhaltevermögen. Sie haben die Chance, sich Ziele zu setzen, die sowohl Ihrer Persönlichkeit als auch Ihren Motiven entsprechen. Beachten Sie aber unbedingt, dass zu niedrig angesetzte Ziele Ihnen keine Erfolgserlebnisse bringen und zu hoch gesteckte Ziele Misserfolge begünstigen. Und ohne **Leidenschaft** und **Begeisterung** sind keine Höchstleistungen möglich. Nur mit Enthusiasmus können Probleme und Schwierigkeiten überwunden werden. Wesentlich ist die Haltung, die man einnimmt. Ein gewisses Maß an Leidenschaft für das, was man tut, muss man mitbringen, um erfolgreich zu sein. Auch Praxisinhaber, deren Philosophie Leidenschaft für die Tätigkeit in ihren Mitarbeiterinnen auslöst, maximieren die Leistungen ihrer Angestellten.

! Ohne Begeisterung nützt auch Fleiß nichts.

Enthusiasmus hilft auch schwierige Aufgaben zu lösen und die Tätigkeiten engagiert und mit Zuversicht zu verrichten. Es scheint dann, als würden die Dinge von alleine geschehen, wie angetrieben von einer Kraft, die sich der eigenen Person als Werkzeug bedient. Der Psychologe und amerikanische Sozialwissenschaftler ungarischer Herkunft, Mihaly Csikszentmihalyi hat es sich zur Lebensaufgabe gemacht, solche Erlebnisse zu dokumentieren. Er hat ihnen den Terminus »Flow« gegeben und den Begriff in einem Großteil seiner Bücher zum Zentralbegriff erhoben. Der Forscher führte eine Vielzahl von Interviews mit Sportlern, Ärzten, Dirigenten und Personen mit anderen Berufen, die äußerste Konzentration verlangen. Zu diesem Flow kommt es dann, wenn man konzentriert einer selbstbestimmten Tätigkeit nachgeht, die ein klares Ziel hat und die weder unterfordert noch überfordert.

Csikszentmihalyi stellte fest, dass wer im Flow ist, neben einer tiefen Befriedigung auch den Verlust des Zeitgefühls und der Selbstwahrnehmung verspürt – man geht in seiner Tätigkeit auf. Grundsätzlich ist der Flow etwas anderes als ein kurzwirksamer Kick. Flow ist vielmehr ein Zustand, in dem die Anforderung an einen Menschen mit seinen Fähigkeiten und Zielen optimal zusammenpassen. Jemand, der weiß, was er wie tun muss und das er dies auch tun kann, der ist in der Lage, sich voll und ganz auf seine Tätigkeit einzulassen.

> »Zukunft – das ist die Zeit, in der du bereust, dass du das, was du heute tun kannst, nicht getan hast.«
> Anonymus

5.3 Erfolg beginnt im Kopf

Ein zukunftsfähiges und erfolgreiches unternehmerisches Konzept zu entwerfen ist eine echte Herausforderung für jeden niedergelassenen Arzt. Diese beginnt mit neuen Ideen und Vorstellungen und schreitet fort, wenn durchdachte und innovative Konzepte entwickelt und eingefahrene Wege verlassen werden. Andere Betrachtungswinkel lassen die Dinge noch klarer und deutlicher erscheinen und man gewinnt weitere Facetten hinzu. Unverzichtbar bei der Realisierung sind Beharrlichkeit, Leidenschaft und außerhalb des Rahmens denken, kreative Freiräume, und das Arbeiten im Team. Nur wer in allen diesen Bereichen mehr als der Durchschnitt leistet, hat die Voraussetzungen, einen Premium-Status bei seinen Patienten zu erreichen.

So gut wie niemandem fällt der Erfolg in den Schoß. Er muss in der Regel hart erarbeitet werden. Die größten Schwierigkeiten bei der Veränderung des eigenen Unternehmens bestehen mitunter aber darin, die eigenen Absichten über die Ebene der reinen Planung hinaus zu realisieren. Die besten Ideen nützen aber wenig, wenn sie nicht umgesetzt werden.

! Wenn jemand nichts tut, ändert sich auch nichts. Alles bleibt beim Alten.

Manche Menschen erreichen nur sehr wenig, weil sie keine Ziele setzen. Andere, weil sie die falschen Ziele verfolgen. Wenn Sie keine Ziele haben, sind Sie ohne Orientierung. Der Schlüssel besteht darin, die eigenen Stärken zu kennen und danach zu entscheiden, wo es sich lohnt, Kraft und Mühe zu investieren. Zu wissen, was Sie von anderen unterscheidet, wohin Sie möchten und was für Sie persönlicher Erfolg bedeutet. Je stärker ein Ziel ihre Selbstverwirklichung fördert, desto größer ist in der Regel seine motivierende Wirkung. Sie geben sich eine Chance auf einen echten Anfang, indem Sie Ihr Vorhaben präzise formulieren und die eigenen Stärken konsequent mit Begeisterung fördern.

Eine **Vision** bezieht sich auf die Zukunft, sie beschreibt, was das »Ziel der Reise« ist. Visionen verkörpern deshalb in der Regel eine langfristige Perspektive. Erfolge ergeben sich nie zufällig. Richtung und Zielpunkte müssen klar formuliert, kommuniziert und abgestimmt sein.

Tipp
Am Anfang steht immer eine Vorstellung von der Zukunft, von dem, was erreicht werden soll.

Jeff Bezos, der Gründer von **Amazon.de** hatte im Frühjahr 1994 in einer Prognose gelesen, dass das Internet jährlich um 2.300% wachsen würde. Natürlich waren manche Bereiche vielversprechender als andere. Die Frage war nur: Welche?

Begeistert von diesem nahezu unerschöpflichen Potenzial stellte er eine Liste mit zahlreichen Produkten zusammen, die er über das Internet verkaufen könnte. Schließlich entschied er sich für Bücher. Amazon sollte eine Internetplattform werden, die mit modernen Computertechnologien und cleveren Suchhilfen Millionen verschiedene Bücher bequem finden und kaufen lässt.

Kein leichtes Unterfangen, wenn man bedenkt, dass das Web 1994 nur über primitive Browser verfügte und auch für die Verbraucher nur mühsam zu nutzen war. Darüber hinaus war Bezos weder gelernter Buchhändler, noch stammte er aus einer Familie von Buchhändlern. Bezos hatte lediglich per Ausschlussverfahren eine Geschäftsidee gefunden und eine Vision entwickelt. Heute liegt die Kernkompetenz von Amazon vor allem in der Logistikkompetenz, der Internetkompetenz und der enormen Kundendatenbank.

Von Friedrich Nietzsche stammt der Satz: »Wir fahren in die Fremde auf der Suche nach Vertrautem«, was für manch einen ärztlichen Kollege sicherlich zutrifft. Diese möchten ihren mehr oder minder vorgezeichneten Weg auch in Zukunft weitergehen und in der eigenen Arztpraxis keine Veränderungen haben. Und es gibt die wenigen, die eine Vision haben und konsequent den Weg zum Ziel verfolgen.

In jedem lokalen Markt gibt es einen Champion. Das beste Restaurant, das führende Bekleidungsgeschäft, den Bäcker mit den frischesten Brötchen, die Arztpraxis mit den besten medizinischen Leistungen und überragender Servicequalität. Die Ambition, der Beste in seinem Markt zu sein und in diesem die Marktführerschaft durch Leistung und Innovation anzustreben, erscheint auf der lokalen Ebene genauso lohnendes und die Mitarbeiter motivierendes Ziel wie im globalen Maßstab.

Wenn die Frage nach der Vision des Unternehmens Arztpraxis geklärt ist, wenn Sie genau wissen, wohin Sie wollen, wird vieles einfacher. Je klarer die Vision die Richtung angibt, in der sich Ihr Unternehmen bewegen soll, desto transparenter und nachvollziehbarer werden Ihre Entscheidungen. Dabei gilt es zunehmend, das Praxisangebot permanent zu hinterfragen und gegebenenfalls neue Leistungsfelder zu erschließen. Diese Überlegungen erfordern eine Zukunftsvision zusammen mit konkreten Zielen, die, wenn sie erreicht werden, diese Vision Wirklichkeit werden lassen.

! Um Visionen zu realisieren, bedarf es Zeit.

5.4 Für die Patienten oder für wen arbeiten Sie?

Premium – dieses Wort hat einen fast magischen Klang. Es verbindet Exklusivität mit Qualität, ist Inbegriff außergewöhnlicher Leistungen, erzeugt Vertrauen, nachhaltigen Eindruck und gibt den Patienten ein gutes Gefühl.

Vertrauen in die **Leistungen des Praxisteams** wird sich in den kommenden Jahren zu einem entscheidenden Differenzierungsmerkmal entwickeln. Nur die Zufriedenheit der Patienten zu messen reicht nicht mehr aus, um sich abzugrenzen. Langfristig werden individuelle Präferenzen der Patienten an Bedeutung gewinnen und vor allem diejenigen Praxisteams erfolgreich sein, die als Ergebnis ständiger Veränderungsbereitschaft den zukünftigen Herausforderungen gerecht werden und sich im Wettbewerb durch das Besondere hervorheben. Die Arztpraxis als Marke unterstreicht dieses individuelle Profil und verspricht eine gleich bleibend gute Qualität.

Starke Marken weisen immer mehrere Elemente auf: Sie sind beständig, schaffen eine Vertrauensbasis zwischen Anbieter (Praxisteam) und Nutzer (Patienten) und bieten Kontinuität in diesem Verhältnis. Wir reden alle von der Dienstleistungsgesellschaft, aber keiner macht mit. Als Dienstleister sollte jede Arztpraxis ein großes Interesse daran haben, sich als Premiummarke auf dem Gesundheitsmarkt zu positionieren. Partnerschaft mit den Patienten wird nicht nur beschworen, sondern gelebt.

Es gibt unzählige Möglichkeiten, Ihr Unternehmen Arztpraxis weiterzuentwickeln, um den **Bedürfnissen Ihrer Zielgruppe** zu entsprechen. Auf vernachlässigten Gebieten lauern überall Möglichkeiten. Insbesondere an Stellen, an denen Sie und Ihre Patienten Probleme als unvermeidlich akzeptieren.

Insbesondere Frauen, die als Mütter wenig Zeit haben, zeigen sich oft verärgert über die Arztpraxen. Ganz konkret sind sie über die Zeit verärgert, die sie mit Warten verschwenden. Bei einem Arzt reservieren sie den frühestmöglichen Termin, harren mit ihren unruhigen Kindern für ewige Zeiten im Wartezimmer aus und sollen akzeptieren, dass die Praxis schlecht organisiert ist. Termine für sich und ihre Familien zu vereinbaren und einzuhalten ist für diese Frauen sehr aufreibend.

Hier bestehen enorme Chancen für das Praxisteam, die sich auf Frauen als Zielgruppe einstellen und einen umfassenden Service bieten: Vergabe kurzfristiger Termine, kind- und familiengerecht ohne Wartezeiten mit besonderen Serviceleistungen für die Mütter und die Kinder wie Spielzeug, Windeln, einen Wickeltisch, vielleicht ein separates Wartezimmer, Getränke für die Kinder, um nur einige zu nennen.

Frauen werden auch in Zukunft weiterhin eine Mehrfachbelastung bewältigen müssen, die Vereinbarkeit von Beruf und Familie und den Zeitmangel. Deshalb werden die Mütter umso begeisterter auf Dienstleistungen reagieren, mit denen sie Zeit sparen und ihren Tag optimal nutzen können. Arztpraxen orientieren sich viel zu selten an den Bedürfnissen von Müttern, berufstätigen Frauen und deren Kindern. Deren Bedürfnisse zu verstehen und zu erfüllen ist nur eine der Chancen für all diejenigen, die über die Zukunft nachdenken und sie umgestalten wollen.

Aber auch alle anderen Patienten erdulden lange Wartezeiten, werden durch ein kompliziertes und verwirrendes Gesundheitssystem navigiert und erhalten, wenn sie um Hilfe bitten, bisweilen kein authentisches Bemühen und Fürsorge, sondern manchmal nur frostige Antworten. Tatsächlich ist die konsequente Anwendung einfacher Aspekte von zentraler Bedeutung für die Abgrenzung zu seinen Wettbewerbern.

! Eine sehr gute medizinische Versorgung und ein zufriedenstellender Patientenservice schließen sich nicht gegenseitig aus.

Das Thema der **Qualitätswahrnehmung** ist in der Hotelbranche besonders aufschlussreich. Das medizinische Personal müsste lediglich verstärkt Anregungen aus der Hotelbranche aufnehmen, wo gut gestaltete Check-in-Abläufe und schnelle Reaktionen auf Kundenanfragen Standard des Arbeitens sind.

Service kann unvergesslich sein, entweder weil es den Kunden erfreut, oder, weil er den Kunden bitter enttäuscht. Insbesondere in einer Arztpraxis ergeben sich besondere Chancen durch die Schnittstelle zwischen den differenzierten Erwartungen der Menschen und den vielfältigen Möglichkeiten der Mitarbeiter, darauf einzugehen und ein Höchstmaß an Individualisierung zu schaffen.

Basis guter Serviceleistungen

- Sich Zeit nehmen, einen starken Eindruck zu hinterlassen.
- Mit echtem Interesse nach den Bedürfnissen des Gegenüber fragen und auf diese Bedürfnisse eingehen.
- Auf subtile Details achten.
- Bereits getroffene Terminvereinbarungen einhalten.
- Wartezeiten, auch an der Rezeption, so niedrig wie möglich halten.

All dies spielt eine Rolle für den Unterschied zwischen akzeptablem und unvergesslichem Service. Hier zeigt sich die Professionalität der Mitarbeiter durch Kompetenz, Wissen und Fähigkeiten.

Tipp
Bereits an der Rezeption beginnt der persönliche Service für *diesen* Patienten.

Manche Entscheidungen sind einfach, z. B. jene, welche Schokolade man essen möchte oder wie wir den Tag verbringen werden. Für unsere Patienten ist es hingegen sehr schwer, die optimale medizinische Behandlung auszuwählen. Das führt dazu, dass in den kommenden Jahren das Interesse an Fragen zur Gesundheit und das Bedürfnis, darüber zu kommunizieren, zu einer noch größeren Nachfrage nach geeigneten Informationen führen wird. Der selbstbestimmte Patient erwartet nicht nur Behandlung und Heilung seiner Krankheiten, sondern ein ganzheitliches Konzept, das auch Bedürfnisse befriedigt, die jenseits der bloßen Behandlung von Krankheiten liegen.

Der Patient der Zukunft wird zum aktiven Part in seiner Beziehung zum Arzt und er wird diesen Part auch konsequent einfordern. Er wird sich umfassend informieren und Vergleiche anstellen und sich als **informierter Patient** auch die Vor- und Nachteile der verschiedenen Methoden einer Behandlung erläutern lassen.

Tipp
Beratung, Information und Serviceorientierung werden künftig noch wichtigere Erfolgsfaktoren darstellen.

Patientenorientiertes Handeln bedeutet in diesem Zusammenhang, dass der Patient selbst über die Behandlung entscheidet. Hierzu ist es aber notwendig, die Patienten über die unterschiedlichen Behandlungsmöglichkeiten zu informieren und auch deren jeweilige Vor- und Nachteile offen und ausführlich zu besprechen.

Das Vertrauen in die Arztpraxis hängt besonders davon ab, inwieweit es dem Arzt gelingt, den Patienten als Persönlichkeit in die Therapieplanung zu involvieren und ihm eine individuelle Behandlung zu gewährleisten. Verständlich aufbereitete Informationen können hilfreich sein. Beispielsweise kann man Informationen in Einheiten übersetzen, die sich leicht verstehen lassen. Wenn Wilhelm Busch auch dichtet »Viel besser als ein guter Wille, wirkt manchmal eine gute Pille« sollte der Arzt immer andeuten, dass die Hilfe auch von ihm und seinem Praxisteam kommt und eben nicht nur von einer Pille. Oft erwächst Vertrauen aus kleinen Gesten, die Barrieren entfernen. Hierzu gehört Einfühlungsvermögen in die Individualität des Patienten.

Hat sich eine Praxis ein positives Image in der Wahrnehmung der Patienten aufgebaut, so gilt es, die hierdurch erzeugten Erwartungen immer wieder aufs Neue zu erfüllen und möglichst sogar zu übertreffen.

! Fordern Sie den Wettbewerb, indem Sie außerhalb des Rahmens handeln. Das Rezept ist einfach: Wertschätzung und hingebungsvoller Service, der niemals zögert.

5.5 Ziele definieren und Strategien entwickeln

Um zukunftsfähige Ziele und Strategien für das Unternehmen Arztpraxis entwickeln zu können, brauchen Ärzte keine grundlegenden wirtschaftswissenschaftlichen Theorien zu analysieren. Aber sie benötigen kompakte und verwertbare Faktoren, die sie im Alltag weiter bringen und auch wirtschaftlich zum Erfolg führen.

Sie müssen wissen, worin gutes Management und souveräne Führungsqualität besteht, wie die Aufgaben und Herausforderungen bewältigt werden können und was zu tun ist, um schnelle Erfolge in der Gegenwart zu bewirken und gleichzeitig die richtigen Weichen für eine erfolgreiche Zukunft zu stellen. Strategie ist die Kunst, alle Kräfte so zu konzentrieren, dass ein möglichst profitables Unternehmen gesichert wird.

Mit der Formulierung der **Praxisvision** und Ihrer **Ziele** haben Sie den ersten Schritt auf dem Weg in die Zukunft getan. Nun müssen Sie entscheiden, wie Sie die Ziele in die Tat umsetzen können und wollen. Den generellen Rahmen hierzu legen Sie mit der **Praxisstrategie** fest, aus der Sie dann alle Maßnahmen ableiten, die zur Konkretisierung Ihrer Zielvorstellungen notwendig sind. Wenn Sie dauerhaften Erfolg haben wollen, läuft ohne ein Zielsystem nichts. Wer kein Ziel hat, für den ist jeder Weg richtig.

> Wer nicht weiß, wohin er will, muss sich nicht wundern, wenn er ganz woanders ankommt.
> Mark Twain

Tipp
Formulieren Sie, abgeleitet von Ihrer Vision, Ihre Ziele. Die Festlegung von Zielen stellt die Basis für die Strategie und erfolgreiches Handeln dar.

Grundlage für einen strategischen Plan ist es, die richtigen Fragen zu stellen und die Mittel und Wege festzulegen, mit deren Hilfe Sie Ihre Praxisziele erreichen möchten. Das Erstellen des Unternehmensplans folgt hierbei dem Leitgedanken, den Weg in die Zukunft nach möglichst strukturierten Vorgaben zu gehen. Durch eine umfassende **Analyse der gegenwärtigen Praxisstruktur** kommen die entscheidenden Stärken und Schwächen des Unternehmens ans Licht. Sie veranschaulicht Ihre Positionierung in der Branche und weist auf Bereiche hin, in denen sich strategische Änderungen am stärksten auszahlen.

Der Markt im Gesundheitswesen ändert sich heute schnell und macht somit auch Anpassungen der einmal festgelegten Strategie notwendig. Diese Anpassungen sollten aber grundsätzlich nicht das Grundkonzept in Frage stellen, sondern lediglich **Korrekturen** beinhalten, die den veränderten Marktbedingungen Rechnung tragen. Wegen ihrer großen Bedeutung sollten die Trends den Ausgangspunkt ihrer strategischen Überlegungen bilden, beispielsweise wenn es darum geht Ihr Unternehmen neu auszurichten. Das sich die Konsequenzen guter oder weniger guter Entscheidungen in ihrer ganzen Tragweite häufig erst einige Zeit später zeigen, macht die Sache nicht einfacher und beweist einmal mehr, wie wichtig es ist einige Regeln über das richtige Vorgehen an der Hand zu haben. Wenn Sie eine neue Dienstleistung anbieten wollen, wählen Sie dafür solche aus, die an jene angelehnt sind, die Sie bereits anbieten. Die Erfolgsraten steigen erheblich, wenn neue Angebote vertraute Zielgruppen ansprechen und die Mitarbeiter sich bereits auskennen.

Die richtigen Fragen stellen

1. Strategien: Strategien sind nicht als etwas Starres zu verstehen, sondern sie sind ständigen Veränderungen unterworfen. Legen Sie einen konkreten Aktionsplan fest und geben Sie sich einen konkreten Zeitrahmen vor.
   - Was macht Ihre Arztpraxis außergewöhnlich?
   - Worin unterscheidet sich Ihre Praxis von denen Ihrer Wettbewerber?
   - Wie sollen sich Arztpraxen differenzieren, wenn alle das gleiche machen?
2. Positionierung: Die gewünschte Positionierung ist entscheidend, damit die eigenen Fähigkeiten bestmöglich eingesetzt werden können. Die Positionierung im Wettbewerb ist Basis der Praxisidentität.
   - Welche Dienstleistungen sollen angeboten werden?
   - Wo liegen die Probleme unserer Patienten und wie hilft unsere Dienstleistung, diese Probleme zu lösen?
   - Sind diese technisch und wirtschaftlich realisierbar?
   - Lassen sich angemessene organisatorische Prozesse problemlos durchführen?
   - Besteht ein Bedarf an diesen Dienstleitungen? Kennen wir unsere potenziellen Patienten?
   - Konzentration auf kleinere, abgegrenzte Zielgruppen.
   - Welche Chancen bringen unsere Angebote für die Zukunft?
3. Verbesserung der Unternehmerstrategie: Strategische Schachzüge verbessern die Position. Wirtschaftspläne helfen mit, um die konkreten Zielsetzungen der Arztpraxis innerhalb eines vorgesehenen Zeitraumes realisieren zu können.
   - Wie schnell soll der Umsatz wachsen?
   - Wie lassen sich die Eintrittsbarrieren für die Mitbewerber erhöhen?
   - Wie sollen wir wachsen? Durch die Ausweitung des Angebots? Neue Patienten?
   - Welche Etappenziele sind auf dem Weg zu erreichen?

- Welche personellen und finanziellen Mittel sind hierzu erforderlich?

4. Zukunftssicherung: Eine klare Positionierung ebnet den Weg. Überlegen Sie daher ganz genau, wo Sie Ihre Praxisleistungen ansiedeln wollen.
   - Wie können wir die neuen Leistungen in die vorhandenen Prozesse integrieren?
   - Wie soll das Geschäft langfristig organisiert werden?
   - Wie können wir kontinuierliches Wachstum und Profit garantieren?

Wie findet man als Arzt die ideale Balance um Chancen zu erkennen und diese auch in der eigenen Arztpraxis umsetzen zu können? Es ist von besonderer Bedeutung, dass zur Zukunftssicherung eine professionelle Vorbereitung erfolgt.

Folgen Sie dem Rat von Peter Drucker, einem der bedeutendsten Managementtheoretiker des 20.Jahrhunderts, der dafür plädiert herauszufinden,

- wo man heute steht,
- wo man in Zukunft sein will und
- wie man dorthin gelangt.

5.6 Stärken stärken und Besonderheiten identifizieren

Was einem so leicht über die Lippen geht, muss keineswegs Allgemeingut sein. Seit Anfang der 90er-Jahre ist der Terminus **Kernkompetenzen** im Vokabular vieler Manager und Unternehmer gegenwärtig und zwischenzeitlich auch für unternehmerisch denkende Ärzte zur Standardformulierung geworden. Kaum ein anderer Begriff der Wirtschaft wird allerdings derartig strapaziert und häufig auch falsch interpretiert und angewendet. Geprägt wurde die Bezeichnung durch die beiden Professoren für strategisches Marketing Gary Hamel und C. K. Pralahad.

Die Idee der Kernkompetenz ist nicht nur dazu geeignet, den Blick auf das Wesentliche zu richten, sondern hilft auch dabei, Dinge zu identifizieren, die nicht zum Kernbereich des Praxisablaufs gehören. Vor allem die Rückbesinnung auf die eigenen Kompetenzen ist ein wesentlicher Ansatz, Wege für eine zukunftsorientierte Neuausrichtung zu finden.

Tipp
Die wichtige und zentrale Frage lautet, welches die Erfolgsfaktoren sind, die eine Arztpraxis einzigartig machen.

Es gibt zwar kein Patentrezept für den Erfolg – was für das eine Praxisteam richtig ist, kann aufgrund anderer Voraussetzungen für ein anderes völlig falsch sein – aber einige Merkmale, die für nachhaltige und langfristige Differenzierung sorgen. Im Grunde ist die Sache ganz einfach: Es geht darum, eine längerfristige Absicherung durch klare Strategien und Ziele herbeizuführen und die eigenen Stärken zu identifizieren und zu fokussieren.

Als Spitzenunternehmen sollten Sie sich keinesfalls darauf konzentrieren, eigene persönliche Defizite oder Schwächen der Mitarbeiterinnen zu analysieren und abzubauen. Credo muss sein, die eigenen Stärken zu nutzen, Ballast abzuwerfen und sich auf jene Dinge zu konzentrieren, die man am besten kann.

Die **Cleveland Clinic** belegt im Ranking der US-Krankenhäuser regelmäßig einen Spitzenplatz. Bei der Spezialisierung folgt das Haus seinen besonderen Kompetenzen, in dem es seine Spezialzentren auf einzelne Krankheiten und nicht der traditionellen Gliederung folgt. Das Unternehmen ist hochspezialisiert und bietet seinen Patienten bestimmte medizinische Leistungen in besonders guter Qualität an.

! Kernkompetenzen schaffen einen langfristigen und überlegenen Nutzen und erzeugen damit einen nachhaltigen Wettbewerbsvorteil.

Insbesondere bei diesem Klinikunternehmen sind die Kernkompetenzen entscheidend für den Unternehmenserfolg. Die Cleveland Clinic ist darauf ausgerichtet in bestimmten Punkten Spitzenleistungen zu bringen und in anderen Bereichen bewusst schwächer zu sein. Dieses sind herausragende Fähigkeiten, die das Unternehmen in die Lage versetzt einen wesentlichen und besonderen Nutzen für die Patienten zu bieten.

Wesensmerkmale von Kernkompetenzen

- Sie müssen den Patienten einen besonderen Nutzen bringen.
- Sie sind selten, d. h. kaum ein Konkurrent verfügt über dieses spezielle Bündel an Fähigkeiten.
- Sie sind gegenüber Wettbewerbern einmalig und nur schwer imitierbar.
- Der Wert von Kernkompetenzen steigt, je schwieriger sie zu imitieren sind.
- Sie sollten das Potenzial haben, Neues zu erschließen.

Erst wenn die Kernkompetenzen der Praxis identifiziert wurden, können Sie strategische Veränderungen entwickeln, von denen Sie glauben, dass sie Wachstum und Weiterentwicklung der eigenen Arztpraxis vorantreiben werden. Dabei gilt grundsätzlich, dass gleichgültig um welche Art eines Unternehmens es sich handelt, immer die Führung eines Unternehmens die Aufgabe hat, ihre Vision lebendig werden zu lassen. Die Kernkompetenzen müssen deshalb, als Ursache und Basis des Erfolgs, konsequent herausgearbeitet und aktiv gepflegt und weiterentwickelt werden. Denn »Langfristig ist man nur erfolgreich, wenn man weiß, warum man erfolgreich ist«, so Rupert Lay.

Zweifellos gibt es Situationen, in denen Wachstum nur durch den Vorstoß auf zunächst unbekanntes Terrain geschaffen werden kann. Einen Vorsprung erreichen die Unternehmen durch ihre besonderen Fähigkeiten und somit durch die Besinnung auf ihre Kernkompetenzen. So hat sich die renommierte Firma **Fischer-Ski** vom Hersteller von Alpin- und Langlaufski zu einem wichtigen Zulieferer der Luftfahrtindustrie entwickelt. Mit anderen Worten: Das Unternehmen verfügt über langjährig entstandene und ausgereifte Fähigkeiten und hat ihre Kernkompetenzen im Bereich des Kunststoffleichtbaus sukzessive verfeinert und besonders erfolgreich in neue Industriezweige überführt.

Anita Roddick, die Gründerin der Body-Shop Kosmetikkette startete als unerfahrene Newcomerin in einer umkämpften Branche. Steve Bezos revolutionierte das Büchergeschäft im Internetzeitalter mit Amazon. Und McDonald's revolutionierte die Art und Weise, in Restaurants zu essen, wie auch ein 5-jähriger Steppke zeigte: Einmal groß essen gehen, so berichtete eine Tageszeitung, diesen Traum hat sich ein knapp 5-jähriger Ausreißer erfüllt. Mit seinem Rad und Rabattmarken war er in einem Schnellrestaurant erschienen und hatte sich gleich 2 Menüs bestellt!

Ermitteln Sie systematisch Ihre Kernkompetenzen und identifizieren Sie die Probleme oder Bedürfnisse Ihrer Patienten an die Leistungen der Arztpraxis. Streben Sie danach, der Maßstab für Ihre Branche zu werden. Im Wesentlichen muss das Praxisteam entscheiden, welche Grundsätze im Unternehmen modifiziert werden sollten um den aktuellen Patientenbedürfnissen am besten entgegenzukommen. Durch systematisches Ermitteln aller Faktoren können Sie herausfinden, wie eine Neuausrichtung der Praxis auf gewinnbringende Weise umgesetzt werden kann.

Der Weg zum Erfolg

- **Kernkompetenzen**: Vor dem Erfolg steht die Identifikation Ihrer Kernkompetenzen. Nur Kompetenzen, die Ihre Patienten auch als solche wahrnehmen, können Kernkompetenzen sein.
- **Ziele setzen und verfolgen**: Welchen Vorsprung und Mehrwert bietet ein neues Praxiskonzept?
- **Leitfaden:** Entwickeln Sie einen Leitfaden, in dem Sie die Ihr Vorgehen systematisieren und festlegen welche Ressourcen (finanzielle Mittel, Weiterbildung, Fähigkeiten, medizinische Geräte) zur Realisierung Ihrer Ziele Sie benötigen.
- **Praxischeck:** Vergleichen Sie Ihr neues Modell mit dem aktuellen Stand der Praxis, um herauszufinden, wie sie die derzeitige Situation ändern können.

Die spannende Arbeit beginnt mit der **Analyse**, was dann zu den einzelnen Wettbewerbsvorteilen führt. Jede identifizierte Stärke bringt Sie ein Stück voran. Sie sollten sich deshalb die Frage stellen, welche Fähigkeiten, Wissen oder Beziehungen und Netzwerke dafür verantwortlich sind, das Ihre Arztpraxis im Vergleich zu den Konkurrenten Stärken aufweist.

Qualität ist zwar eine wichtige Voraussetzung für den Erfolg, aber auch **Networking** und **Kooperationen** sind wichtige Säulen, auf die Sie bauen sollten. So können Sie symbiotische Netze bilden, bei denen die Teilnehmer voneinander profitieren. Die einzelnen Arztpraxen ergänzen sich dabei in ihren Leistungen und Funktionen um mit vereinten Kräften im Wettbewerb zu agieren. Sind solche Allianzen gebildet, wird es für diejenigen, die noch keinen Partner gefunden haben, immer schwieriger, sich zu positionieren.

Vernetzen Sie Ihre Praxis mit kompetenten Partnern zur Steigerung von Wettbewerbspositionen unter dem Stichwort: gemeinsam zum Erfolg. Die Formel ist wirklich einfach wenn Sie an Ihre Leistungen, Ihr Unternehmen, an Ihr Praxisteam und Ihre Serviceleistungen glauben. Dann werden Sie das nötige Selbstvertrauen entwickeln und erfolgreich handeln und ein kompetentes ärztliches Netzwerk gründen können. Denken Sie auch in der Gruppe darüber nach, wie Sie sich von anderen differenzieren können. Der beste Weg, diesen Entdeckungsprozess zu beginnen, besteht darin, folgende Fragen zu beantworten:

- Welche neuen Kompetenzen benötigen wir für eine erfolgreiche Zukunft?
- Wie können wir unsere bestehenden Kernkompetenzen weiterentwickeln?
- Können wir unsere Kernkompetenzen in andere Bereiche transferieren und neue Geschäftsfelder erschließen (wie der Skihersteller Fischer)?

Das Ergebnis ist schließlich eine Liste von Fähigkeiten, Wissen und Möglichkeiten, die verantwortlich sind für das Entstehen von Wettbewerbsvorteilen.

Tipp

Geben Sie sich nicht damit zufrieden, wenn Ihre Patienten auf einen Termin bei einem NetzKollegen lange warten müssen. Bevorzugen Sie ein exzellentes Netzwerk handverlesener Ärzte, die bereit sind, Ihren Patienten auch kurzfristige Termine anzubieten.

5.7 Bausteine für die erfolgreiche Arztpraxis

Es gibt zahlreiche Möglichkeiten, bestehende Geschäftsmodelle zu verändern. Wichtig ist, dass Sie alle Optionen unter dem Aspekt des **Nutzens für Ihre Patienten** betrachten. Was immer wir tun oder nicht tun und wie wir dies tun – die Gretchenfrage lautet: Wem nutzt es?

Nur wer die Frage nach dem Nutzen ehrlich beantworten kann, kann sich gezielt damit auseinandersetzen, ob er etwas ändern soll oder nicht. Möglicherweise kann alles so bleiben wie es ist. Möglicherweise spüren Sie aber den Wunsch, einiges zu ändern. Wenn dem so wäre, dann gibt es nur eines: Sich einen genauen Plan machen, um Ihr Projekt erfolgreich zu managen. Die folgende Abbildung zeigt Ihnen nur eine kleine Auswahl der Möglichkeiten, um mit besonderen Leistungen die Zukunft Ihrer Arztpraxis zu sichern (◘ Abb. 5.1).

Bevor wir allerdings fortfahren, lassen Sie mich einige wichtige Punkte vorweg aufführen. Erfolgreiche Projekte leisten einen wesentlichen Beitrag für den Gesamterfolg der Arztpraxis. Ganz gleich, womit Sie sich beschäftigen, die gewissenhafte Organisation von einzelnen Projekten liefert einfach bessere Resultate.

5.7.1 Mach es zu Deinem Projekt

Ein Projekt macht keinen Sinn, wenn ein Problem unter hohem Zeitdruck in kürzester Zeit gelöst werden soll. Die Projektarbeit soll das Praxisteam dabei unterstützen, einen Plan aufzustellen, der das Handeln effektiver macht. Das Projekt ist dann erfolgreich, wenn das vorgegebene Ergebnis mit dem gegebenen Aufwand in der geforderten Qualität zum vereinbarten Termin fertiggestellt wird.

Die erste Phase eines Projekts besteht deshalb darin, zu zeigen, was erreicht werden soll. Hierzu müssen die einzelnen Aktivitäten geplant und Teilaufgaben geordnet werden. Ohne einen **Projektplan** treten Sie weiter auf der Stelle. Zum Planen verwende ich ein Zeitplansystem. Zeitplansysteme stehen in verschiedenen Variationen und Größen im Bürobuchhandel zur Verfügung. Der logische Aufbau dieser Systeme garantiert, dass die festge-

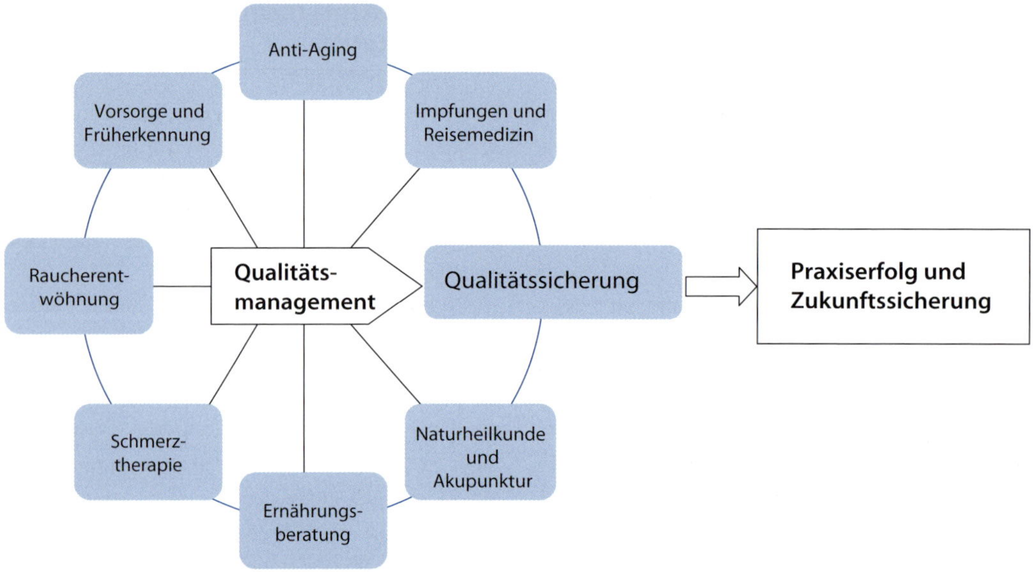

Abb. 5.1. Kombination von Leistungen zur Zukunftssicherung einer Arztpraxis.

haltenen Informationen jederzeit schnell und problemlos wiederzufinden sind. Ein Zeitplaner enthält hierzu Tages- und Monatspläne, Vorlagen für Ziele und Aktivitäten, umfangreiche Adressenregister und Vordrucke für Besprechungs- und Gesprächsnotizen und sonstige wichtige Informationen. Zeitplaner dienen als Planungsinstrument, indem sie anstehende Aktivitäten den Prioritäten zuordnen und die Aufgaben dann in Ihrer Tages-bzw. Monatsplanung berücksichtigen. Eines der wichtigsten Instrumente für effektives Arbeiten ist es, alles Wissenswerte an einem Ort zur Verfügung und ein Führungsinstrument zur Zeit- und Zielplanung zu haben.

Zweitens sind **Engagement**, **Sorgfalt** und **Kontinuität** gefordert um eine erfolgreiche Projektarbeit leisten zu können.

Und drittens: Verlieren Sie nie den Grund der gesamten Anstrengungen aus den Augen. Das übergeordnete **Ziel** muss durch klare Konturen festgelegt sein und sich wie ein roter Faden durch alle Phasen ziehen.

> »Erfolgreich zu sein setzt zwei Dinge voraus: klare Ziele und den brennenden Wunsch, sie zu erreichen.«
> Johann Wolfgang von Goethe

5.7.2 Legen Sie das Fundament

Bereits 1543 führte **Vesalius** seine in der Planung genialen Tierexperimente durch, aus denen sich weitreichende Schlussfolgerungen ergaben. Bei einem vorher tracheotomierten Hund eröffnete er den Thorax, beobachtete den Kollaps der Lungen, den Ausfall der Atmung und als Folge ein Kammerflimmern und somit einen Kreislaufstillstand. Führte er dagegen über die Tracheotomie ein Schilfrohr in die Trachea ein und beatmete das Versuchstier nach der Thorakotomie, blieb der Kreislaufstillstand aus. Er hat damit als Erster die Bedeutung der Atemfunktion bewiesen und in gewissem Sinne natürlich auch Projektplanung betrieben.

Seit Vesalius vermehrte die Forschung das Wissen um die Strukturen des lebenden Organismus zunehmend und im 18. und 19. Jahrhundert verbesserte sich das Verständnis des Nervensystems und der Gehirnfunktionen um ein Vielfaches.

Am 24.März 1882 hielt **Robert Koch** seinen berühmten Vortrag über *Die Aetiologie der Tuberkulose* vor der Berliner Physiologischen Gesellschaft. Er hatte das Mycobacterium tuberculosis gezüchtet und unter dem Mikroskop identifiziert. Sein Projekt war sehr schwierig und dauerte auch auffällig lange, weil Tuberkelbakterien nur langsam bei einer Temperatur von 30–41°C wachsen und eine farbstoffabweisende Oberfläche haben. Erst das 271. Experiment war dann erfolgreich. Ohne genaue Vorausplanung wäre aber wohl auch das 271. Experiment gescheitert.

Tipp

Planen – ein Werkzeug für Profis.

Die Entwicklung der Bakteriologie zu einer wissenschaftlichen Disziplin ging folglich auf Robert Koch zurück, dessen sorgfältige mikroskopische Arbeit die Keimtheorie der Krankheit untermauerte und weiterentwickelte. Koch standardisierte das Verfahren bei der Zuordnung von Mikroorganismen zu bestimmten Krankheiten und bestand auf Reinkulturen. So erhob er die Bakteriologie schließlich zu einer regulären Wissenschaft.

Ein weiteres Projekt führte Koch dann im Auftrag der damaligen Reichsregierung durch. Er sollte im deutsch-französischen Grenzgebiet den Typhus ausrotten. Auch dieses Projekt hatte einen klaren Auftrag, klare Verantwortlichkeiten und ein definiertes Projektziel.

Erkenntnisse über Infektionskrankheiten nahmen mit der medizinischen Wissenschaft des 19. Jahrhunderts in spektakulärer Weise zu und das 20. Jahrhundert schließlich wurde zum Zeitalter von Genetik und Molekularbiologie. Auch zu Beginn des 21. Jahrhunderts erkennen wir in der modernen Medizin viele neue Horizonte und Chancen.

5.7.3 Projekte und Projektmanagement

Heutzutage begegnen wir Projekten auf vielfältige Weise in allen Bereichen unseres Umfelds, in Forschung und Wissenschaft, ebenso im kulturellen wie im privaten Bereich. So unterschiedlich die Inhalte auch sind, ob Sie einen wissenschaftlichen Vortrag ausarbeiten, klinische Studien durchführen, eine spezielle klinische Frage nach Kriterien der evidenzbasierten Medizin beantworten, einen Kongress oder den privaten Hausbau planen, alle diese Vorhaben stellen Projekte dar. Projektarbeit und die Organisation eines Projekts, das Projektmanagement, sind also eigentlich nichts Neues.

Allen diesen Vorhaben ist aber eines gemeinsam: Sie verfolgen ein bestimmtes Ziel. Es ist unerlässlich, dass Sie wissen, was Sie mit Ihrem Projekt eigentlich erreichen wollen. Das Projektziel ist die Basis des Projekts. Andere charakteristische Merkmale ergeben sich aus der Einmaligkeit der Aufgabenstellung.

! Ein Projekt besteht aus einer Reihe von Aktivitäten, die dazu dienen, in einer bestimmten Zeit ein Ziel zu erreichen. Das Ziel ist der angestrebte Zustand: Es beinhaltet weder die Lösung noch den Lösungsweg des Projekts.

Projektarbeit ist ohne echte **Teamarbeit** nicht möglich. Entscheidend für den Erfolg ist besonders die stetige, auf das Projektziel ausgerichtete Teamleistung. Wer etwa Ziele vorgibt, die für die Mitarbeiter nicht in Bezug zur Realität ihres Tagesablaufs stehen, wird trotz aufwändiger Workshops oder anderen Motivationsveranstaltungen am Ende kaum erfolgreich sein.

Selbst Praxen, die diese Fehler nicht machen, scheitern oft an einer weiteren Hürde. Da sind Ziele und Wege definiert, ist die Mannschaft in Workshops auf die neuen Verhaltensweisen eingeschworen – und dennoch läuft die Praxis wieder im alten Trott. Der Grund: In vielen Fällen verkennen die Ärzte, das Veränderungen nicht mit der Vorgabe von Zielen und der Definition des Prozesses erledigt sind, sondern über lange Zeit täglich harte Arbeit im Anleiten der Mitarbeiter sowie persönlichem Vorleben der neuen Verhaltensweisen verlangen.

Dies zeigt deutlich, dass Projektarbeit alle Beteiligten vor besondere Herausforderungen stellt. Nicht umsonst erfordert Projektarbeit von allen Mitarbeitern mehr Anstrengung und Kreativität als die tägliche Routinearbeit.

Erfolgreiche Projekte erfordern immer auch den Willen, von den üblichen Wegen abzuschweifen. Eine Vielzahl von Gründen steht häufig aber dem erfolgreichen Wandel entgegen. Da ist zunächst die menschliche Natur, die stets ein Gleichgewicht anstrebt, einen stabilen Zustand. Oder die Ziele sind zwar klar, doch der Weg dorthin ist nicht zu finden.

Ganz wesentlich für den Erfolg ist, dass der Arzt eine Vision entwickelt und das Praxisteam mit der gemeinsam geteilten Sehnsucht zur Erreichung dieser Vision ansteckt. Entscheidend ist auch, dass der Wandel de facto auch gelebt wird.

Wesentliche Merkmale eines Projektes

- Zeitliche Befristung: festgelegter Starttermin und geplantes Ende.
- Eine eindeutige Aufgabenstellung und formulierte Zielsetzung für das Projektergebnis, der festgelegte finanzielle Rahmen zur Umsetzung des Projekts und die spezielle Organisation.
- Ein Projekt hat einen klaren Auftrag, eindeutige Verantwortlichkeiten und ein festgelegtes Projektziel.

Um ein festgelegtes Ziel zu erreichen kann es notwendig sein, parallel mehrere einzelne Projekte durchzuführen. Die Koordination dieser einzelnen Projekte, die Organisation und Mitarbeitermotivation, die Einhaltung der festgelegten Termine und der Qualität wird durch das Projektmanagement gewährleistet. Wie aus Visionen Projekte werden, zeigt Ihnen die folgende Abbildung (Abb. 5.2).

Projektmanagement beschränkt sich demnach nicht darauf, Aufgabenlisten zu erstellen und abzuarbeiten, sondern organisiert Projekte auf mehreren Ebenen. Diese Voraussetzung bedeutet, dass Sie besondere Mühe darauf verwenden müssen, nicht die Übersicht über das Geschehen zu verlieren. Natürlich braucht es einen klaren Plan, wohin der Weg die Praxis führen soll, was aber nicht bedeutet, dass dieser Weg und das Ziel nicht auch modifiziert werden darf. Die Möglichkeit, dass Vorgaben und Pläne korrigiert werden, entbindet Sie aber nicht davon, sich vor dem ersten Schritt einen Entwurf zu machen, wohin die Reise gehen soll.

Zur Frage, welche Gedanken man sich über die Zukunft machen sollte, hatte schon Heraklit bemerkenswert geäußert: »Heute schon tun, woran andere erst morgen denken, denn nur beständig ist der Wandel.«

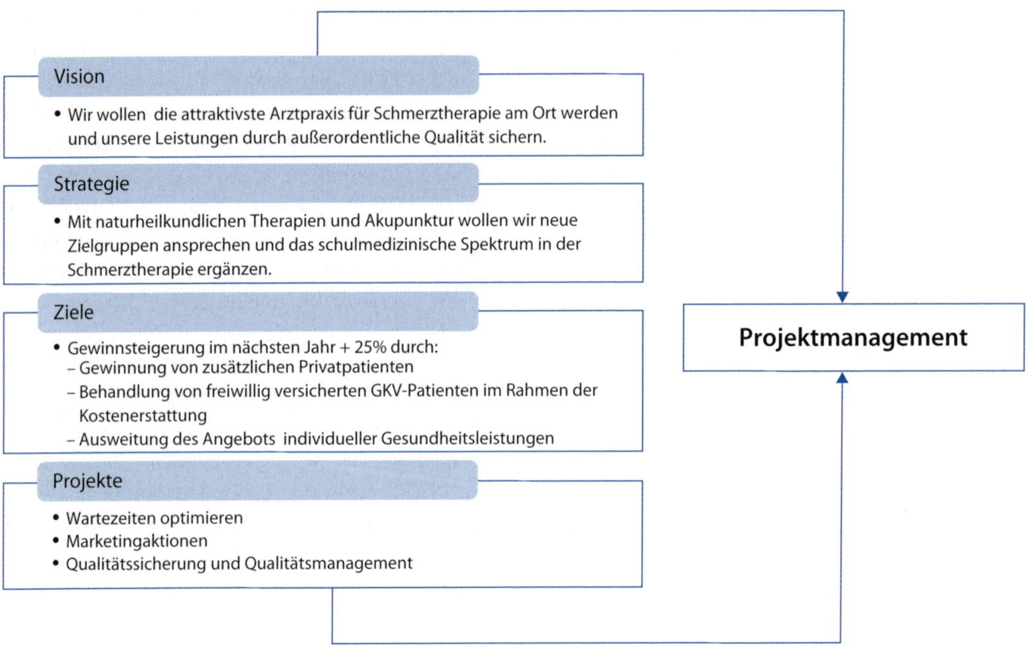

Abb. 5.2. Von der Vision zum Projekt.

Wie gelangen wir nun aber an einen solchen Plan? Wie beginnen? Keine Sorge, die Antworten auf diese Fragen werden Sie im folgenden Kapitel bekommen.

5.7.4 Vorbereitung – Projektstart

Service kann unvergesslich sein, entweder weil er den Patienten überrascht, oder weil er den Patienten bitter enttäuscht. Sich Zeit zu nehmen, einen straken ersten Eindruck zu hinterlassen, auf die Probleme und Bedürfnisse einzugehen und auch subtile Details nicht zu vernachlässigen macht den Unterschied aus zwischen akzeptablem und unvergesslichem Service. Streben Sie danach, der Maßstab in Ihrem Bereich zu werden. Ein Weg ist, durch einen stufenweisen Ansatz nach und nach Lücken zu schließen und die Leistungen kontinuierlich zu steigern.

Üblicherweise werden die Patienten einer Arztpraxis dazu aufgefordert, pünktlich zu den vereinbarten Terminen zu erscheinen, die dann aber nicht zu den verabredeten Zeiten stattfinden. Jeden Tag ärgern sich die Patienten – und auch solche mit Terminen – in den Arztpraxen über zu lange Wartezeiten. Ein Patient möchte selbstverständlich zu dem Termin an die Reihe kommen, den er mit der Praxis vereinbart hat.

Ein gutes **Zeitmanagement** im Arbeitsalltag einer Arztpraxis ist deshalb unerlässlich. Auch der Patient plant seine Zeit. Freiberufler, Selbständige oder leitende Angestellte können sich lange Wartezeiten oft nicht leisten. Auch andere Berufstätige werden von ihren Arbeitgebern für einen Arztbesuch nicht so ohne weiteres freigestellt. Und die Mutter, die ihr Kind von der Schule abholen muss, oder der Rentner, der noch dringend zu einer Behörde muss, möchten ihre Zeitplanung einhalten und nicht über Gebühr lange warten müssen.

! Viele Arztpraxen signalisieren, dass ihnen die Zeit ihrer Patienten nichts wert ist.

Um die Prinzipien des Zeitmanagements auf die eigene Praxis anwenden zu können, müssen Sie nicht nur wissen, wie die Termine organisiert werden, sondern auch die Probleme kennen, die dem Praxisteam selbst bei kluger Nutzung des Zeitmanagements begegnen können sowie deren Ursachen. Von dieser Grundlage ausgehend kann das Praxisteam lernen, die Leistungsfähigkeit der Praxis und die Effizienz durch bessere Zeitplanung zu erhöhen. Wenn Außerplanmäßiges eingeplant und das Bestellmanagement optimal umgesetzt wird, bringen selbst Notfälle die Sprechstunde und Terminplanung nicht durcheinander.

Für Arztpraxen ist es ungemein wichtig, mit einer effektiven Organisation und dem optimalem Zeitmanagement einen erstklassigen Patientenservice zu bieten. Wie geht man nun diesen vielfältigen Ursachen eines Problems auf den Grund und klärt damit die Voraussetzungen für den Projektstart? Indem man zunächst Fragen stellt:

- Die erste Phase des Projekts besteht darin, zu zeigen, was damit erreicht werden soll.
  - Besteht ein echter Bedarf für das Projekt?
  - Ist der zu erwartende Nutzen hoch genug und welchen Nutzen hat das Projekt für wen?
  - Stimmen die Qualitätsmerkmale mit den Vorstellungen des Praxisteams überein?
  - Welchen Stellenwert hat das Projekt für die Praxis?
- Weiterhin muss entschieden werden, ob realistische Rahmenbedingungen vorliegen.
  - Sind die Ziele für das Praxisteam erreichbar und werden die Ziele durch das Praxisteam mitgetragen?
  - Was ist grob der finanzielle Rahmen der zur Projektrealisierung eingebracht werden muss?
  - Stehen genügend Ressourcen für die Zielerreichung zur Verfügung?
- Planen hat zum Ziel, der ursprünglichen Idee eine Struktur zu geben.
  - Worauf ist bei der Projektplanung zu achten?
  - Wer ist von der Planung betroffen?
  - Wer muss über was informiert werden?
  - Wann und wie startet das Projekt?
  - Sind alle Voraussetzungen für den Start gegeben?
  - Wann werden erste Teilergebnisse besprochen?

Besonders das individuelle Zeitmanagement gilt es zu beachten, da eine realistische Zeitplanung eine sehr wichtige Komponente für eine erfolgreiche Projektorganisation ist. Je mehr Zeit Sie für essenzielle Aufgaben einsetzen können, umso besser sind am Ende des Projekts Ihre Ergebnisse.

5.7.5 Ohne Planung geht es nicht – Projektorganisation

»Ja, mach nur einen Plan,
Sei nur ein großes Licht
Und mach dann noch 'nen zweiten Plan
Gehen tun sie beide nicht.«
Bertold Brecht in »Die Dreigroschenoper«

Wenn auch häufig, wie in Brechts Dreigroschenoper, über gute Planung gespottet wird, können Projekte ohne vernünftige Vorgaben nicht funktionieren und auch keine erfolgreiche Ergebnisse erzielen, außer vielleicht kurzfristig auf der Basis glücklicher Zufälle.

Nur selten lässt sich ein Projekt vollständig vorausplanen, es gibt einfach zu viele Unbekannte. Sie sehen schon, die Organisation und Planung von Projekten ist ein arg komplexer Vorgang. Natürlich können Sie versuchen, Ihr Projekt auch ohne Vorbereitung und Planung zu beginnen. Dann überlassen Sie aber die erfolgreiche Umsetzung des Projekts dem Zufall.

Planung ist der Schlüssel dazu, um ein Projekt zu strukturieren und erfolgreich abschließen zu können. Die Planung leistet zwei wesentliche Beiträge um Ordnung in das Projekt zu bringen:

- Erstens zeigt sie Ihnen, wie Sie von dort, wo Sie sind, dorthin kommen, wo Sie sein wollen.
- Zweitens werden durch die Planung die Hilfsmittel festgelegt, die notwendig sind, um Sie dorthin zu bringen.

Ohne Planung sieht man das Problem nicht einseitig, sondern versucht im Gegenteil alle Seiten zu beleuchten, man kommt schnell vom Hundertsten ins Tausendste. Das Problem wird immer weiter diskutiert. Auf diese Weise wird man schnell von der Komplexität des Problems überfordert und findet keine Ansatzpunkte und keinen Schluss.

Durch Planung wissen Sie, wann Sie etwas beginnen müssen, um es termingerecht fertig zu stellen, und was es kosten wird. Äußerst wichtig ist auch die zeitliche Projektplanung, um jederzeit ein planmäßiges Fortschreiten zu gewährleisten.

Tipp
Die Investition in Planung und Organisation eines Projekts erhöht die Effektivität in der Ausführung und spart Zeit.

Etappenziele müssen gesetzt und die Erreichung der Ziele laufend hinterfragt werden. Dadurch wird der Gefahr vorgebeugt, dass das Projekt zum Stillstand kommt, sobald kleinere Schwierigkeiten auftreten. Es ist nicht leicht, für die Wiederaufnahme eines eingeschlafenen Projektes, in das vielleicht schon viel Arbeit investiert wurde, neue Motivation zu finden.

Zur guten Planung gehören

- Festlegung der Ziele
- Bestimmung der Mittel und Ressourcen
- Festsetzen der Verantwortlichkeiten und Kompetenzen
- Aufgliederung der einzelnen Arbeitsschritte
- zeitliche Planung der Arbeitsschritte
- Entscheidung über den Starttermin, der die Erreichung der Ziele bis zum Zieldatum ermöglicht
- Überprüfung der einzelnen Punkte

Möglicherweise müssen Sie parallel mehrere Projekte gleichzeitig managen. Wenn Sie eine Vielzahl von Projekten organisieren müssen, sollten Sie bereits frühzeitig einen genauen Zeitplan erarbeiten, um potenzielle Engpässe erkennen zu können (▣ Abb. 5.3). Auf der Homepage zum Buch (www.erfolgreich-im-gesundheitsmarkt.de) finden sich als Anregung beispielhaft mehrere Projekte, die wir in meiner Praxis in Karlsruhe realisiert haben.

In der **Vorbesprechung** wird die Ausgangssituation besprochen. Das Problem, das zum Startschuss für ein Projekt führt, wird näher beleuchtet.

Die anschließende Stufe der **Ideenfindung** ist durch unterschiedliches Denken gekennzeichnet, wobei es hier zunächst vor allem, unabhängig von

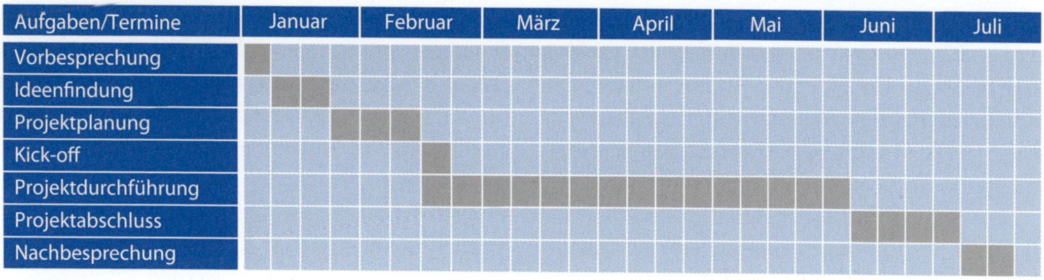

Abb. 5.3. Zeitmanagement für ein Projekt.

der Realisierbarkeit, um die Entwicklung möglichst vieler Lösungsansätze geht. In einer Teambesprechung werden alle denkbaren Ziele ohne Bewertung gesammelt. Neben der Ideen- und Informationssammlung kommen hier vor allem Kreativitätstechniken zum Einsatz.

Im Rahmen der **Projektplanung** ist Phantasie der wichtigste Rohstoff, der allerdings durch die Filter von Machbarkeit und Zweckmäßigkeit muss. Die Entscheidung, welche Ideen weiterverfolgt und realisiert werden und welche Folgeaktivitäten durchzuführen sind, steht am Ende einer intensiven Diskussion im Praxisteam. Bevor Sie ein Projekt starten, sollten Sie sicherstellen, dass eine hinreichende Erfolgswahrscheinlichkeit besteht. Hierzu ist es unerlässlich, dass Sie wissen, was Sie mit Ihrem Projekt eigentlich erreichen wollen. Eine förderliche Zeitplanung muss es Ihnen ermöglichen, auf Unerwartetes flexibel zu reagieren. Hilfreich für Ihr Vorgehen ist es den Projektverlauf in Entwicklungsphasen zu untergliedern. Das erlaubt eine genauere Planung.

Tipp

So wünschenswert ein Projekt ist, checken Sie, ob dies der richtige Augenblick ist, um es auszuführen.

Wenn alle Vorarbeiten abgeschlossen sind, fällt mit dem **Kick-off-Meeting** der für alle am Projekt Mitwirkenden bindende Startschuss. Das Projekt-Meeting hat vor allem zum Ziel, das Praxisteam zu motivieren und die Rahmenbedingungen für das Projekt festzulegen. Sie haben nur eine einzige Chance, Ihre Mitarbeiter wirklich zielgenau mit Ihrer Botschaft zu erreichen. Fassen Sie die Ziele des Projekts deshalb in einem kurzen Statement zusammen, damit alle Beteiligten wissen, wohin die Reise geht. Erläutern Sie die Ziele und gehen Sie mit ihnen den Zeitplan durch. Mit einer klaren Botschaft, die vielleicht auch spannend inszeniert ist, motivieren Sie die Mitarbeiterinnen etwas für Sie zu tun. Emotionen wirken länger und tiefer als reine Sachinformationen.

Achten Sie darauf, dass jeder im Team über den Nutzen des Projekts Bescheid weiß und weisen Sie den einzelnen Teammitgliedern ihre jeweiligen Rollen zu. Unterschätzen Sie nicht, wie wichtig es ist, den Beteiligten die Ziele genau zu erläutern. Meiner Erfahrung nach braucht das Praxisteam immer ein klares Ziel vor Augen, wenn es Ihr Projekt unterstützen soll. Die Mitarbeiterinnen sind nur motiviert, wenn sie wissen um was es geht. Sie möchten das Gefühl haben, dass es sich lohnt, dafür zu arbeiten. Und berücksichtigen Sie, dass Projekte anstrengend, stressig und mitunter auch kompliziert sein können.

Eine gute Entscheidungsarchitektur erleichtert die Orientierung. Sie werden dabei unterstützt, die Optionen auszuwählen, die am ehesten einen Erfolg versprechen und sich auch in der Praxis tatsächlich umsetzen lassen. Auch verständlich aufbereitete schriftliche Informationen können hilfreich sein.

Tipp

Erstellen Sie einen Plan, wann und auf welche Weise kleinere Siege gefeiert werden sollen.

Wer sich entschließt, etwas anders zumachen, braucht einen langen Atem und richtungsweisendes Denken. Wie in allen Organisationen steht und fällt der Erfolg mit der Bereitschaft, die gesetzten Ziele auch erreichen zu wollen. Im Zentrum stehen die gute und effektive Zusammenarbeit und die Abstimmung von Aktivitäten um optimale Rahmenbedingungen für das Projekt zu schaffen. Ziel ist immer der gleiche Wissensstand bei allen Beteiligten. Beim Erreichen wichtiger Meilensteine sowie während kritischer Phasen sollten Sie regelmäßig Arbeitsgespräche führen.

Die Anforderungen der Patienten sind zunächst der MaßsTab. Wie patientenorientiert eine Organisation ist, lässt sich mindestens an zwei Fakten ausmachen. Zum einen am Dienstleistungsservice. Das bedeutet, der Patientenservice ist eine Philosophie, die in der gesamten Arztpraxis gelebt wird. Zum anderen, welche Rolle dem Patienten zukommt. Die Mitarbeiter müssen deren Bedürfnisse jederzeit nachvollziehen und verstehen können. Ihr Team muss aber keine große, glückliche Familie, sondern ein starkes Ensemble sein. Erwarten Sie von Ihrem Team nicht, dass es alles genauso macht, wie Sie es tun würden, solange es gute Resultate vorweisen kann. Wenn Sie jedes Mal sofort eingreifen, wenn eine Entscheidung aus Ihrer Sicht nicht optimal ist, können Ihre Mitarbeiter nicht wachsen und sich weiterentwickeln.

Tipp

Lassen Sie ein gesundes Maß an Flexibilität zu.

Es gehört zum guten Stil, die Mitarbeiter über den Stand des Projekts auf dem Laufenden zu halten. Daher sollte zwischen den Beteiligten ein ständiger Informationsfluss in Gang gehalten werden. Eine offene Informationspolitik, vor allem von Ihrer Seite aus, gibt dem Praxisteam Einblick und schafft dadurch auch Vertrauen. Damit ein reibungsloser Informationsfluss gewährleistet ist, sollte sich das Praxisteam regelmäßig zu Teambesprechungen zusammenfinden. Ideale Teams begreifen sich als Erfolgsgemeinschaft mit eindeutig positiver Ausrichtung. Man hat die Chance, zusammen Neues zu erreichen und erfolgreich zu sein. Projektarbeit ist häufig auch aufregender und interessanter als Routinearbeit.

Wie Sie gesehen haben, gibt es beim Projektmanagement auf dem Weg vom Start zum Ziel viele Hürden. Diese sind aber nicht unüberwindbar, wenn Sie das richtige Rüstzeug verwenden. Eine gute Planung – schon vor Beginn des Projekts – ist eine der Grundlagen. Wie bereits mehrfach betont, sind die klare Organisation, die optimale Ablaufgestaltung und eine überlegte Planung die beste Voraussetzung für eine erfolgreiche Projektdurchführung. Qualität können sie bei einem Projekt nur dann erreichen, wenn Sie Qualität von Beginn an in Ihrer Projektplanung als integralen Bestandteil auffassen. Durch die gemeinsame Arbeit im Projekt hat man eine Reihe neuer Erfahrungen machen können. Dieses Know-how kann für zukünftige Tätigkeiten genutzt werden.

Unterziehen Sie Ihr Projekt einer formalen Abschlussroutine, in deren Verlauf Sie den Projekterfolg gebührend feiern und sorgen Sie so dafür, dass alle Teammitglieder die Projekttätigkeit in guter Erinnerung behalten.

Projektabschluss

- Halten Sie fest, inwieweit die Ziele des Projekts erreicht wurden.
- Formulieren Sie neue Erkenntnisse für zukünftige Projekte.
- Diskutieren Sie darüber, was das Projekt gebracht hat, welches die Highlights des Projekts waren und welche Fehler man beim nächsten Projekt vermeiden sollte.
- Das Projekt ist geglückt, weil alle zusammen ein gemeinsames Ziel verfolgt haben.

5.7.6 Kennzahlen und Nachbesprechung

Erfolgskontrolle – jeder will sie. Viele sprechen davon, aber nur einige denken ernsthaft darüber nach. Die Erfahrung zeigt, was nicht gemessen wird, lässt sich auch nicht managen. Quantitative Ziele eines Projekts lassen sich relativ einfach überprüfen, wenn vorab realistische Ziele vereinbart wurden. Bei der abschließenden Kontrolle sollten Sie den gesamten Projektverlauf daraufhin analysieren, ob die vorgegebenen Ziele auch tatsächlich erreicht wurden. Gibt es in Ihrem Unternehmen Arztpraxis mehrere Projekte, wollen Sie sich vielleicht manchmal nur schnell einen Überblick verschaffen. Hierbei geht es aber nicht um jede Einzelheit, sondern nur um einen allgemeinen Überblick. Manchmal ist es auch sinnvoll, sich ein Projekt mit ein wenig Abstand und im Vergleich anzuschauen. Hierfür sind Kennzahlen nützlich, die wesentliche Projektdaten zusammenfassen.

Balanced-Scorecard (BSC)

Robert S. Kaplan und David P. Norton, beide amerikanische Professoren der Betriebswirtschaftslehre, erarbeiteten das Balanced Scorecard-Konzept, dass seit den ersten Veröffentlichungen mit großem Interesse aufgenommen wurde. Basis der BSC waren umfangreiche Untersuchungen an der Harvard Business School zur Gestaltung eines modernen und umfassenden Measurement-Systems.

Der Hintergrund für die Entwicklung dieser Methode war, dass den Industrieunternehmen ein Werkzeug fehlte, welches neben der Abbildung der finanziellen Leistungsfähigkeit auch weitere wesentlich Kenngrößen liefert. Die Idee der BSC war, eine überschaubare Darstellung zu bieten, die essentielle Informationen der Unternehmensprozesse schnell und einfach verfügbar macht.

Um eindeutige Entscheidungen für die Zukunft treffen zu können ist es wichtig, zunächst festzustellen

- welche Ziele das Praxisteam hat,
- welche Voraussetzungen gegeben sein müssen und
- welche Erwartungen, Bedürfnisse und Vorgaben bestehen.

Nachdem diese Vorgaben festgelegt wurden, bedarf es eines Instruments um die Strategie, mit der diese Ziele erreicht werden sollen, auch in praktisches Handeln zu überführen. Die BSC hilft dabei, Ihr Unternehmen aus verschiedenen Perspektiven zu betrachten und diese Perspektiven in ein ausgewogenes, ausbalanciertes Verhältnis zueinander zu bringen.

Als Arbeitsinstrument weist die BSC demnach eine Reihe von **Kennzahlen** auf. Dieses Konzept der BSC lässt sich in modifizierter Form – als Analysenkarte – sehr einfach anwenden. Die Leistungen werden als Gleichgewicht (Balance) auf einer Anzeigentafel (Scorecard) angezeigt. Hierdurch ist ein Soll-Ist-Vergleich zwischen geplanten Werten und erzielten Ergebnissen möglich. Durch diese Darstellung der wechselseitigen Beziehungen kann die Unternehmensleitung dann bewerten, ob die Aktivitäten eines Projekts tatsächlich auch zu den gewünschten Verbesserungen geführt haben.

Es gibt natürlich eine Vielzahl von Kennzahlen. Sie sollten sich aber nur auf einige wenige und aussagekräftige konzentrieren. Kennzahlen können sowohl die Kosten (z. B. Personal- oder Sachmittelkosten), aber auch bestimmte Zeiten (z. B. Wartezeit eines Patienten auf einen Termin), Infektionsraten, die Schmerzentwicklung auf einer Schmerzskala oder die Anzahl der Patientenkontakte im Quartal sein. Auch die Ergebnisse von Patientenumfragen oder die Anzahl von Patientenbeschwerden lassen sich als Kennzahlen darstellen.

! Kennzahlen setzen sich immer aus mindestens zwei Zahlen zusammen und bringen diese ins Verhältnis.

Aus der Vision werden so klar formulierte und messbare strategische Ziele abgeleitet, die durch Projekte realisiert wurden. Durch Kennzahlen lassen sich diese Projekte ausbalancieren und dem Praxisteam die Richtung vorgeben. Ausgehend von der formulierten Vision und der Strategie sollten deshalb für jedes Projekt immer eindeutige und messbare Ziele abgeleitet werden (Abb. 5.4).

Vor dem Erstellen einer **Analysenkarte** sind zuerst die strategischen Ziele der Arztpraxis zu entwickeln und festzulegen. Anschließend erfolgt die Auswahl und Benennung der Kennzahlen und konkrete Zielgrößen werden vorgegeben und auf der Analy-

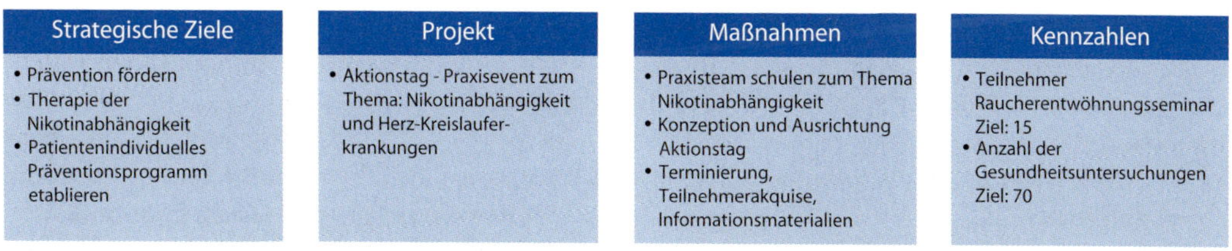

Abb. 5.4. Analysekarte: Projektmanagement und Kennzahlen.

senkarte ausgewiesen. Auf ihr sollte auch aufgeführt werden, welche Initiativen und Maßnahmen ergriffen werden, um die strategischen Ziele zu erreichen.

Wie viel Kennzahlen letztendlich eingesetzt werden, ist individuell von jeder Praxis zu entscheiden. Wichtig ist aber, dass die Kennzahlen und die Informationen auf der Analysenkarte die Strategie der Praxis darstellen. Ein ganz wesentlicher Vorteil ist, die Entwicklungstrends für die festgelegten Ziele ständig abzubilden. Verbesserungen sind permanent möglich. Anhand der Kennzahlen kann der Praxisinhaber auch beurteilen, ob die Aktivitäten des Praxisteams zu einer Ergebnisverbesserung geführt haben.

Die Analysenkarte

- definiert die zu erreichenden Ziele,
- ist ein Konzept zur Entwicklung eines Kennzahlensystems
- und ist ein Instrument der Praxisführung.

Neben der rein statistischen Auszählung sollten Sie die Ergebnisse interpretieren, bewerten und aufbereiten. Nur Mut, Sie müssen kein ausgebildeter Betriebswirt sein, um Analysemethoden anwenden zu können.

Erfolgskontrolle

- Was waren die Ziele?
  Vergleich des tatsächlich Erreichten mit den ursprünglich formulierten Zielen
- Wie war der Plan, wie die Ergebnisse?
  Effektiv und angemessen?
- Auswertung der Kennzahlen
  Warum gab es Abweichungen? Soll-Ist-Vergleich und Analyse der Abweichungen
- Welche zusätzlichen Ergebnisse konnten wir zusätzlich erzielen?
  Welche können für zukünftige Projekte berücksichtigt werden?
  Was versprechen Sie sich von einem weiteren Projekt?
- Aufwand des Projekts
  Nach Tätigkeiten gegliedert. Hat sich das Projekt gelohnt?
- Kosten
  Wurden die Budgets eingehalten?

5.8 Was motiviert Menschen?

Das Wichtigste zuerst: Hoch motiviert zu sein bedeutet, ein lohnendes Ziel zu sehen. Denn nur wer ein klares Ziel verfolgt und sich mit diesem identifiziert, ist motiviert. Twyla Dell notiert über Motivation: »Im Kern bedeutet Motivation, den Menschen das zu geben, was sie sich von der Arbeit am meisten erhoffen.« Deshalb sollte jeder Arzt seine Mitarbeiter motivieren und ermutigen und ihre persönlichen Wünsche mit den Zielsetzungen der Arztpraxis in Einklang bringen.

Müssen Sie sich äußeren Notwendigkeiten unterordnen und machen beispielsweise Ihren Job nur, um damit den Lebensunterhalt zu verdienen, so legen Sie sich eine extrinsische, d. h. eine von äußeren Faktoren gesteuerte Motivation zu. Für eine Mitarbeiterin kann eine **extrinsische Motivation** eine Gehaltserhöhung sein, weil sie durch eine große Familie mit mehreren Kindern und großem Hund erhöhte Kosten zu erfüllen hat.

Innere Motivation ist immer dann gegeben, wenn Sie um einer bestimmten Sache selbst willen aktiv werden. Dazu brauchen Sie:

- Freude an der Aufgabe,
- Herausforderungen durch die Arbeit,
- die Autonomie selbst entscheiden zu können und
- die Kompetenz Dinge erfolgreich zu erledigen.

Aufgabe individueller Führung ist, die jeweilige Situation dem Individuum anzupassen und jedem Mitarbeiter zu ermöglichen, sich zu zeigen. Das bedeutet, dass die Mitarbeiter im Kernbereich ihrer Stärken arbeiten sollten, dort wo sich Begeisterung und Motivation verbinden. Um sich völlig entfalten zu können, muss Motivation aus inneren Beweggründen gespeist sein. Nur wenn Motive und Ziele in Einklang sind, kann man sich mit den Zielen identifizieren. Die Praxisziele werden dann zu den Zielen der Mitarbeiter. Sie sind intrinsisch motiviert.

! Vertrauen zwischen Mitarbeiter und Vorgesetztem ist vielleicht der wichtigste Aspekt für die Motivation und Grundvoraussetzung für eine erfolgreiche Zusammenarbeit.

Sie und Ihr Team werden sich immer dann zum Handeln motiviert fühlen, wenn die persönlichen Erwartungen, ein bestimmtes Ergebnis zu erzielen, und dessen kurz- und langfristigen Folgen maximal sind. Das Führen von Teams erfordert besondere Kenntnisse. Ein Team kann wertvolle Synergien nur dann entfalten, wenn die entsprechenden Rahmenbedingungen gegeben sind. Ein erster Schritt zur Motivation besteht darin, Ziele zu definieren und dabei mögliche Zielkonflikte zu minimieren.

Ein Mitarbeiter muss Ziele haben, Aufgaben, die herausfordern, aber nicht überfordern. Eine Projektwoche – das klingt nach vielen Umständen und noch mehr Arbeit. Trotzdem, Projekte zu organisieren und Projektwochen in der Praxis zu gestalten lohnen sich immer und motivieren das Praxisteam zu außergewöhnlichen Leistungen abseits der Routine.

Projektarbeit ist Teamarbeit. Mit Projekten können Sie über den Praxisalltag und die Grenzen der Praxisroutinen hinaus Themen anschaulich vertiefen, den Mitarbeiterinnen Spaß an reizvollen Aufgabenstellungen, interessante Arbeitsinhalte, Verantwortung und Ihren Patienten einen besonderen Service bieten. Das schärft das Profil Ihrer Praxis bei Ihren Patienten und in der Öffentlichkeit.

Erfreulich sind auch die Pressemeldungen, die Ihr Praxisteam positiv im Blickpunkt des Interesses halten. Wenn Sie nun denken »Das kann ich nicht, das ist nicht unser Stil«, dann möchte ich Ihnen widersprechen. Doch, auch Sie und Ihr Praxisteam können das leisten und werden profitieren. Vor allem können Sie es lernen. Um Sie zu unterstützen und zu ermutigen, selbst ein Projekt in Ihrer eigenen Praxis zu realisieren, finden Sie zahlreiche Informationen auf der Homepage zum Buch unter www.erfolgreich-im-gesundheitsmarkt.de.

Das rechte Maß finden

- Motivationsfördernde Anerkennung, das bedeutet mehr, als nur Lob auszusprechen.
- Mitarbeitern eigene Entscheidungen zutrauen und ihnen zur Erreichung ihrer Ziele schrittweise mehr Verantwortung und Freiraum geben.
- Offenheit leben und Mitarbeiter zielgerichtet und angemessen informieren. Nur informierte Mitarbeiter sind motiviert.
- Grundlegende Kommunikationsregeln beachten und die Kommunikation verbessern.
- Ermutigen Sie Ihre Mitarbeiter, Situationen und Probleme mit anderen Augen zu sehen und neue Lösungsmöglichkeiten zu suchen und auszuprobieren. Ungewöhnliche Ideen und kreative Lösungsansätze tragen häufig dazu bei, Probleme intelligent und zuverlässig zu lösen.
- Sobald sich Mitarbeiter eigenverantwortlich verhalten, zeigen sie damit, dass sie die Idee und damit die Motivation übernommen haben. Nur Teams aus leistungsfähigen und leistungsbereiten Persönlichkeiten können wirklich erfolgreich sein.

Auf Teamebene kann die Motivation dadurch gestärkt werden, dass über das eigentliche Projektthema hinaus weitere Aspekte thematisiert werden. Die Mitarbeiterinnen sind das Herzstück Ihrer Praxis. Nur wenn sie Freude an der Arbeit haben und mit Kompetenzen ausgestattet werden, die sie zur Erledigung ihrer Aufgaben benötigen, können sie einen Mehrwert für die Patienten leisten und somit natürlich auch für Ihre Arztpraxis.

Berücksichtigen Sie auch die emotionale Dissonanz, mit denen sich Ihre Mitarbeiterinnen täglich im Spannungsfeld zwischen persönlicher Emotion und gezeigter Emotion bewegen. Selbst wenn sie sich nicht wohl fühlen, Sorgen und Stress in der Familie haben, müssen sie tagtäglich freundlich und rücksichtsvoll gegenüber den Patienten sein. Mitarbeiterinnen einer Arztpraxis dürfen in der Regel ihre wirklichen Emotionen nicht zeigen.

! Praxismitarbeiter sind einer hohen emotionalen Belastung ausgesetzt. Daher ist es wichtig, ein gutes Arbeitsumfeld für sie zu schaffen.

Ein gutes Team, in das jedes Mitglied seine Stärken einbringt, ist ein unschätzbarer Gewinn für jede Arztpraxis, weshalb die Förderung der individuellen Stärken Voraussetzung für den Erfolg ist.

Talente zu fördern und zu entwickeln zeugt von hoher Führungskompetenz des Praxisinhabers.

Praxisziele müssen genau und konkret formuliert, messbar, anspruchsvoll, aber erreichbar sein. Herausfordernd und zugleich realistisch ist ein Ziel, das die Mitarbeiterinnen anspornt. Teamerfolge sollten Sie immer besonders anerkennen und entsprechend würdigen. Wählen Sie hierzu den richtigen Rahmen und schaffen Sie eine vertrauensvolle Grundstimmung. Heben Sie die Leistungen der einzelnen Mitarbeiterinnen und deren Bedeutung für den Teamerfolg hervor.

Motivation ist ein aktiver und langfristiger Prozess und sollte eine Daueraufgabe in der Praxiskultur sein. Nur ein Arzt, der seine Mitarbeiter entsprechend fördert, an deren Fähigkeiten glaubt und sie aktiv mit Fortbildungen und herausfordernden Aufgaben weiterentwickeln hilft, motiviert nachhaltig.

> Die Zukunft hat viele Namen. Für die Schwachen ist sie das Unerreichbare. Für die Furchtsamen ist sie das Unbekannte. Für die Tapferen ist sie die Chance.
> Victor Hugo (1802–1885), französischer Schriftsteller

Zusammenfassung

Wichtigste Kriterien für den Erfolg und Fähigkeiten, die der Praxisinhaber haben muss:

- Richtung und Ziele vorgeben, Trends und neue Ideen erkennen. Strategie entwickeln mit der sich die Praxis von der Konkurrenz abhebt. Ein starkes Team aufbauen und für Zusammenhalt im Team sorgen. Projekte vorbereiten und managen. Dafür sorgen, dass alle Aufgaben zuverlässig erledigt werden.
- Vorbereitung und Projektstart
  Die Zieldefinition offenbart und dokumentiert die Wünsche und Erwartungen an das Projekt. Vor Projektbeginn sind deshalb die Ziele festzulegen, damit die Erwartungen an das Projekt nicht erst im Verlauf oder am Ende des Projekts deutlich werden. Die erste Phase des Projekts besteht demnach darin, zu zeigen, was mit dem Projekt erreicht werden soll. Zählen Sie hierzu die messbaren Ziele des Projekts auf und bestimmen Sie den Ressourcenbedarf. Erfolge werden besser sichtbar, wenn Sie von vornherein eine Vorstellung von dem Ergebnis haben.
- Ohne Planung geht es nicht – Projektorganisation
  Planen hat zum Ziel, dem Projekt eine Struktur zu geben. Dazu gehört es, den Ablauf, den Bedarf, die Termine und Zwischenergebnisse festzulegen. Pläne sind auch deshalb wichtig, damit dem Praxisteam eine Richtung vorgegeben wird. Planungsaufgaben begleiten das gesamte Projekt kontinuierlich, da kein Projekt hundertprozentig nach Plan verlaufen kann. Deshalb sind immer wieder Modifikationen notwendig. Denn häufig kann nicht schon zum Projektstart detailliert festgelegt werden, was in der fortgeschrittenen Realisierungsphase genau zu geschehen hat. Ordnen Sie die Teilaufgaben und Etappenziele und fügen Sie diese in einen Zeitplan ein.
- Nehmen Sie sich regelmäßig Zeit für die Reflexion und Kontrolle
  Das Ziel muss sein, die richtigen Entscheidungen zu treffen und das Team zu motivieren. Schaffen Sie eine Teamkultur, in der auftretende Probleme erkannt und in einem positiven Kommunikationsklima diskutiert werden. Bei Bedarf werden Änderungen durchgeführt und das Projektmanagement wird modifiziert. In den Besprechungen wird der jeweilige Status quo kontrolliert.
- Projektnachlese: professionelle Erfolgskontrolle
  Inwieweit wurden die Ziele des Projekts erreicht? Gründe für die Abweichung zwischen Plan und den ursprünglich formulierten Zielen. Die wichtigsten Faktoren, die für den Erfolg des Projekts ausschlaggebend waren. Welche zusätzlichen und unerwarteten Ergebnisse wurden erzielt? Soll-Ist-Vergleich anhand von Kennzahlen (Analysenkarte).

Patientenorientierung durch qualifizierte Schmerztherapie

Wir fühlen den Schmerz, aber nicht die Schmerzlosigkeit
Arthur Schoppenhauer (1788–1860), deutscher Philosoph

Die Menschen haben sich schon in der Frühzeit der Menschheitsgeschichte dagegen gewehrt, sich dem Schmerz bedingungslos zu unterwerfen und suchten nach Möglichkeiten der Schmerzbekämpfung.

Eingriffe am Schädel sind in der Frühgeschichte der Menschheit keine Seltenheit. Neben unvollständigen, die Schädelhöhle nicht eröffnenden Einschnitten, wurden vollständige Schädeltrepanationen bereits 10.000 v. Chr. durchgeführt, wie Knochenfunde in der Totenstadt von Taforalt im Nordosten Marokkos belegen. Großes handwerkliches Geschick war nötig und Kallusbildungen am Rande der Öffnungen der Schädelknochen zeigen, dass die Patienten diese gefährlichen Eingriffe durchaus überleben konnten. In der steinzeitlichen und frühgeschichtlichen Epoche war die Schädeleröffnung besonders auch in West- und Mitteleuropa und in den Frühkulturen Südamerikas verbreitet. Das Öffnen der Schädelknochen bei Kopfschmerzen und Hirndrucksymptomen – wie es Naturvölker noch heute praktizieren – könnte eine Erklärung für die frühzeitlichen Trepanationen im Sinne einer frühzeitlichen Schmerztherapie sein.

Jahrtausendelang war der Umgang mit Schmerzen bei eingeschränkten Therapiemöglichkeiten ein empirischer, wobei die Heilkunde bei den meisten Völkern in inniger Beziehung zu religiösen Kulten stand. Vielfach wurde sie von Priestern ausgeübt, so bei den Ägyptern, Indern, den Griechen und auch den Römern. Anfang des 5. vorchristlichen Jahrhunderts bemühte sich bereits der griechische Naturphilosoph und Arzt Alkmaion aus Kroton um eine naturwissenschaftliche Erklärung der Schmerzempfindung. Narkosemittel, die wahrscheinlich germanische Wundärzte entwickelten, wurden bis ins ausgehende Mittelalter angewandt. Im Mittelalter kümmerten sich vor allem die Mönche in den Klöstern um die Wissenschaften. Bereits im 11. und 12. Jahrhundert entstand in Europa eine Reihe von Universitäten und dennoch gab es bis 1846 keine Hoffnung auf eine schmerzlose Chirurgie.

Seit der Antike hatten sich die Ärzte bemüht vor allem den Schmerz bei chirurgischen Eingriffen zu lindern. Lange hatte man Opium und Alkohol als Analgetika benutzt, im Mittelalter hatten die Patienten einen schlafmachenden Schwamm erhalten, der mit Opium, Alraune und Hyoscyamin getränkt war. Der Durchbruch in der medizinischen Schmerzbekämpfung erfolgte erst in der Mitte des 19. Jahrhunderts. Am 16. Oktober 1846 wurde in Boston die erste Operation unter Äthernarkose vorgenommen. Auf dem Sockel des 1867 errichteten Monuments im Public-Garden in Boston steht geschrieben: »And there shall be no more pain«.

6.1 Betreuung des Schmerzpatienten

Schmerz ist einer der häufigsten Anlässe für einen Arztbesuch. Schmerzen allein, so belastend sie individuell für den betroffenen Patienten sein mögen, sind aber nur ein unklares Indiz für die Schwere einer Erkrankung, denn es gibt keine objektiven Messmethoden für den Schmerz. Jeder Schmerz wird individuell erlebt und jeder Mensch leidet anders. Oft wird erst auf gezieltes Nachfragen deutlich, wie sehr ein Patient leidet, wie sehr er in seinem Leben durch die Schmerzen beeinträchtigt ist. Der Weg in die Schmerzkrankheit ist lang.

Die gegenwärtige Ausformung unseres Gesundheitssystems zeigt eine Vielfalt von medizinischen Fachgebieten. Nicht selten haben Patienten mit chronischen Schmerzen bereits eine Odyssee durch diese Reihe von Fachrichtungen und Spezialisten hinter sich und mangelnden Erfolg der durchgeführten Therapien erlebt. Die skizzierten Zusammenhänge zeigen weitreichende Konsequenzen für den Schmerzkranken, weil unbehandelte Schmerzen – Chronifizierung ist die Regel – keine physiologische Funktion zum Schutz des Organismus mehr haben, sondern zum eigenständigen Krankheitsbild werden und die Lebensqualität der Betroffenen deutlich einschränken.

! Chronische Schmerzen entstehen, wenn die auslösende Ursache nicht behandelt werden kann oder aber die Schmerzen nach Beseitigung der Ursache persistieren.

Zu Unrecht sind viele Patienten mit Rückenschmerzen der Meinung, dass nur ein Orthopäde derjenige ist, der die alleinige schmerztherapeutische Kompetenz für die Wirbelsäule hat. Desweiteren nehmen viele Patienten auch an, dass Röntgenaufnahmen der Wirbelsäule immer geeignet seien, einen Zusammenhang zwischen Schmerz und Ursache zu begründen. Moderne Technologien haben bei den Patienten einen hohen Stellenwert, wenn es um die Gesundheit geht.

Auch das ein Neurologe ohne Zusatzqualifikation nicht unbedingt ein Schmerzexperte ist, wird den Patienten nicht ausreichend deutlich. Unverändert gilt die Neurologie als primär zuständig für Kopfschmerzen und Migräne. Patienten mit Schmerzen benötigen aber zunächst keinen Spezialisten, sondern die ausreichende Kompetenz ihres Arztes in der Schmerzbehandlung.

Die Möglichkeiten der **ambulanten Schmerzbehandlung** sind mannigfaltig. Wie Sie eine effiziente Schmerzbehandlung in Ihrer eigenen Praxis zum Thema machen können und welche Zusatzweiterbildungen Sie hierzu absolvieren, sollte von ihren persönlichen Neigungen abhängen. Die vielfältigen Beziehungen zu den bestehenden Fach- und Wissensgebieten und die Integration von Naturheilverfahren in die Schmerzbehandlung zeigt die Abbildung (Abb. 6.1). Diese Kombinationen können die Behandlung von Patienten mit chronischen Schmerzen nachhaltig verbessern und Ihrer Praxis einen eindeutigen Wettbewerbsvorteil sichern.

Die Schmerzbehandlung durch einen aus- und weitergebildeten Arzt, der die Zusatzbezeichnung **Spezielle Schmerztherapie** erworben hat, unterscheidet sich erst einmal nicht von der des niedergelassenen Arztes. Die weiterführende Ausbildung die zu dieser Bezeichnung führt, steht allen Ärzten offen, wenn eine Anerkennung zum Führen einer Gebietsbezeichnung mit Patientenbezug vorhanden ist. Als besondere Aufgabe der Schmerztherapeuten gilt die Zusammenführung aller für die Therapie eines Patienten notwendigen Therapeuten und Therapieformen.

Die eigentliche Aufgabe des speziellen Schmerztherapeuten ist also nicht allein die Durchführung besonderer Therapieverfahren oder besonderer Anwendungen und Therapieformen, sondern die Sammlung von Befunden, die Koordination diagnostischer Maßnahmen und die Auswahl und An-

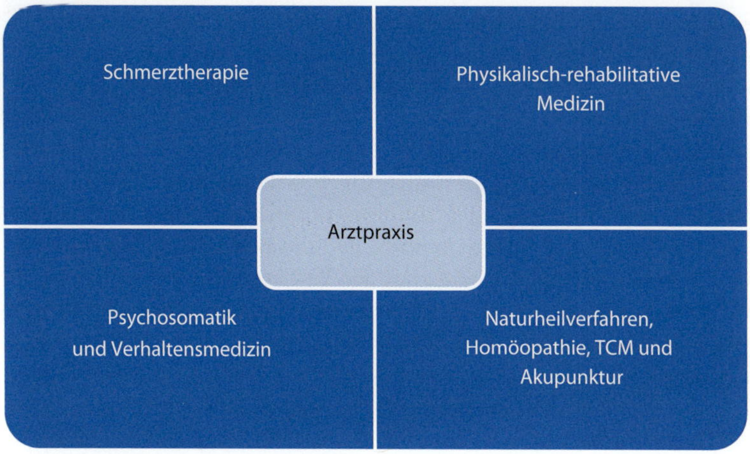

TCM = Traditionelle Chinesische Medizin

Abb. 6.1. Schmerztherapie in der Arztpraxis.

wendung geeigneter therapeutischer Interventionen im interdisziplinärem Kontext. Diese verantwortungsvolle Leistung kann grundsätzlich jeder niedergelassene Arzt, nach entsprechender schmerztherapeutischer Weiterbildung, durchführen.

Leider wird die Umsetzung dieser qualifizierten Patientenbehandlung tatsächlich aber nur in wenigen Ausnahmefällen auch realisiert. In der Mehrzahl der Fälle findet die übliche Diagnostik und Therapie statt, ohne den besonderen Anspruch einer speziellen Schmerzbehandlung und persönlichen Führung und umfassenden Betreuung des betroffenen Patienten. In nur wenigen Schmerzpraxen arbeiten beispielsweise Ärzte und Verhaltenspsychologen zusammen, Gemeinschaftspraxen mit dem Schwerpunkt Schmerztherapie gibt es bisher nur vereinzelt.

6.2 Schmerzsprechstunde in der Arztpraxis

Schmerzen stellen ein Symptom und keine Diagnose dar.

Eine **sorgfältige Schmerzanalyse** ist deshalb der erste Schritt jeder Schmerzbehandlung. Gerade Patienten mit chronischen Schmerzen sind wegen der zahlreichen und oft unzureichend wirksamen Therapieversuche häufig niedergeschlagen und depressiv. Deshalb sollten für eine erfolgreiche Schmerztherapie nicht nur die körperlichen Schmerzmechanismen beachtet werden. Bei der diagnostischen Gewichtung chronischer Schmerzzustände sind immer auch eine psychosomatische Abklärung und die Bewertung der psychosozialen Situation des Patienten routinemäßig notwendig. Und natürlich dürfen auch evtl. bestehende Begleiterkrankungen nicht übersehen werden.

! Zu einer gründlichen Diagnostik und Behandlung des Schmerzpatienten gehört ausreichend Zeit.

Eine ausführliche Anamnese ist genauso nötig wie die gewissenhafte körperliche Untersuchung des Patienten. Hilfreich ist aber, wenn der Arzt nicht nur Laborwerte und technischen Untersuchungen im Blickfeld hat, sondern immer den individuellen Patienten mit seinem Leiden.

Die diagnostischen Möglichkeiten der bildgebenden Verfahren und die immer ausgefeiltere Labordiagnostik haben vielfach dazu geführt, klassische Elemente der Heilkunst auszuklammern. Wesentlich in der professionellen Betreuung der Schmerzpatienten ist aber eine **individuelle Behandlung**. Diese sorgt nicht nur für zufriedene Patienten, sondern es zeigt sich auch, dass der Behandlungserfolg zunimmt.

Wichtig in diesem Zusammenhang ist auch, dass der Arzt immer mehrere Behandlungsoptionen anbietet und die beste Therapie gemeinsam mit dem Patienten herausfindet. Je mehr die Betreuung des Patienten individualisiert ist und je eher sie an der persönlichen Situation des Patienten ausgerichtet wird, desto zufriedener ist der Patient mit seinem Arzt und den Leistungen des Praxisteams. Das steigert nicht nur die Compliance, sondern fördert auch das Vertrauen zwischen Arzt und Patienten.

Trotz aller therapeutischen Möglichkeiten und Geräte bleibt aber das Gespräch mit dem Patienten, die **patientenorientierte Kommunikation**, wichtiger Teil der Behandlung. Ein erfolgreiches Patientengespräch beginnt beim Zuhören und führt zu einer detaillierten Anamnese. In der Betreuung chronischer Kranker, d. h. wenn es sich nicht um Notfälle handelt, sollten professionelle Kommunikationstechniken im Vordergrund stehen. Arzt und Patient sollten sich als Partner verstehen, die gemeinsam ein gleiches Ziel verfolgen.

Grundregeln ärztlicher Gesprächsführung

- Patienten mit seinem Namen ansprechen
- Zeitdauer festlegen
- Patient bestimmt zunächst Thema und Inhalt des Gesprächs
- aktiv zuhören und offene Fragen stellen
- Wünsche und Bedürfnisse erfragen, Anregungen durch klärende Fragen geben
- erklären und Zusammenhänge aufzeigen, Entscheidungshilfen geben
- patientenorientiertes Handeln, d. h. der Patient entscheidet über die Behandlung mit

Wenn Ihre Betreuung dem Patienten ein gutes Gefühl verschaffen kann, wird er ärztlich bestens versorgt. Vor allem chronisch erkrankte Schmerzpatienten sind durch viele wirkungslose Therapieversuche verunsichert und skeptisch. Sie wollen wissen, wie eine erfolgversprechende Therapie aussehen kann und wie sie helfen können, um die Behandlung zu unterstützen. Deshalb ist es sehr wichtig, Ihrem Gegenüber genau zu erklären,

- welche Therapieoptionen bestehen,
- welche Behandlung Sie empfehlen und
- was der Patient selbst zum Therapieerfolg beitragen kann.

! Die wichtigste Person in einer Arztpraxis ist immer der Patient mit seinen Schmerzen, seinen Erkrankungen und seinen anderen Leiden.

Eine fortschrittliche Schmerztherapie zeichnet sich unter anderem dadurch aus, dass der Behandlungsumfang und die Behandlungswege von Anfang an mit den Patienten abgestimmt werden. In der Schmerztherapie nehmen neben medikamentösen Behandlungsverfahren auch Therapieverfahren der physikalischen Medizin und Rehabilitationsmedizin eine zentrale Rolle ein.

Tipp

Die Weiterbildungsordnung für Ärzte ermöglicht den Erwerb der Zusatzbezeichnungen

- Rehabilitationswesen,
- Spezielle Schmerztherapie und
- Chirotherapie.

Unter **physikalischer Therapie** versteht man dabei die Anwendung der Physiotherapie, Ergotherapie, Massage, Hydro-, Wärme- und Kältetherapie sowie von Elektrotherapie und Ultraschallbehandlungen.

Die **Manuelle Medizin** (Tab. 6.1) beinhaltet sowohl die manuelle Diagnostik als auch die manuelle Therapie. Sie stellt ein System von Handgriffen und Behandlungstechniken zur Diagnose und Therapie von Funktionsstörungen des Bewegungsapparates dar. Entsprechende Techniken sind aus allen Kulturkreisen und auch bereits aus historischer Zeit überliefert.

Bereits um 3.000 v. Chr. wurden in Ägypten Hangriffe unter vertikalem Zug an der Wirbelsäule vorgenommen. Aus Ostindien und Ostasien sind ähnliche Beschreibungen bekannt. Wirbelsäulenmanipulationen zu therapeutischen Zwecken werden ebenfalls von Hippokrates und Galen berichtet. Die Wurzeln der manuellen Medizin liegen in der traditionellen volkstümlichen Heilkunde.

Der Begriff **Osteopathie** geht auf Andrew Tailor Still zurück, der 1894 in den USA die erste osteopathische Schule gründete. Er wandte traditionelle Handgriffe und Mobilisationstechniken mit großem Erfolg an. Mit Ausgang des 19. Jahr-

Tab. 6.1. Manuelle Therapieverfahren

Therapieverfahren	Erläuterung
Manuelle Medizin	Umfasst alle manuellen, diagnostischen und therapeutischen Techniken an der Wirbelsäule und an den Extremitätengelenken
Chirotherapie	Als Zusatzbezeichnung in die Weiterbildungsordnung der Ärzte eingegangen. Synonym für »Manuelle Medizin«
Osteotherapie	Die Ausbildung der Osteopathen ist in den USA der der Schulmediziner gleichgestellt, sie stellen eine staatlich anerkannte Berufsgruppe dar. In Deutschland sind Osteopathen vor allem weitergebildete Physiotherapeuten, Heilpraktiker und Masseure. Osteopathen integrieren die manuelle Therapie, Viszeraltherapie (sog. Behandlung an den Organen) mit der Kraniosakraltherapie
Chiropraktik	Handgrifftechnik, die von Nichtärzten mit unterschiedlicher Ausbildung ausgeübt wird

Gemeinsames Ziel aller manuellen Therapieverfahren ist der Erhalt oder die Wiederherstellung normaler Funktion in betroffenen Gelenken und den Strukturen des Bewegungsapparates

hunderts entwickelte der Gemischtwarenhändler David Palmer in Davenport, etwa 500 km von Dr. Still entfernt, die **Chiropraktik** zur manuellen Behandlung des Bewegungsapparates an. Zusammen mit seinem Kollegen Carver gründete er 1897 die erste Chiropraktikerschule in Oklahoma City.

Die geschilderte historische Entwicklung der Manuellen Medizin, der Chiropraktik und der Osteopathie hat zu bedeutsamen Techniken in der Diagnostik und Therapie geführt, die sich erst allmählich in die alltägliche und wissenschaftliche Medizin integrieren. In den Leitlinien zur Behandlung von Rückenbeschwerden wird die manuelle Medizin auch bisher nur mit Zurückhaltung empfohlen. Indikation für eine Manualtherapie sind vor allem akute Blockierungen von Segmenten der Wirbelsäule, speziell Schmerzen und Funktionsstörungen am Halte- und Bewegungsapparat. Sie benutzt dabei manuelle diagnostische und therapeutische Techniken an der Wirbelsäule und an den Extremitätengelenken, die zur Behandlung dieser Störungen führen. Neben der Beherrschung der korrekten Technik steht und fällt der Erfolg einer Behandlung natürlich mit der korrekten Indikationsstellung. Probleme ergeben sich insbesondere bei unsachgemäßer Anwendung der Techniken.

6.3 Behandlungsmöglichkeiten harmonisieren

In einer **Ganzheitlichen Medizin**, die sich bewusst der Naturheilverfahren bedient, ist das harmonische Zusammenwirken von Arzt und Patient ein selbstverständlicher Teil des Behandlungskonzeptes. Im Gegensatz zur modernen Gerätemedizin bemüht sich die ganzheitliche Methode – oder Integrative Medizin – den Menschen in seiner Gesamtheit zu erfassen und die innere Balance wieder herzustellen.

! Die ganzheitliche Betrachtungsweise des Menschen stellt das Kernprinzip der Naturheilkundlichen Medizin dar.

Für den naturmedizinischen Ansatz bedeutet dies, dass eine Erkrankung nie isoliert, sondern immer als Einheit betrachtet wird. Umfassende Gesundheit ist demnach nur widerherzustellen und zu erhalten, wenn alle Teilbereiche des Menschen – Körper, Geist und Seele – in gleicher Weise berücksichtigt werden. Im Krankheitsfall ist das Gleichgewicht zwischen diesen drei Größen gestört. Bei Anwendung der Naturheilkundlichen Medizin muss die Behandlungsmethode deshalb sehr sorgfältig ausgewählt und notwendigerweise auch indiziert sein.

Hierzu hat die Naturheilkunde ein eigenes Konzept im diagnostischen und therapeutischen Denken entwickelt, dass ergänzend und unterstützend wirken kann. Dieses umfasst sowohl die Krankheit und den erkrankten Patienten, die sich hieraus möglicherweise ergebenden Therapiemodalitäten als auch die dahinter stehenden Vorstellungen zu deren Wirksamkeit. Das Ziel ist eben nicht, einzelne Symptome zu therapieren, sondern das Individuum in seiner persönlichen Situation ganzheitlich zu heilen, die Selbstheilungskräfte zu aktivieren und das Immunsystem zu stärken.

Das bedeutet natürlich nicht, dass wir den modernen medizinischen Erkenntnissen den Rücken kehren sollten. Sie bilden schließlich in vielen Fällen die wichtigen Grundlagen einer notwendigen Behandlung. Das bedeutet auch nicht, dass unsere Patienten ihre Erwartungen in die moderne wissenschaftliche Medizin revidieren oder reduzieren sollen und in der Naturheilkundlichen Medizin einen Ersatz finden.

Als zusätzliche Unterstützung jedoch können Sie die Vielfalt der Naturheilkundlichen Medizin nutzen und als sinnvolle Ergänzung in einem umfassenden Behandlungskonzept nutzen. So wird letztlich erreicht, dass sinnvoll eigesetzte Naturheilverfahren in eine moderne wissenschaftlich ausgerichtete Arztpraxis integriert werden, damit beide zusammenwirken können mit dem Ziel Gesundheit und Wohlbefinden vieler Patienten zu verbessern.

Tipp
Idealerweise bietet sich eine Kombination von Schulmedizin und naturheilkundlicher Medizin insbesondere auch im Rahmen einer qualifizierten Schmerzbehandlung an.

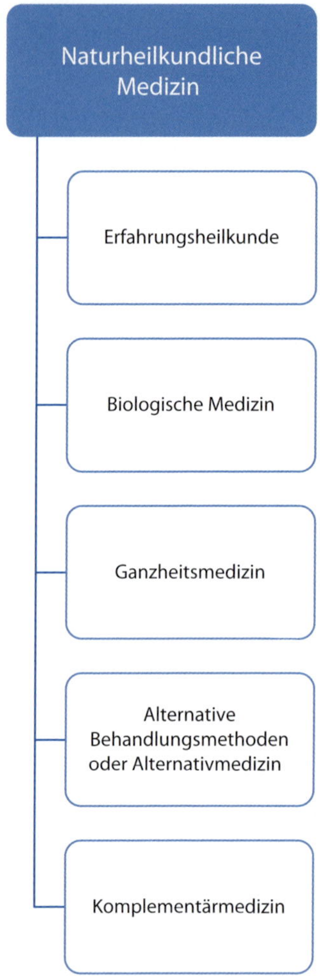

Abb. 6.2. Beziehungsvielfalt in der Naturheilkundlichen Medizin.

6.4 Naturheilverfahren in der Arztpraxis

Ein erheblicher Teil unserer Patienten leidet unter langjährigen chronischen Schmerzen. Insbesondere handelt es sich dabei um Patienten mit chronischen Wirbelsäulenbeschwerden, Migräne, chronischen Arthroseschmerzen, schmerzhaften rheumatischen Erkrankungen oder dem Fibromyalgiesyndrom. Schmerz ist auch ein wiederkehrender Begleiter von unzähligen Erkrankungen, die nicht mehr geheilt werden können. Mit allen seinen Erscheinungen zählt Schmerz zu den häufigsten Erkrankungen schlechthin: häufiger als Diabetes mellitus, häufiger als Malignome (etwa 80% aller an einem Karzinom erkrankten Patienten wenden Naturheilverfahren an, um aktiv an der Krankheitsbewältigung teilzunehmen, das Immunsystem zu aktivieren und die Standardtherapien zu optimieren) und häufiger als Herz-Kreislauferkrankungen. Für die Vielzahl dieser Erkrankungen sind spezifisch kausale Therapien nicht möglich.

Mit einem gezielten Einsatz, als zusätzlich ergänzende Medizin, lassen sich durch die Anwen-

Tab. 6.2. Übersicht Naturheilverfahren

Klassische Naturheilverfahren		Erweiterte Naturheilverfahren	
Ernährungstherapie	Mayr-Fasten Schroth-Kur Vollwertkost	Ausleitende Verfahren	Aderlass Schröpfen Blutegeltherapie
Atem- und Bewegungstherapie, einschließlich Massageverfahren	Klassische Massage manuelle Lymphdrainage Reflexzonenmassage Unterwassermassage	Symbioselenkung	Mikrobiologische Therapie
Hydro- und Thermotherapie	Güsse Wickel und Packungen Kräuterbäder Sauna Dampfbäder	Neuraltherapie	
Phytotherapie		Klimatherapie (Thalassotherapie)	
Ordnungstherapie	Gesundheitstraining Entspannungsverfahren	Licht- und Elektrotherapie	

dung der Naturheilverfahren in der Arztpraxis mehrere Ziele erreichen:

- Sanfte und nebenwirkungsarme Behandlung,
- Linderung chronischer Leiden,
- Optimierung der individuellen Behandlung,
- aktive Einbindung des Patienten in das therapeutische Konzept.

In jeder Arztpraxis bieten sich dem Arzt Naturheilverfahren als primäre und ergänzende Behandlungsmöglichkeiten an, wobei die Begriffsvielfalt nicht gerade der Übersichtlichkeit dienlich ist (Abb. 6.2).

Naturheilverfahren sind medizinische Heilmethoden, die der Vorbeugung, Heilung oder Linderung von Krankheiten dienen (Tab. 6.2).

Tipp

Ein Hauptmerkmal der Naturheilkundlichen Medizin ist die aktive Einbindung des Patienten in die Behandlung zu jeder Zeit.

Mögliche Anwendungsgebiete für Naturheilverfahren finden sich beispielsweise bei funktionellen Störungen, bei chronischen Erkrankungen, aber auch bei Infektanfälligkeit, Abgeschlagenheit und allgemeinen Symptomen. Kinder, Erwachsene und auch alte Menschen können mit Naturheilverfahren behandelt werden. Diverse Schmerzzustände, Schlafstörungen und reaktive Depressionen sind wichtige Einsatzgebiete. Weitere wichtige Indikationsgebiete sind Kopf- und Rückenschmerzen, Arthritiden, Angst- und Erschöpfungszustände. Eine wesentliche Domäne ist auch in der Prävention und Gesundheitsförderung zu sehen. Naturheilkundliche Medizin strebt auch eine gesunde Lebensführung, die Krankheiten möglichst schon im Voraus vermeidet, an. Klassische und erweiterte Methoden der Naturheilverfahren dienen vor allem zur Anregung der Selbstheilungskräfte des Körpers.

Wie Sie vielleicht angenehm überrascht feststellen, sind die gebotenen Möglichkeiten der Naturheilverfahren mannigfaltig und können die Praxisleistungen nur bereichern (Abb. 6.3). Naturheilkundliche Behandlungen sind längst Bestandteil vieler ärztlicher Verordnungen, ohne dass sich der Arzt dessen bewusst wäre. Durch eine Vielzahl von Fortbildungsveranstaltungen können Ärzte die **Zusatzbezeichnungen**

- Naturheilverfahren,
- Homöopathie und
- Akupunktur.

Welche Zusatzbezeichnungen Sie erwerben und welche diagnostischen und therapeutischen Leistungen Sie in Ihrer Praxis anbieten wollen, muss von Ihren persönlichen Vorstellungen, aber auch durch die Zusammensetzung der Patientenstruktur Ihrer eigenen Arztpraxis bestimmt sein.

Durch das Wirkprinzip der Selbstheilung finden die klassischen Naturheilverfahren Anschluss an die traditionellen Medizinsysteme, wie sie aus der antiken Medizin oder fernöstlichen Kulturkreisen bekannt sind. Der Begriff Naturheilverfahren wurde um 1850 von dem bayerischen Arzt Lorenz Gleich (1798–1865) geprägt. Heilung und Vorbeugung von Krankheiten erfolgen nach ihm durch natürliche Reize und Einflüsse um die Selbstheilungskräfte des Organismus anzuregen und zu nutzen.

Die Geschichte der **Wassertherapie** ist eng mit der Geschichte der Medizin verbunden. So wurde in der Antike dem Wasser als einem Urelement heilende Wirkung zugesprochen, in der römischen Kultur galt das Badewesen als essenzieller Bestandteil der Therapie.

In Deutschland wurde die Hydrotherapie besonders populär durch den Pfarrer Sebastian Kneipp (1821–1897), der seine Lehre auf den Grundlagen der Naturheilkunde aufbaute. Die Balneologische Sektion der Gesellschaft für Heilkunde in Berlin wurde am 14. Oktober 1878 gegründet. Gemäß der Satzung ging es darum, die Wirkungen von Heilquellen und Klima wissenschaftlich zu begründen. Damit sollte die Balneologie oder Bäderheilkunde seinerzeit von ihrem bisherigen Status als reine Erfahrungsheilkunde befreit und in den Kanon der wissenschaftlichen Medizin eingefügt werden. Auch der Begriff Ordnungstherapie wurde durch Sebastian Kneipp geprägt, die er in die 5 Säulen seiner Therapie integrierte.

Kneipp-Säulen der klassischen Naturheilkunde

- Phytotherapie (Behandlung mit pflanzlichen Arzneimitteln)
- Hydrotherapie (Wasseranwendung)
- Ernährungstherapie
- Bewegungstherapie
- Ordnungstherapie

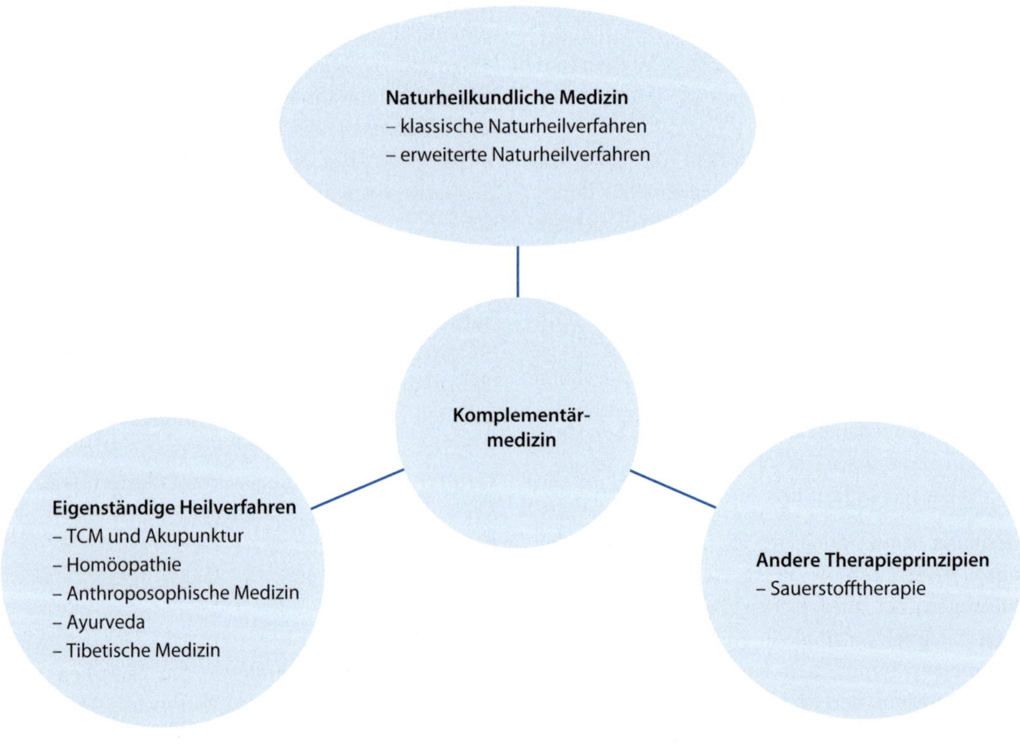

Abb. 6.3. Komplementärmedizin in der medizinischen Versorgung.

Wir wissen heute aus der modernen Schmerzbehandlung, dass bei chronischen Schmerzen besonders der multifaktorielle Einsatz unterschiedlicher Behandlungsmethoden gute Therapieerfolge verspricht.

Bei chronischen Schmerzkranken werden deshalb nicht nur Bäder und Wärmeanwendungen, sondern auch Krankengymnastik und Bewegungstherapie sowie ausgewogene ballaststoffreiche Ernährung und auch Phytotherapeutika vor allem zur Anxiolyse und Sedierung eingesetzt. Johannes Schroth (1798–1856) machte seinerzeit mit den Erfolgen seiner Schroth-Kur auf sich aufmerksam und der Schweizer Arzt Bircher-Benner (1867–1939), Namensgeber des Bircher-Müsli, veröffentlichte seine Grundzüge der Ernährungstherapie schon im Jahre 1903.

In der **Ordnungstherapie** gibt es kaum Widersprüche zwischen Naturheilverfahren und Schulmedizin. Heutzutage werden den Patienten im Sinne einer stationären Ordnungstherapie strukturierte Selbsthilfestrategien in den Bereichen Ernährung, Bewegung, Stressreduktion und Entspannungsverfahren vermittelt, die zu dauerhaften Lebensstilmodifikationen führen.

> »Mein lieber Sohn, Du tust mir leid.
> Dir mangelt die Enthaltsamkeit.
> Enthaltsamkeit ist das Vergnügen
> An Sachen, welche wir nicht kriegen.
> Drum lebe mäßig, denke klug.
> Wer nichts braucht, der hat genug!«
> Wilhelm Busch: Die Haarbeutel

In den USA wurden die wissenschaftlichen Grundlagen für die Ordnungstherapie geschaffen, die unter der Bezeichnung Mindfull-based-stress-reduction (MBSR) bekannt sind. Darunter werden Konzepte einer Lebensstilmodifikation verstanden, die verhaltenstherapeutische Elemente mit körperorientierten Verfahren, wie Yoga, Qigong, Entspannungsübungen oder Meditation zu einem Gesamtkonzept kombinieren. Inhalte der Ordnungstherapie sind demnach vor allem Prävention, Motivation zur aktiven Mitarbeit an der Therapie sowie Fragen der Lebensstilgestaltung.

! Durch die Ordnungstherapie wird gemeinsam mit dem Patienten eine allmähliche Lebensstiländerung entwickelt.

Der Begriff **ausleitende Verfahren** ist historisch bedingt und stammt aus der Humoralpathologie, die seit der Antike bis in das 19. Jahrhundert Grundlage aller abendländischen Krankheitslehren darstellte. Diese verstand Krankheit als Störung des humoralen Milieus, d. h. entstanden aus fehlerhafter Beschaffenheit und Verschlackung der Körpersäfte.

Ausleitende Verfahren

- Schröpfen
- Cantharidenpflaster
- Blutegeltherapie

6.4.1 Schröpftherapie und Cantharidenpflaster

Das **Schröpfen** zählt wohl zu den ältesten Therapieverfahren der Menschheit. Die Technik wurde bereits bei den alten Ägyptern und Griechen beschrieben. »Wo die Natur einen Schmerz erzeugt, da hat sie schädliche Stoffe angesammelt und will sie ausleiten«, stellte der Arzt und Naturphilosoph Paracelsus (1493–1541) fest. Er empfahl das Schröpfen bei rheumatischen Beschwerden.

Schröpfen ist Bestandteil der klassischen Naturheilverfahren und der Chinesischen Medizin. Die Schröpftherapie ist eine lokale Reiztherapie, was lokale oder reflektorische therapeutische Wirkungen im Körper auslöst.

Das **trockene Schröpfen** bewirkt eine Hyperämie und regt den Stoffwechsel und die Durchblutung in dem geschröpften Hautareal an. Zum Schröpfen werden speziell geformte Gläser unterschiedlicher Größe verwendet. Bei der trockenen Schröpfbehandlung genügt das Aufsetzen der Schröpfköpfe auf die betreffenden Hautareale. Ein gängiges Verfahren zur Erzeugung eines Unterdrucks im Schröpfglas besteht im Abbrennen einer im Glas befindlichen Watte. Bei anderen Gläsern befindet sich oben ein kleiner Ballon, der zusammengedrückt und nach dem Aufsetzen des Schröpfglases losgelassen wird. Hierdurch entsteht ein Unterdruck im Glas, so dass die Haut angesaugt wird. Diese angesaugte Haut wird besser durchblutet, wodurch der therapeutische Reiz entsteht.

Beim **blutigen Schröpfen** wird die Haut unter dem Schröpfglas durch eine Lanzette eingeritzt oder zusätzlich eine Akupunkturnadel unter den Schröpfkopf gesetzt.

Lokale hautreizende und hyperämisierende Mittel aus dem Pflanzen- und Tierreich sind uns aus den verschiedenen Medizinkulturen geläufig. Das **Cantharidinextrakt** wird aus dem Laufkäfer Lytta vesicatoria (spanische Fliege) gewonnen und wurde bereits bei den Ärzten des Römischen Reiches als Heilmittel eingesetzt, wenn auch die römische Tradition teilweise die Meinung vertrat, dass man ohne Arzt besser dran sei. Römer brauchten keine Ärzte, behaupteten Autoren wie Cato (234–149 v. Chr.), weil sie gesund und munter seien, anders als die saft- und kraftlosen Griechen. Die Römer liebten es, über die Griechen herzuziehen.

Das Cantharidenpflaster ähnelt in seiner Wirkung der Schröpftherapie. Es wirkt blasenbildend auf der Haut und lokal durchblutungs- und lymphstromfördernd. Allgemein ist die Therapie bei lokalisierten akuten und chronischen Schmerzen und Entzündungen indiziert. Bisher liegen allerdings keine kontrollierten Studien zur Anwendung vor, lediglich Erfahrungsberichte stehen zur Verfügung.

6.4.2 Blutegeltherapie

Hirudo medicinalis, der medizinische Blutegel gehört zur Familie der Ringelwürmer, ein Verwandter des Regenwurms. Aktuell werden in Deutschland pro Jahr etwa 350.000 Blutegel für therapeutische Zwecke gezüchtet. Kontrolliert randomisierte Studien liegen für die Indikationen chronische Schmerzen bei Gonarthrose und Rhizarthrose sowie bei der Epicondylitis vor. Sie sehen, wir nähern uns allmählich auch wieder der evidenzbasierten Medizin!

In allen Untersuchungen führte die Therapie zu einer signifikanten und langanhaltenden Schmerzreduktion, die beispielsweise bei der Gonarthrose auch noch nach 6 Monaten nachweisbar blieb. Die Wirkungsweise beruht unter anderem auf den akuten Mikroaderlass, was eine lokale Entstauung zur Folge hat. Dies führt zu einer deutlichen Verminderung der lokalen Viskosität des Blutes mit Verbesserung der Fließeigenschaften des Blutes insbesondere im Bereich der Endstrombahnen. Des Weiteren enthält der Speichel des Egels eine Reihe von Enzymen mit antiphlogistischer sowie schmerzlindernder Wirkung.

6.4.3 Neuraltherapie

Die wirksame Substanz der Cocablätter, das Kokain, wurde im Jahre 1859 erstmals isoliert. Bevor er sich der Psychoanalyse zuwandte, experimentierte Sigmund Freud (1856–1939) mit Kokain. Freud glaubte, Morphiumsüchtige mit Kokain heilen zu können, und berichtete dem Wiener Ophthalmologen Dr. Carl Koller (1857–1944) über die betäubende Wirkung des Kokains auf die Zunge. Koller suchte nach einem Mittel, um während Operationen den Schmerz zu lindern und das Auge ruhig zu stellen.

Das Kokain bewährte sich und wurde zum ersten **Lokalanästhetikum**, im Jahre 1885 von der Firma Merck synthetisiert. Die Kunde von der epochemachenden Mitteilung verbreitete sich rasch weltweit. Die Übernahme der Kokainanästhesie als lokale Infiltrationsanästhesie in andere operative Fächer lag nahe, scheiterte aber wegen der hohen Operationsmortalität. Diese war den hohen Kokainkonzentrationen zuzuschreiben, die man anfangs allzu unkritisch von der Oberflächenanästhesie übernommen hatte.

Ein wesentlicher Fortschritt war dann die Synthese des weniger toxischen Procain im Jahre 1905 als herausragendes Resultat der damals erst aufstrebenden pharmazeutischen Forschung. Wegbereiter der therapeutischen Lokalanästhesie waren der Berliner Chirurg Carl-Ludwig Schleich (1859–1922) und der HNO-Arzt Gustav Adolf Spiess (1862–1948). Spiess machte die bemerkenswerte Beobachtung, dass »eine bestehende Entzündung durch Anästhesierung des Entzündungsherdes rasch der Heilung zugeführt wird«. Mit seiner Mitteilung wurde er zum Begründer der therapeutischen Lokalanästhesie.

Wegweisend für die moderne **Neuraltherapie mit Lokalanästhetika** war die Arbeit der Brüder Ferdinand und Walter Huneke, die 1925 die therapeutischen Möglichkeiten des Procains wiederentdeckten, nachdem sie anfänglich mit Kokain arbeiteten. Sie fanden heraus, dass Procain, wenn es gezielt und am richtigen Ort injiziert wird, auf kutiviszeralen Reflexwegen Reaktionen über die Head-Zonen hervorruft, durch die ein Heilungsprozess ausgelöst werden kann. 1940 gelang es dann dem Düsseldorfer Arzt Ferdinand Huneke (1891–1966) erstmals das sog. **Sekundenphänomen** auszulösen. Durch Procaininjektion in das entzündete Umfeld einer alten Unterschenkelnarbe bei einer Patientin verschwanden schlagartig die Schmerzen an der Schulter der anderen Körperseite, die sich bis dahin trotz mehrfacher Behandlung als therapieresistent erwiesen hatten.

! Bei der Neuraltherapie handelt es sich um ein Verfahren zur Behandlung von akuten und chronischen Schmerzen durch Lokalanästhetika, die direkt vor Ort oder indirekt über das Nervensystem wirken.

In der **Segmenttherapie** werden schmerzhafte Punkte und Areale wie beispielsweise Triggerpunkte oder Muskelansätze infiltriert und dadurch das gesamte Segment eines betroffenen Spinalnerven beeinflusst. Zu einem Segment gehören alle Gewebe, die von einem Spinalnerven versorgt werden: Haut, Muskulatur, Knochen und viszerale Organe. Die Segmenttherapie wird vor allem bei lokal begrenzten Schmerzbildern eingesetzt.

So genannte **Störfelder** – es kann sich um eine Narbe oder entzündetes Gewebe handeln – wirken auf umliegende Nerven und lösen damit einen manchmal weit vom Herd entfernten Schmerz oder eine Störung aus. Die Behandlung über das Störfeld nutzt intersegmentale neuronale Verknüpfungen aus, um nach seiner Blockade durch ein Lokalanästhetikum eine Schmerzlinderung in einem weit entfernten Areal zu erreichen. Bei chronischen Schmerzsyndromen wird eher die Störfeldbehandlung als die Segmenttherapie angewandt. Nach Huneke kann jede chronische Erkrankung durch ein solches Störfeld ausgelöst werden.

Beide Therapien – die Segmenttherapie mit Lokalanästhetika und die Störfeldtherapie – werden unter dem Begriff Neuraltherapie nach Huneke zusammengefasst.

Tipp

Teilbereiche der Neuraltherapie, wie Quaddeln gehören schon seit langem zur täglichen Praxis vieler Ärzte.

6.4.4 Akupunktur

Im Tal des Gelben Flusses in Nordchina liegt wahrscheinlich die Wiege der Akupunktur. Dort entstand sie zu Beginn des 3. Jahrtausends v. Chr. aus primitiven magischen Handlungen, bei denen die Haut mit spitzen Steinen oder Knochensplittern durchbohrt wurde.

Erste geschriebene Texte zur Akupunktur – **Nei Ching** genannt – gehen auf 2.800 v. Chr. zurück. Die wichtigste Schrift – das Hoang Ti Nei Ching Sou Wen – ist datiert auf 200 v. Chr. Die chinesische Heilkunst blickt demnach auf eine über 3000 Jahre alte, gründlich dokumentierte Geschichte zurück, die zu einem umfassenden System zur Förderung und zum Erhalt der Gesundheit geführt hat.

Das Außergewöhnliche an der Akupunktur besteht darin, dass ihre Regeln und Erkenntnisse, obgleich vor über 2000 Jahren aufgestellt und definiert, bis heute weitgehend anwendbar geblieben sind. Im 6. Jahrhundert gelangte sie nach Japan, Korea und Südostasien und dann im 17. und 19. Jahrhundert nach Europa, beziehungsweise in die USA.

Im Jahr 1957 veröffentlicht der französische Arzt Albert Chamfrault nach langem Aufenthalt in China seine Interpretation des Nei Ching zusammen mit Ung Kann Sam als **Traité de Médicine Chinoise**. Mit diesen Texten wurde der amerikanischen und europäischen Medizinergemeinde ein ganzheitliches System der Gesundheitslehre, Vorbeugung, Diagnose und Behandlung von Krankheiten angeboten. In diesem System werden alle Organe und Regionen des Körpers erfasst und Beziehungen zwischen diesen definiert.

Im chinesischen Verständnis kann man sich Gesundheit als einen harmonischen Energiefluss der **Lebensenergie Qi** vorstellen, wobei sich Ying und Yang im Gleichgewicht zueinander befinden. Das Qi fließt durch den Körper und sorgt für die ungestörten und harmonischen Funktionen und

Bewegungen. Die Bahnen, auf denen die Energie – das Qi – fließt, sind die Meridiane. Eine Störung dieses Energieflusses bedeutet Krankheit und Schmerz. Durch das Einstechen von Gold- oder Silbernadeln in festgelegte Akupunkturpunkte, die ihrerseits wieder auf festgelegten Meridianen liegen, wird dem System je nach Störung Energie hinzugefügt oder entzogen, um das energetische Gleichgewicht wieder herzustellen.

Die Akupunktur ist in der westlichen Welt sicherlich die bekannteste Methode aus dem Bereich der **traditionellen chinesischen Medizin** (**TCM**) und ein in der Behandlung von Schmerzpatienten häufig eingesetztes Therapieverfahren. In der TCM gibt es zur Prävention und zur Behandlung von Krankheiten viele verschiedene Therapieverfahren. Am häufigsten werden Akupunktur und chinesische Phytotherapie angewandt.

Als Bestandteil der TCM wird die Akupunktur in China in Verbindung mit der Tuina-Massage, der traditionellen chinesischen Phytotherapie, dem Qigong und traditionellen diätetischen Maßnahmen angewandt. Gleichgültig, welches Verfahren man wählt, als Richtschnur dienen immer die grundlegenden Theorien der TCM. Alle Behandlungsformen sollen dem Körper helfen, seine natürliche Harmonie von Ying und Yang wiederzuerlangen. Die TCM ist bis heute ein wichtiger Bestandteil des chinesischen Gesundheitssystems.

Die Akupunktur hat sich in den letzten drei Jahrzehnten weltweit verbreitet. Mit dem wachsenden Interesse an der therapeutischen Nutzung der Akupunktur hat sich auch der Wunsch verstärkt, ihre Wirkmechanismen mithilfe moderner wissenschaftlicher Erkenntnisse zu erklären. In den letzten Jahren wurden einige hochwertige Studien, darunter vor allem **ART** (**acupuncture randomized trials**) und **GERAC** (**german acupuncture trials**) durchgeführt um die Wirksamkeit der Akupunktur bei ausgewählten Krankheitsbildern nachzuweisen. Beide Studien wurden von den gesetzlichen Krankenversicherungen in Deutschland initiiert und finanziert, um entscheiden zu können, ob Akupunktur in den Leistungskatalog der erstattungsfähigen Heilbehandlungen aufgenommen wird. Sowohl ART als auch GERAC umfassten jeweils vier randomisierte Kontrollversuchsreihen zu den Krankheitsbildern Migräne, Spannungskopfschmerzen, Kniegelenksarthrose und chronische Schmerzen im Bereich der unteren Wirbelsäule.

Die Daten der Studien berücksichtigten 310.000 Patienten, die bei 10.000 Ärzten in Behandlung waren. In der GERAC-Studie wurde die klinische Wirksamkeit der Akupunktur mit einer leitliniengerechten Standardtherapie verglichen, in der Art-Studie dagegen mit einer Gruppe unbehandelter Patienten. Zur Trennung spezifischer Akupunktureffekte von unspezifischen Effekten wurde jeweils eine 3. Gruppe (Kontrollgruppe) mit einer Scheinakupunktur außerhalb der traditionellen Akupunkturpunkte behandelt. Die Studien ergaben beeindruckende Ergebnisse:

- Die GERAC-Studie hatte ergeben, dass die Akupunktur bei chronischen Rücken- und Knieschmerzen signifikant bessere Ergebnisse erzielt als die leitliniengerechte Standardtherapie. Im Vergleich zur Kontrollgruppe gilt dies für alle untersuchten Indikationen (ART).
- Die Akupunktur ist in der Migränebehandlung mindestens genauso wirksam wie eine pharmakologische Standardtherapie. Bei der Migräne zeigt die kontinuierliche, 6-monatige medikamentöse Prophylaxe keine Überlegenheit gegenüber der 6-wöchigen Akupunkturtherapie.
- Bei allen 3 Indikationen (Rücken- und Knieschmerzen, Migräne) ist die Akupunktur einer leitlinienorientierten Standardtherapie in der Langzeitwirksamkeit überlegen.
- Für den in der GERAC-Studie untersuchten Spannungskopfschmerz musste der Standardtherapiearm vorzeitig abgeschlossen werden, weil die Patienten nicht bereit waren, Amitriptylin gemäß der Leitlinie als Dauermedikation ein zu nehmen. Die Patienten favorisierten die Akupunktur.

! Die Akupunktur hat sich in den zurückliegenden 30 Jahren in Deutschland von einer exotischen Außenseitermethode zu einer Standardtherapie bei vielen schmerzhaften Erkrankungen entwickelt. Die Methode ist bei Patienten wegen ihrer guten Wirksamkeit und ihrer Nebenwirkungsfreiheit sehr beliebt.

6.4.5 Triggerpunkttherapie

Schmerzen des Bewegungssystems beruhen häufig auf entzündlichen oder degenerativen Erkrankungen der Gelenke oder Muskeln. Bewegung ist ein harmonisches Zusammenwirken von Muskeln, Gelenken, Sehnen und Bändern. Eine Arthrose in Knie- oder Hüftgelenken, degenerative Wirbelsäulenveränderungen oder Fehlhaltungen, die zu einseitigen Belastungen der Wirbelsäule führen, greifen in die Harmonie des ganzen Systems ein. Viele myofasziale Schmerzsyndrome haben ihre Ursache in einer Überlastung des Bewegungsapparates.

Bei anderen sind die Ursachen nicht so klar, obwohl die Schmerzen offensichtlich auch hier in der Muskulatur entstehen. Dies kann zu Dysbalancen in der Muskulatur, zu Verspannungen oder zum Auftreten von Muskelschmerzen, oft mit charakteristischen **Triggerpunkten** führen. Der Triggerpunkt stellt in der Regel die empfindlichste Stelle eines verhärteten Stranges im Verlauf eines Muskels dar. Diese Muskelhärte oder Myogelose lässt sich am besten von den umgebenden, normalerweise entspannten Fasern abgrenzen, wenn man den Muskel bei der Untersuchung passiv dehnt, da ein normaler Muskel keine Triggerpunkte enthält und auf Druck auch nicht zusammenzuckt.

Bei der Triggerpunkttherapie als invasivem Verfahren erfolgt eine gezielte Infiltration des Triggerpunktes mit niedrig dosierten **Lokalanästhetika**. Eine weitere Möglichkeit um Triggerpunkte zu behandeln erfolgt durch das **Dry Needling** mit Akupunkturnadeln. Triggerpunktbehandlungen haben in der Schmerztherapie allgemein einen festen Stellenwert und sollten deshalb natürlich auch zum festen schmerztherapeutischen Repertoire des Arztes gehören. Durch wiederholte und gezielte Behandlungsstrategien lassen sich bei chronischen Schmerzsyndromen auch noch nach Jahren gute Behandlungsergebnisse erzielen.

6.4.6 Homöopathie

Die Idee, Krankheiten mit Substanzen zu behandeln, die dem Krankheitsauslöser ähneln, geht bereits auf Hippokrates zurück. Als Begründer der Homöopathie im heutigen Sinn gilt hingegen der deutsche Arzt und Apotheker Samuel Hahnemann (1755–1843). Im Jahre 1797 veröffentlichte er nach vielen Jahren intensiven Forschens seine grundlegenden Gedanken über eine neue Heilmethode, die er Homöopathie nannte im *Journal der practischen Arzneykunde und Wundarzneykunst.* Die erste ausführliche Darstellung dieses Heilverfahrens findet sich in seinem Organon der rationellen Heilkunde 1810.

Das Grundprinzip dieser neuen Methoden war die Behandlung von Krankheiten nach dem Ähnlichkeitsprinzip. Hahnemann stellte fest, dass die Chinarinde malariaähnliche Symptome hervorrief. Das fiebersenkende Mittel erzeugte bei einer gesunden Person Fieber. Die Medizin sollte demnach Arzneien verwenden, die bei Gesunden ähnliche Symptome denen der jeweiligen Krankheit hervorriefen.

Hahnemann begann seine Forschungen mit konzentrierten Substanzen, versuchte aber später, durch stufenweises Verdünnen die Toxizität seiner Heilmittel zu mindern. In den ersten Jahren verabreichte Hahnemann seinen Patienten stark verdünnte Lösungen der Wirkstoffe, fand später jedoch heraus, dass die Heilwirkung verstärkt wird, wenn er die Stoffe mehrmals hintereinander verdünnte und zusätzlich verschüttelte. Er nannte dieses Verfahren der stufenweisen Verdünnung und Verschüttelung mit einem Alkohol-Wasser-Gemisch oder der Verreibung mit Milchzucker **Potenzieren**.

Dass die Homöopathie objektivierbare therapeutische Effekte aufweist, ist zwischenzeitlich durch zahlreiche Studien belegt. In den letzten Jahren ist das Interesse an der Homöopathie stetig gewachsen. Patienten entscheiden sich häufig für die Homöopathie, weil sie eine sanfte und ganzheitliche Behandlungsmethode wünschen.

6.5 Integrative Schmerztherapie

Trotz aller Fortschritte auf dem Gebiet der Schmerzdiagnostik und Schmerztherapie, die in den vergangenen Jahren erreicht wurden, sind vor allem auch im ambulanten Bereich noch deutliche Defizite in der Versorgung der von Schmerzen geplagten Patienten vorhanden. Noch immer bereitet es uns Schwierigkeiten, den Schmerz in allen seinen Dimensionen zu erfassen. Chronischer Schmerz ist hierbei einer chronischen Krankheit gleichzusetzen mit allen ihren Einschränkungen und Behandlungsschwierigkeiten. Häufig sind bei chronischen Schmerzpatienten die ursprünglichen organischen Ursachen nicht mehr feststellbar oder nicht ausreichend behandelbar. Der Schmerz wird zum alleinigen Leitsymptom der Krankheit.

Hierbei wird leicht übersehen, dass bei chronischen Schmerzen gleichzeitig und gleichwertig die somatischen, psychischen und sozialen Bedingungsfaktoren in der Diagnostik und Therapie berücksichtigt werden müssen. Schmerz wird selbst zum Stressor und kann Angst, Depressionen und Persönlichkeitsveränderungen hervorrufen. Nicht selten führen diese in der Folge zu einer massiven Beeinträchtigung der Lebensqualität. Deshalb erfordert die Schmerztherapie eine gründliche Analyse von Schmerzart und Schmerzursache. Hierzu sind eine sorgfältige Anamneseerhebung und körperliche Untersuchung notwendig.

Eine gute Behandlung beginnt immer mit einem ausführlichen Gespräch. Um den Empfehlungen des Arztes zu folgen, muss der Patient verstehen, worum es sich bei seinen Symptomen handelt und welche Strategie der Behandlung der Arzt wählen möchte. Zusätzliche, oft relevante Informationen liefern die Beschreibung der bisherigen Schmerzbehandlung und der Beeinträchtigung von Aktivität und Schlaf durch die Schmerzsymptomatik. Die detaillierte Diagnose des Schmerzzustandes stellt dann die Grundlage für einen Behandlungsplan dar, der oft die Kombination mehrerer Therapieverfahren beinhaltet.

Aus diesen Ausführungen wird ersichtlich, dass die Schmerztherapie nicht einfach, sondern komplex und zeitaufwändig ist. Neben der guten Kenntnis der Physiologie und Pharmakologie erfordert die Schmerztherapie intensive Zuwendung und einfühlsames Eingehen auf die individuelle Situation des Patienten und erlaubt keine standardisierte, schematisch eingeengte medizinische Therapie. Das richtige Gleichgewicht zwischen wissenschaftlich orientierter Schulmedizin und individuell abgestimmter Naturheilkundlicher Medizin kann viel zur Qualität der Behandlung schmerzerkrankter Patienten beitragen. Im Sinne einer ganzheitlichen Betrachtungsweise spiegeln sich die Grundzüge naturheilkundlichen Denkens wieder.

Der schmerzkranke Patient wird die Qualität der Praxis wesentlich nach der effektiven Schmerzbehandlung und nach der Art und Weise, wie sie erfolgt und vermittelt wird, beurteilen. Den Krankheiten und Beschwerden lassen sich auf unterschiedliche Weise behandeln. Im Mittelpunkt der Therapie steht nicht »entweder-oder« sondern »und«: Von der Kombination schul- und naturheilkundlicher Methoden profitiert nicht nur der chronisch schmerzerkrankte Patient in besonderer Weise, sondern sie unterstützt Sie darin, Ihre Praxis zu differenzieren.

Integrative Schmerztherapie umfasst

- Medikamentöse Schmerztherapie
- Phytopharmaka
- psychologische Behandlung
- physikalische und manuelle Therapie
- Ernährungsmedizin
- Hydro- und Balneotherapie
- ausleitende Verfahren
- TCM und Akupunktur
- Ordnungstherapie
- Homöopathie

Die Naturheilkunde per se hat eine lange Tradition und ist weit verbreitet. Insgesamt wird sie als sanfte Medizin angesehen, die die Selbstheilungskräfte des Körpers fördert. Unerwünschte Wirkungen sind aber nie gänzlich auszuschließen.

! Insbesondere können auch durch die Unterlassung notwendiger schulmedizinischer Diagnostik oder Therapien mitunter Gefahren für den Patienten drohen.

Deshalb ist es immer notwendig, schulmedizinisch zu diagnostizieren und anschließend systematisch zu beurteilen, ob eine alleinige oder zusätzliche naturheilkundliche Therapie indiziert ist.

Gerade bei der Naturheilkunde muss die Behandlungsmethode besonders sorgfältig ausgewählt werden. Dabei muss insbesondere ärztlich entschieden werden, bei welcher Erkrankung, bei welchem Patienten und unter welchen Umständen welches Naturheilverfahren wie anzuwenden ist. Das Ziel ist eben nicht, einzelne Symptome zu therapieren, sondern den einzelnen Patienten in seiner individuellen Situation ärztlich zu betreuen. Naturheilkundliche Medizin und Schulmedizin richtig kombinieren bedeutet ganzheitlich-therapeutisches Handeln.

6.6 Mögliche Kooperationsform für Ärzte

Veränderungen bringen immer neue Herausforderungen, denen Sie sich als Arzt und Unternehmer stellen müssen. Für ein erfolgreiches Arbeiten sind im Prinzip häufig nur wenige Punkte zu beachten, wobei allerdings zu bedenken ist, dass ein isoliertes Betrachten und Umsetzen einzelner Faktoren allein den Anforderungen sicherlich nicht gerecht wird. Deshalb ist immer ein weitreichendes Denken und Handeln notwendig, um die Wirtschaftlichkeit der Praxis zu erhalten und aktive Zukunftsarbeit betreiben zu können. Auch wenn die Ausgangssituation für eine Veränderung niemals lehrbuchmäßig gestaltet werden kann, stehen Ihnen doch einige Maßnahmen zur Verfügung, die helfen einen gelungenen Start hinzulegen. Der Anfang eines Veränderungsprojekts ist mitunter entscheidend für dessen Erfolg.

Von besonderer Bedeutung für die Zukunftssicherung ist das Berufsrecht im Hinblick auf die Kooperation von Ärzten. Aus der Vergangenheit sind bereits die verschiedensten Formen einer kooperativen Zusammenarbeit bekannt. Nachdem jahrelang relativ restriktive Regelungen ein Zusammenwirken zwischen Ärzten nur sehr eingeschränkt ermöglicht haben, hat zwischenzeitlich eine weitgehende Liberalisierung der Kooperationsmöglichkeiten stattgefunden. Ein unternehmerisch interessanter Weg ist derjenige, den man mit der so genannten **Teilberufsausübungsgemeinschaft** (**TBAG**) beschreiten kann. Diese Kooperationsform bietet den Ärzten die Gelegenheit, sich in Rahmen einer gemeinsamen Teilpraxis zu assoziieren. Ihre Vorzüge sind nicht nur, dass die Selbständigkeit jedes beteiligten Arztes erhalten bleibt und sich Spezialisierungen zum Nutzen der Gemeinschaft entwickeln können, sondern dass die einzelnen Partner ihre Unternehmens- und Praxisstruktur nur relativ wenig öffnen müssen.

Der Kosten- und Zeitaufwand für die kooperative Zusammenarbeit bleibt überschaubar und steht durchweg in einem überprüfbaren Verhältnis zum erreichbaren Nutzen. Jeder behandelnde Arzt der TBAG kennt das Leistungsspektrum der übrigen Kollegen und ist daher in der Lage, dem Patienten bei gegebener Indikation die für ihn und sein Gesundheitsproblem vorteilhafteste Arztpraxis der TBAG zu benennen. Hierdurch wird nicht nur die Patientenversorgung innerhalb des Ärztenetzes bestmöglich koordiniert, sondern auch die einheitliche Qualität der Leistungserbringung durch alle beteiligten Arztpraxen gewährleistet.

Um dem Patienten keine Therapieoptionen vorzuenthalten, besonders im Sinne einer umfassenden Schmerztherapie, ist eine ärztliche Teilberufsgemeinschaft ein möglicher Weg um die Patienten in diesem Netzwerk optimal versorgen zu können. Ein ärztliches Netzwerk kann diese Lücke schließen. Dieses Netz wird idealerweise durch zusätzliche Kooperationen mit anderen Fachgebieten, Spezialisten und Assistenzberufen (Physio- und Ergotherapie) zu umfangreichen Netzwerken ausgebaut.

Ich habe in Karlsruhe eine privatärztliche TBAG gegründet, die unterschiedliche medizinische Leistungen vereint. Wir sind eine Gruppe von schulmedizinisch und naturheilkundlich orientierten Ärzten, die sich im umfassenden medizinischen Leistungsspektrum ideal ergänzen. Eine Checkliste, die erläutert, was bei der Gründung einer TBAG zu beachten ist und weitere Informationen finden Sie unter www.erfolgreich-im-gesundheitsmarkt.de.

Wettbewerb wird in Zukunft zunehmend auch eine Frage der Nutzung von Netzwerkressourcen. Da Sie schon aus Zeitgründen nicht in jedem Netzwerk oder ärztlichem Qualitätszirkel aktiv sein können, sollten Sie sich vorab genau informieren, wo Sie sich engagieren können und wollen. Nur wenn Sie ihre Plattform regelmäßig aufsuchen und sich aktiv einbringen, wird Ihr Networking erfolgreich sein.

Zusammenfassung

Seien Sie aktiver Unternehmer und lassen Sie sich nicht zugrunde verwalten. Die qualifizierte Schmerztherapie in Ihrem Portfolio bietet nicht nur Ihren Patienten eine hochqualifizierte medizinische Versorgung sondern auch eine gute Ausgangsbasis für die Zukunftsfähigkeit Ihrer Arztpraxis. Damit Sie die Zukunft meistern, sollten Sie bereits heute alles dafür tun, dass Sie gut vorbereitet und aufgestellt sind. Naturheilkundliche Therapien werden von vielen Patienten nachgefragt. Das bedeutet nun aber nicht, dass jeder Arzt auch naturheilkundliche Verfahren anbieten soll. Und noch weniger, dass er dies tun soll, wenn er von dieser Medizin und deren Methoden nicht überzeugt ist.

Über das Vergnügen, sich ein Profil zu geben

Allein der Vortrag macht des Redners Glück;
ich fühl es wohl, noch bin ich weit zurück.
Johann Wolfgang von Goethe (1749–1832),
deutscher Dichter und Dramatiker

Es gibt gewiss eine Vielzahl bemerkenswerter Menschen. Von denen sind jedoch nicht alle charismatisch. Was unterscheidet Menschen mit Charisma von solchen, die lediglich interessant sind?

Das Wort **Charisma** stammt aus dem Altgriechischen und bedeutet, Aufmerksamkeit auf sich ziehen. Charismatisch sind demnach vielversprechende Menschen, die eine besondere Ausstrahlungskraft und Wirkung haben, die andere Menschen in ihren Bann ziehen und positiv beeinflussen können. Ein charismatischer Redner fasziniert seine Zuhörer durch die Klarheit der Sprache, völlige Zielorientierung und den besonderen Antrieb, Visionen zu entwickeln. Mit großer Sorgfalt werden die Voraussetzungen geschaffen, um den gemeinsamen Erfolg zu erreichen.

Charisma setzt sich aus verschiedenartigen Elementen und Eigenschaften zusammen, bei denen natürlich auch eine gewisse Begabung eine Rolle spielt. Aber einige dieser Eigenschaften lassen sich auch erlernen und weiterentwickeln. Dazu zählen vor allem

- die emotionale Kompetenz,
- die berufliche Kompetenz,
- die Führungsqualitäten und
- die kommunikativen und rhetorischen Fähigkeiten.

Charismatische Persönlichkeiten fordern und fördern, sind authentisch, haben nachhaltige Werte, sind zielstrebig, glaubwürdig, zuverlässig, leiten an und – gehen neue Wege.

Die Güte dieser Schlüsselkompetenzen bestimmt nicht nur über ihren beruflichen Erfolg und folglich über ihre private Lebensqualität, sondern auch über die Anerkennung ihrer individuellen Leistungen, ihres Ansehens und ihres besonderen Status.

Charisma entsteht vor allem auch aus emotionaler Intelligenz (Abb. 7.1), dem korrekten Umgang und der Wahrnehmung eigener Emotionen und Gefühle und der Fähigkeit, mit den Emotionen und Gefühlen anderer Menschen ebenfalls stimmig umgehen zu können. Emotionale Intelligenz im Umgang mit anderen Menschen bedeutet, dass wir uns in den anderen hineinversetzen – Empathie – und eine tragfähige Beziehung aufbauen können.

Tipp

Nur auf der Basis gegenseitigen Vertrauens und Verstehens können die Arzt-Patienten-Beziehung und die Mitarbeiterführung nachhaltig gelingen. Eine von Empathie und Authentizität geprägte Kommunikation ist die Basis für emotionale Intelligenz.

Bei noch genauerem Hinsehen erweist sich schnell, dass die emotionale Intelligenz für eine Vielzahl menschlicher Fähigkeiten steht wie Einfühlungsvermögen, Kommunikationsfähigkeit, Charakter, Taktgefühl und Selbstbewusstsein. Emotionale Intelligenz bezieht sich nicht auf sachliche Fragen und Aufgaben, sondern platziert den einzelnen Menschen im Mittelpunkt.

Setzen Sie mit Ihrem persönlichen Training für Charisma dort an, wo Sie über maßgebliche Fähigkeiten verfügen. Deshalb sollten Sie Ihre individuellen Besonderheiten erkennen und weiter entwickeln. Alles, was Sie tun müssen ist, diese zu entdecken und soweit zu vertiefen, bis Sie sie gut beherrschen und anwenden können.

Tipp

Entwickeln Sie eine positive Meinung von sich selbst und akzeptieren Sie Ihre Stärken und Schwächen. Versuchen Sie schrittweise und gezielt die eigenen Stärken, Begabungen und Talente zu fördern und auszubauen, damit Sie Ihre Schwächen mühelos überwinden können.

Schon während Sie an sich arbeiten, nehmen andere Ihre neue Botschaft auf und bilden sich eine Meinung darüber. Charismatische Menschen sind authentisch, was sie tun und sagen passt immer zum gesamten Erscheinungsbild. Zeigen Sie durch Ihr Auftreten und Ihre Kommunikation, dass die Beziehung zum Gegenüber auf gleicher Augenhö-

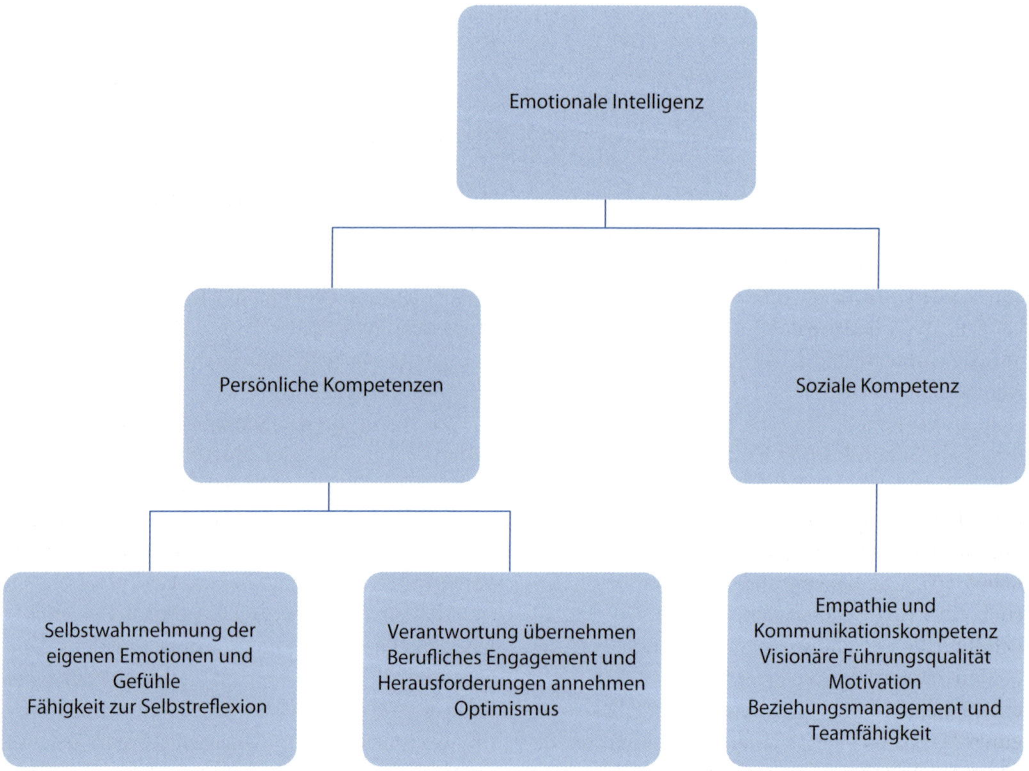

Abb. 7.1. Emotionale Intelligenz.

he stattfindet. Sehr positiv sind wertschätzendes Miteinander und eine partnerschaftliche und sachgerechte Kommunikation.

Charisma bedeutet aber nicht, etwas zu tun oder etwas zu sagen, um anderen zu gefallen. Charisma bedeutet, eine klare Linie zu verfolgen und die Dinge zu tun und konsequent zu vertreten, die für Sie persönlich richtig sind. Bedenken Sie auch, dass Charisma immer aus dem Blickwinkel des Betrachters bewertet wird. Charisma setzt sich demzufolge aus vielen einzelnen Elementen und vor allem aus persönlichen Eigenschaften zusammen, die Sie aktiv fördern und entwickeln können. Viele dieser Eigenschaften lassen sich erlernen und trainieren.

Tipp
Auf der Basis Ihrer Handlungen, Ihrer Rhetorik, Ihrer äußeren Erscheinung und Ihres Kleidungsstils bilden sich andere Menschen eine Meinung über Sie, bevor Sie Ihren Vortrag, Ihre Rede oder Ihre Botschaft gehört haben.

Wer seine rhetorischen Fähigkeiten verbessert, verbessert auch seine Überzeugungskraft und wird seine persönliche Wirkung verstärken, gewinnt an Führungsqualität und schafft für sich ein positives Image. Die eigenen Überzeugungen schlüssig zu vertreten, wird ihre Wirkung nicht verfehlen und Sie als unverwechselbare Persönlichkeit kennzeichnen. Eine besondere Ausstrahlungskraft, Charisma und emotionale Intelligenz gewährt Ihnen nicht nur persönliches Ansehen und Wohlwollen, sondern es sind auch wesentliche Kompetenzen im Umgang mit Ihren Mitarbeitern, Ihren Patienten und mit sich selbst.

7.1 Kunst, zu überzeugen

Patienten sind von sich aus im Allgemeinen oft wenig motiviert, für die eigene Gesundheit in ihrem Leben etwas zu verändern. Viele Patienten haben auch ein mangelndes Problembewusstsein bezüglich ihrer **lebensstilbedingten Erkrankungen**.

Für eine erfolgreiche Gewichtsabnahme durch ernährungsmedizinische Intervention und Bewegungstherapie bei Patienten mit Adipositas, der Ernährungsumstellung beim Diabetes mellitus oder eine Verhaltensänderung eines Rauchers mit koronarer Herzkrankheit oder einer COPD ist immer die Zusammenarbeit mit dem Arzt und die Mitarbeit des Patienten eine Conditio sine qua non. In diesem Zusammenhang ist natürlich auch eine Änderung des Lebensstils für die betroffenen Patienten unabdingbar. Bedauerlicherweise motiviert hingegen das am eigenen Körper erfahrene Leid unsere Patienten nicht zwangsläufig zum Handeln, wie wir aus unserer täglichen Erfahrung in der eigenen Praxis nur zu gut wissen. Eine schwierige Situation für uns Ärzte und für die bestmögliche Behandlung unserer Patienten mit chronischen Erkrankungen.

Für die Beratung und Schulung von Patienten gibt es natürlich kein Patentrezept. Inhalte und Ausführlichkeit der Beratung sind von der Grundkrankheit, dem therapeutischen Ziel und den medizinischen Maßnahmen abhängig, die zum Erreichen des vorgegebenen therapeutischen Ziels notwendig sind. Ein Patient, der nicht versteht, was und warum er etwas ändern soll, kann kaum motiviert sein den Vorschlägen des behandelnden Arztes engagiert zu folgen.

! Das Verhalten mit der eigenen Gesundheit kann nur im Rahmen eines Lernprozesses verändert werden.

In allgemeinärztlichen Praxen leidet eine Vielzahl von Patienten an ernährungsbedingten Erkrankungen wie Adipositas, arterieller Hypertonie und Diabetes mellitus Typ 2. Andere Erkrankungen wie die Polyarthrose und degenerative Wirbelsäulenveränderungen sind zwar nicht durch die Ernährung bedingt, aber ihre Symptome lassen sich durch eine gezielte Gewichtsabnahme zum Positiven beeinflussen.

Auch die quälenden Symptome rheumatischer Erkrankungen lassen sich durch bestimmte Ernährungsformen oder Diäten bis zu einem gewissen Grad reduzieren. Im Falle der rheumatoiden Arthritis wurde von Kjeldsen-Kragh (1991) die Wirksamkeit eines kurzzeitigen Fastens und einer sich daran anschließenden Ernährungsumstellung nachgewiesen.

Die Ernährung nicht nur zur Prävention, sondern auch zur Therapie schwerwiegender chronischer Erkrankungen einzusetzen, ist seit jeher eine Domäne der naturheilkundlichen Therapien. Schon in frühen Kulturen und in allen großen medizinischen Systemen, dem ayurvedischen, der traditionell chinesischen Medizin (TCM), wie auch dem europäischen, ist sie seit jeher die Basis der Harmonie und des Ausgleichs der Kräfte im Körper.

Tipp
Grundsätzlich kann es ohne Berücksichtigung der Ernährungsgewohnheiten keine ganzheitliche Medizin geben.

Ernährungsberatung in der Arztpraxis kann in primär-präventiver Absicht oder aus therapeutischen Gründen erfolgen. Die professionelle Ernährungstherapie ist integraler Bestandteil im Gesamtkonzept der Behandlung einer Vielzahl von Erkrankungen. Je nach Zielgruppe ergeben sich für die Ernährungsberatung unterschiedliche Probleme, sowohl inhaltlich als auch hinsichtlich der Erfolgsaussichten.

Patienten sind von sich aus häufig oft nur wenig motiviert, Gewicht abzunehmen. Wie jede Therapie erfordert auch die Adipositasbehandlung eine strukturierte Handlungsweise: Diagnose, Abklärung der Motivation und therapeutisches Vorgehen. Entscheidende Bedeutung besitzt ein ausführliches Patientengespräch, um das therapeutische Ziel zu erklären und die Motivation des Patienten zu stärken. Zu den wesentlichen ärztlichen Aufgaben gehört es auch, den Erfolg der Ernährungsumstellung und Verhaltensänderung zu begleiten.

Ihre besten Argumente nützen den Patienten aber nichts, wenn es Ihnen nicht gelingt, sie Ihren Zuhörern verständlich zu machen.

Tipp
Verständlichkeit ist eine notwendige Voraussetzung erfolgreicher Überzeugungsarbeit.

Allzu oft ist eben dies nicht der Fall. Schon deshalb, weil einige Ärzte, die den Patienten etwas mitzuteilen haben, sich unserer Fachtermini bedienen, die der Adressat missversteht oder nicht versteht. Zu dieser Unkenntnis, wie man sich verständlich ausdrückt, tritt mitunter der Umstand hinzu, dass der Wille zur Patienteninformation nur schwach ausgeprägt ist.

Meine eigenen Patienten beklagen sich tagtäglich darüber, dass sie von den ärztlichen Kollegen überhaupt nicht über ihr Krankheitsbild informiert werden oder dass sich die Ärzte völlig unverständlich ausdrücken und wiederholt nur Fremdwörter gebrauchen. Nur allzu oft begehen Ärzte den Fehler, sich auf den Inhalt ihrer Argumentation zu konzentrieren. Sie achten zu wenig auf die Art und Weise, wie sie ihre Botschaft vermitteln.

7.1.1 Rhetorische Kompetenzen

Um erfolgreich zu sein, müssen Sie auch fähig sein Ihre Botschaft zu vermitteln.

Manche Kollegen sind der Ansicht **Rhetorik** sei vor allem eine Kunst, die nur ein ausgewählter Kreis von Experten ausübe. Genau darin ist häufig der Irrtum zu finden. Nicht wenige Experten erschöpfen ihre Zuhörerinnen und Zuhörer mit Sachargumenten nach dem geradezu antirhetorischen Leitspruch des römischen Staatsmannes Cato der Ältere (234–149 v. Chr.): »Beherrsche die Sache, dann folgen die Worte« und verhindern hierdurch konsequent, eine Nähe herzustellen und den emotionalen Nerv der Zuhörer zu treffen. Zwar erwartete auch der virtuose Redner Cicero (106–43 v. Chr.) von einem vollkommenen Redner Klarheit über das Thema »bevor er überhaupt einen Gedanken an Sprache und Ausdruck verwendet«, aber dennoch macht die Rede vor einem Publikum nur dann einen Sinn, wenn man dieses auch erreichen kann.

Der Brockhaus definiert die rhetorische Disziplin als Kunst, gut zu reden (ars bene dicendi). Hierzu brauchen Sie eine Auswahl **kommunikativer Mittel**, von denen Sie möglichst viele beherrschen sollten:

- Eine souveräne und offene Körpersprache,
- die abwechslungsreiche und lebendige Stimme,
- eine charismatische Ausstrahlung,
- die Fähigkeit, vor Zuhörern überzeugend und sicher zu sprechen
- und Begeisterung zum Thema, die sich auf andere überträgt.

Der wesentliche Kern der Rhetorik ist ihre praktische Seite. Ihr Ziel ist, eine oder mehrere Personen von einem bestimmten Sachverhalt zu überzeugen und zum Mitdenken und Handeln zu bewegen. Hierzu bedient sich die Rhetorik unterschiedlicher kommunikativer – sprachlicher und nichtsprachlicher – Wirkmittel, von denen man möglichst viele beherrschen sollte. Sie sollten Sachdarstellung und Aussagen durch eine gut gegliederte Argumentation glaubhaft begründen können und sich auf wenige, aber starke Argumente konzentrieren.

Tipp

Verwenden Sie eine klare und verständliche Sprache und setzen Sie Mimik, Gestik und den Tonfall Ihrer Stimme richtig ein.

Beim Sprechen kommt es eben nicht nur darauf an, Inhalte korrekt zu übermitteln. Es gilt, sie in einer sprachlich angemessenen Form zu präsentieren.

Mit Hilfe der Rhetorik lässt sich die ärztliche Gesundheitsberatung, aber auch ein Vortrag oder eine Rede von der ersten Idee bis zur Präsentation professionell erarbeiten. Sie stellt Regeln und kommunikative Mittel zur Verfügung, die eine Argumentation gliedern und sprachlich optimal gestalten. Ob Sie auf einer Bühne stehen und eine Rede halten oder mit Fachpublikum an einer ärztlichen Konferenz mitwirken oder Ihre Patienten beraten, stets sind es körpersprachliche, stimmliche und sprachliche Faktoren die Ihre Überzeugungskraft unterstützen und Ihre Persönlichkeit repräsentieren.

Ziel ist stets, den Zuhörer oder Gesprächspartner von einem Sachverhalt zu überzeugen und nicht, ihn zu überreden. Die Rhetorik bietet eine Reihe von Regeln und kommunikativen Mitteln, die Ihnen bei der Erarbeitung eines überzeugenden Beratungskonzepts oder bei der Vorbereitung eines Vortrags helfen.

Mit wesentlichen rhetorischen Impulsen lassen sich Botschaften einfach und wirkungsvoll vermitteln und in das Denken Ihrer Zuhörer integrieren. Es ist dabei unerheblich, ob ein großes Fachpublikum oder ein zu beratender Patient angesprochen werden soll. Der Gestaltung einer vertrauensvollen und förderlichen Beziehung zwischen Arzt und Patient kommt eine enorme Bedeutung zu. Durch die verständnisvolle und wertschätzende Haltung des Arztes ist es für den Patienten einfacher, die für ihn entscheidenden Aspekte einer Veränderung zu erkennen und umzusetzen. Entscheidend für den Erfolg jedes dieser Vorhaben ist notwendigerweise seine gründliche Vorbereitung und die Begeisterung dafür, das erworbene Können auch anzuwenden.

Sie sollten aber nicht nur gute Arbeit in Ihrer Praxis leisten, sondern auch dafür sorgen, dass Ihre Leistungen und Sie selbst sichtbar werden. Deshalb ist es jetzt an der Zeit, über die vielfältigen Möglichkeiten nachzudenken, sich zu präsentieren. Sorgen Sie dafür, dass Sie sich von den Wettbewerbern unterscheiden und entwickeln Sie bewusst und konsequent Alleinstellungsmerkmale und verbinden Sie Ihre Arztpraxis mit der Öffentlichkeit. Je besser Ihre Öffentlichkeitsarbeit ist, umso mehr heben Sie sich von der breiten Masse ab.

Tipp

Wer ein gutes Image hat und qualitätsgesicherte Leistungen anbietet, wird das Interesse der Menschen wecken und weitere Patienten durch Empfehlungen gewinnen.

Faktoren, die überzeugen und mit denen Sie gewinnen

Nein, ich stelle nun nicht besonders gute Ideen vor, die man haben muss, um erfolgreich zu sein. Erfolg ist mit völlig durchschnittlichen Methoden möglich. Man kann sich selbst auf Erfolg konditionieren. Das Zutrauen in die eigenen Fähigkeiten und der Glaube an sich selbst, ist die halbe Miete.

Ergreifen Sie nun die Initiative und positionieren Sie sich als Experte zu einem bestimmten Thema. Berichten Sie über das Besondere in Ihrer Praxis sowie über das außergewöhnliche Engagement Ihres Praxisteams. Das Prinzip dieses Buches verlangt von Ihnen, dass Sie nachdenken und dass Sie handeln.

Beginnen Sie zu handeln, um Ihre Ziele zu erreichen

1. Kompetenzen
   - Sie halten Vorträge.
   - Sie halten Reden.
   - Sie haben einen Lehrauftrag.
   - Ihre Arztpraxis ist akademische Lehrpraxis.
   - Sie geben Patientenseminare für Krankenkassen, für Selbsthilfegruppen, für Hilfsorganisationen.

- Sie schreiben Fachaufsätze für Zeitschriften.
- Sie gründen Kooperationen und Netzwerke.
- Sie erhalten eine Auszeichnung.

2. Persönliches und Soziales
   - Sie sind ehrenamtlich tätig.
   - Sie sind aktives Mitglied im Karnevals- oder Sportverein oder einer kulturellen Organisation.
   - Sie sind Vorsitzender oder Vorstandsmitglied in Ihrem Berufsverband oder in einem Verein.
   - Sie sind sportlich engagiert als Marathonläufer, Radprofi, verantwortlicher Arzt im regionalen Boxstall oder Vereinsarzt.
   - Sie organisieren Patienteninformationstage, Gesundheitstage, Raucherentwöhnungskampagnen in Schulen.
   - Sie unterstützen Hilfsorganisationen und karitative Projekte.
   - Sie stiften einen Förderpreis oder unterstützen lokale Vereine.
   - Sie unterstützen Benefizveranstaltungen aktiv und passiv.
   - Sie nutzen Netzwerke.
3. Ihr Praxisteam
   - wird regelmäßig umfassend fort- und weitergebildet,
   - wird ausgezeichnet,
   - organisiert regelmäßige Treffen mit Kolleginnen/Kollegen,
   - unterstützt karitative Projekte,
   - gibt Gesundheitsseminare für Patienten,
   - engagiert sich im Berufsverband,
   - ist sportlich engagiert,
   - zeigt soziales Engagement,
   - pflegt Kontakte zu Pflegeheimen, Pfarreien, Gemeinderat, Vereinen.

Für Ihre Patienten lassen sich spezielle Informationsveranstaltungen und Praxisevents ausrichten, für die Lokalredaktionen vor Ort Fachartikel zu unterschiedlichen medizinischen Fragestellungen verfassen. Nutzen Sie die Gelegenheiten um Ihre Kompetenzen darzustellen, indem sie auch als Referent für Vorträge und Reden zur Verfügung stehen. Das können größere Vorträge, aber auch kleinere Veranstaltungen und Workshops sein.

Was braucht es zu einem guten Vortrag, zu einer guten Rede? Ein wenig Mut und Übung. Rhetorik ist Handwerk. Wer dieses Handwerk beherrscht, kann auch solide Vorträge halten.

Und wie Sie Ihr Fachwissen und die Begeisterung für Ihr Thema mit einer wirksamen Präsentation verknüpfen, das erfahren Sie im folgenden Kapitel.

7.1.2 Zielgerichtet und erfolgreich präsentieren

> »Würdest Du mir bitte sagen, wie ich von hier aus weitergehen soll?« fragt Alice im Wunderland die Katze.
> »Das hängt zum großen Teil davon ab, wohin Du möchtest«, sagte die Katze.
> »Ach, wohin ist mir eigentlich gleich«, sagte Alice.
> »Dann ist es auch egal, wie Du weitergehst«, sagte die Katze.

Eine der grundlegendsten und damit wesentlichsten Überlegungen bei der Vorbereitung eines Vortrags und einer Präsentation, einer Rede, eines Praxisevents, eines ärztlichen Qualitätszirkels oder einer Teambesprechung ist die Festlegung, was Sie bei den Adressaten erreichen wollen. Die genaue **Zielbeschreibung** ist für alle nachfolgenden Handlungen bestimmend. Ziele sollten daher möglichst exakt formuliert werden:
- Welches sind Ihre Ziele?
- Was wollen Sie erreichen?
- Über was soll informiert werden?
- Wovon soll überzeugt werden?
- Welchen Nutzen hat die Zielgruppe?

Mit der genauen Zieldefinition legen Sie das Fundament, auf das Sie mit Ihren Ideen bauen können. Je gründlicher Sie sich mit den Zielen befassen, umso mehr steigern Sie Ihre Erfolgswahrscheinlichkeit. Erst wenn dies klar ist, können auch entsprechende Schwerpunkte gesetzt werden. Das gilt im Übrigen für alle Projekte, die Sie planen.

> **Tipp**
> Nur ein bekanntes Ziel gibt Orientierung.

Die genaue Zielbeschreibung hilft Ihnen, nur solche Themen und Inhalte auszuwählen, die dem Interesse der Zielgruppe entsprechen.

Die **Zielgruppe** ist ein sehr wichtiger Faktor bei der Vorbereitung, weshalb auch ausführliche Überlegungen über die Zuhörer getroffen werden müssen. Damit Sie diese nicht unter- oder überfordern, müssen Sie sich nicht nur Klarheit darüber verschaffen, wer Ihnen zuhört, sondern daraus auch Konsequenzen für die Schwerpunktsetzung ziehen. Es spielt eine große Rolle, wer die Zuhörer sind und welche Gemeinsamkeiten und Interessen die Zielgruppe aufweist. Je nachdem, wer vor Ihnen sitzt, sind die Erwartungen völlig verschieden. Dies zu berücksichtigen ist eine wesentliche Grundlage erfolgreicher Kommunikation, da ja neben der Sachebene immer auch die Beziehungsebene berücksichtigt werden muss.

7.1.3 Souverän präsentieren und vortragen

Wie erreichen Sie es, vor 100 Teilnehmern einer medizinischen Tagung oder eines Kongresses eine halbe Stunde zu reden und dafür eine Honorarrechnung zu schreiben? Indem Sie sich als Experten positionieren, sich ein eindeutiges Profil geben und andere auf sich aufmerksam machen.

Die Möglichkeit für Live-Auftritte zu bestimmten Themen, Reden oder Moderationen für Ärzte wird sich in den nächsten Jahren weiter entwickeln und entfalten. Als Experte können Sie in einen intensiven und persönlichen Kontakt mit Ihrer Zielgruppe treten und Kontakte zu weiteren Medien und Veranstaltern knüpfen.

Planen Sie den notwendigen Zeitaufwand – auch für die informelle Recherche – sorgfältig und realistisch ein, wenn Sie einen Vortrag, eine Rede oder eine Moderation vorbereiten. Tragen Sie alles zum vorgegebenen Thema zusammen, was Ihnen an Ideen, Schnipseln, Zahlen, Zitaten, Daten und Fakten zur Verfügung steht.

> **Tipp**
> Ausgangspunkt Ihrer Recherche muss die Neugier zum Thema sein.

Diese Unterlagen heften Sie in einem Ordner ab, den Sie zuvor mit dem Titel und Thema des Vortrags oder der Rede beschriftet haben und der griffbereit auf Ihrem Schreibtisch steht. Je mehr Fakten und Notizen Sie in Ihrem Ordner zur Verfügung haben, desto eher lässt sich herausarbeiten, welche Auffassung Sie vertreten und wie Sie Ihren Standpunkt zum Thema formulieren können. Je reicher Ihr Informationsfundus ist, desto besser können Sie später das auswählen, was wichtig und interessant ist.

In einem weiteren Schritt wählen Sie dann aus den gesammelten Unterlagen diejenigen aus, die Ihre Argumentation am wirkungsvollsten unterstützen.

> **Tipp**
> Achten Sie gewissenhaft darauf, die Präsentation nicht mit Fakten zu überladen.

Je mehr Wissen Sie gesammelt haben, desto besser kennen Sie sich mit dem Thema aus und umso origineller können Sie Ihre Präsentation gestalten. Außerdem können Sie gelassen und in Ruhe einer möglichen Podiumsdiskussion oder Fragerunde entgegensehen.

Sie werden bald feststellen, dass Ihre Vorträge an Kraft gewinnen, sobald Sie Selbsterlebtes und Selbsterfahrenes einarbeiten und hierdurch Ihre Zuhörer auch auf einer emotionalen Ebene ansprechen. Viele Menschen sind für Abwechslungen dankbar und lauschen motiviert ihrem Vortrag, wenn Sie Neues erfahren. Konkrete Beispiele und Vergleiche schätzt jedes Publikum, vor allem mögen die Menschen persönlich Erlebtes. Erzählen Sie eine Geschichte oder eine Anekdote und stellen Sie Zusammenhänge zum Vortragsthema her. Experimentieren Sie ein wenig und versuchen Sie herauszufinden, welches Ihre besten Themen sind und unterhalten Sie Ihre Zuhörer.

Jetzt geht es an die Strukturierung Ihres Materials. Ein guter Vortrag hat einen interessanten Anfang und einen gelungenen Schluss. Anfang und Schluss sollten dicht beieinander liegen – wie Mark Twain es formulierte. Wenn man sich für ein Vortragsthema entscheidet, spannt man den Rahmen der Arbeit oft viel zu umfangreich. Ganz wichtig für Ihre weitere Arbeit ist deshalb eine klare Eingrenzung des Themas. Gliedern Sie deshalb die Inhalte und bringen Sie diese in eine sinnvolle Reihenfolge. Bei diesem Schritt setzen Sie sich idealerweise konkret in die Situation des Vortrags hinein. Überlegen Sie auch, wie Sie am Anfang das Interesse Ihres Publikums wecken wollen.

Dramaturgie

Der erste Eindruck zählt. Ein guter **Titel** weckt das Interesse Ihrer Zuhörer. Wenn Sie wollen, dass Ihre Zuhörer sich an Sie erinnern, muss Ihr **Name** und der Titel des Vortrags auf der ersten Folie schwarz auf weiß zu sehen sein. Ideal ist, wenn Ihr Name schon im Vorfeld der Veranstaltung, beispielsweise auf dem Programm und in den Einladungen erscheint. Ebenfalls sollte er im Handout niedergelegt sein.

In einer kurzen **Einleitung** werden die Zuhörer begrüßt und die eigene Person vorgestellt. Durch die Begrüßungsformel fällt es leichter, unmittelbar einen persönlichen Kontakt zum Publikum herzustellen. Idealerweise stellt Sie der Veranstalter oder Moderator vor. Die Eckpunkte Ihrer Biografie stellen Sie zur Verfügung oder sie befinden sich im Handout.

Ihre erste Präsentation

Die ersten Charts (Folien) sollen die Zuhörer neugierig auf die folgenden Inhalte machen. Wichtig ist, das Publikum von Anfang an zu begeistern und von Beginn an mit einzubeziehen. Anschließend können Sie die Ausgangssituation darlegen und dem Publikum Informationen geben zu der Frage, um was es im Vortrag geht. Präzisieren Sie das Thema und machen Sie deutlich, welches Ziel mit der Präsentation erreicht werden soll. Stellen Sie Zusammenhänge her und nennen Sie die wichtigsten Fakten, die die momentane Situation kennzeichnen.

Tipp

Das Wichtigste zu Beginn des Vortrags ist, das Interesse des Publikums zu wecken. Idealerweise erzählen Sie eine Geschichte und enden mit einer Pointe.

Ein wesentliches Qualitätsmerkmale für eine Präsentation ist eine klare **Gliederung** und nachvollziehbare Inhalte. Ihre Kunst besteht darin, Ihre Zuhörer Schritt für Schritt durch den Vortrag zu führen und ihnen einen roten Faden zu bieten, an dem sie sich orientieren können.

Die Erfahrung zeigt, dass der Schlussteil einer Präsentation besonders stark beim Zuhörer nachwirkt. Was zuletzt gesagt wird, hinterlässt in der Regel einen bleibenden Eindruck, weshalb die Kernbotschaft in Form eines griffigen und einprägsamen Fazits zusammengefasst werden sollte. Die knappe Zusammenfassung der Kernaussagen und einen Ausblick in die Zukunft leitet professionell in die nachfolgende Diskussion über.

Tipp

Eine Präsentation ist dann besonders erfolgreich, wenn der letzte Eindruck für die Zuhörer noch besser ist als ein guter erster Eindruck.

Technische Gestaltung der Präsentation

Wichtig bei der Erstellung einer Folie oder einer PowerPoint-Präsentation ist die Lesbarkeit. Das bedeutet, dass eine ausreichend große **Schriftart** gewählt werden sollte. Schriften werden allgemein nach Schriften mit Serifen (Füßchen), z. B. Times New Roman und nach serifenlosen Schriften, häufig Arial, unterschieden. Bei Serifen handelt es sich um kleine Striche am Ende beziehungsweise am Rand des Buchstabens (Abb. 7.2).

Schriften mit Serifen eignen sich nicht so gut für PowerPoint-Folien. Eine Schrift ohne Serifen wird klarer wahrgenommen und ist im Vergleich zu einer Schrift, die mit Serifen verziert ist, besser lesbar.

Tipp

Verwenden Sie für Ihre Präsentation durchgängig serifenlose Schriften und setzen Sie diese Schriftart konsequent innerhalb der gesamten Präsentation ein.

Immer wieder wird der Fehler begangen, zu viel Inhalt auf eine Folie aufbringen zu wollen. Damit dieses gelingt, wird häufig die Schrift verkleinert. Das Ergebnis sind schlecht lesbare Folien. Die Aussagen einer Folie muss schon auf den ersten Blick ersichtlich sein, dass heißt sie muss übersichtlich

Das ist die Schrift Times New Roman mit Serifen

Das ist die Schrift Arial ohne Serifen

Abb. 7.2. Beispiele für Schriften.

gestaltet sein und darf nicht zu viele Informationen – als Anhaltspunkt dienen 5 Wörter pro Zeile und 5 Zeilen pro Folie – enthalten. Schreiben Sie Schlagwörter und keine ganzen Sätze.

Wenn Sie die Schriftgröße festlegen wollen, sehen Sie, dass diese in Punkt (pt) angegeben wird. Bedenken Sie immer, dass die Schrift einer Präsentation nicht nur in den ersten beiden Reihen gut lesbar sein soll, sondern dass sie grundsätzlich von jedem Platz aus gelesen werden können muss. Das gilt übrigens ebenso für Diagramme oder Grafiken, die Textblöcke enthalten.

Eine Standardgröße für alle Präsentationen wird es nicht geben können, da die Einsatzbereiche und Verwendungszwecke von Präsentationen viel zu unterschiedlich sind. Bei einem kleineren Workshop mit wenigen Teilnehmern – beispielsweise in einem Qualitätszirkel oder während Ihrer Teambesprechung – können Sie durchaus eine kleinere Schrift wählen als beispielsweise im Rahmen einer Kongressveranstaltung mit Fachvortrag vor über 100 Teilnehmern. In diesem Fall werden Sie eine vergleichsweise große Schrift verwenden müssen, damit die Folien auch noch in den hintersten Reihen gelesen werden können.

Die richtige Wahl für die Schriftgröße

- Schlagworte zwischen 60 und 120 pt
- Texte auf der Titelfolie sollten zwischen 60 und 96 pt betragen
- Hauptüberschriften zwischen 30 und 44 pt
- Zwischenüberschriften 28 pt
- Fließtext und Aufzählungstexte etwa 20–28 pt

Wenn Sie sich an diesen Vorschlägen orientieren, bewegen sich die Folien in einem gut lesbaren Bereich. Schriften kleiner als 20 pt sind für Präsentationen schlichtweg ungeeignet und allenfalls für Fußnoten zu verwenden. Sie sollten nicht zu viele unterschiedliche Schriftgrößen verwenden, sondern sich grundsätzlich auf 3–4 Schriftgrößen beschränken.

! Zu den häufigen Fehlern beim Folien-Einsatz gehört auch die Darstellung von Texten, die aus Büchern oder Zeitschriften eingescannt wurde. Folge sind zu viel Informationen auf einer Folie und eine viel zu kleine Schrift.

Auch die **Farbwahl** spielt bei einer Präsentation eine durchaus beachtliche Rolle, wobei der Auswahl der Farben, mit deren Hilfe Wesentliches hervorgehoben werden soll, besondere Aufmerksamkeit zu schenken ist. Verwenden Sie nicht zu viele unterschiedliche Farben, denn Folien sollen keine bunten Comics sein. Farben können zwar ausgesprochen hilfreich sein, um bei der Präsentation deutliche Akzente zu setzen, sie können jedoch auch eine negative Wirkung entfalten, wenn sie den Betrachter von den eigentlichen Aussagen ablenken. Verwenden Sie Farben nur, um möglicherweise die Hauptpunkte hervorzuheben.

Tipp

Zu viele verschiedene Stilmittel bei einer Präsentation verwirren und lenken ab. Seien Sie auch sparsam mit Effekten.

Besonders stark wirkt in Präsentationen der Einsatz von **Bildern**, die auf einer emotionalen Ebene Ihre Aussagen stützen und verbale Informationen konkretisieren und ergänzen. Abbildungen sollen immer in einer engen Beziehung zum Thema stehen. Ein Bild sagt mehr als 1000 Worte, manchmal sagt es auch mehr, als man mit Worten ausdrücken kann (Abb. 7.3. Das Foto habe ich in Los Angeles angefertigt und verwende es für meinen Patientenvortrag »Endlich – Meine letzte Zigarette«.)

Zuhörer nehmen markante Darstellungen leicht und schnell auf. Die direkteste Art, Worte in Bilder zu kleiden ist, Bilder zu zeigen. Bilder bleiben im Kopf und fördern die Glaubwürdigkeit Ihrer Ausführungen. Sie können auch relativ einfach in die Präsentation eingebunden werden. Mein Foto aus Los Angeles dürfen Sie gerne für Ihre eigenen Vorträge zum Thema Raucherentwöhnung verwenden, weshalb ich es auf der Homepage zum Buch

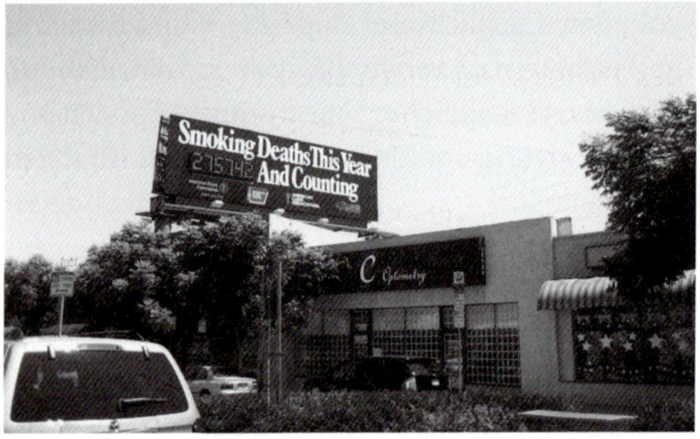

Abb. 7.3. Risiko durch Nikotinkonsum, aufgenommen in Los Angeles.

unter www.erfolgreich-im-gesundheitsmarkt.de. hinterlegt habe.

> **Tipp**
> Achten Sie darauf, dass neben den Bildern kein Text zu sehen ist, da sonst die Wirkung schwindet. Verwenden Sie Abbildungen und Fotografien überlegt und sinnvoll und dem Thema angemessen.

Mit Hilfe von **Tabellen und Diagrammen** lassen sich Zusammenhänge oft leichter verdeutlichen, als es mit Worten möglich ist. So ist es für Ihr Publikum häufig einfacher, die Inhalte eines Schaubilds aufzunehmen, anstatt umständliche Erklärungen und Erläuterungen in Textform. Und besonders dort, wo Genauigkeit verlangt ist, brauchen wir Ziffern und Zahlen. »Alles ist Zahl«, sagte einst Pythagoras.

In einer Präsentation geht es aber nicht darum, Zahlen zu analysieren, sondern der Zielgruppe Ergebnisse vorzutragen. In der Regel setzen sich Schaubilder aus einer Kombination mehrerer Gestaltungsebenen zusammen. Die Elemente, die Sie einsetzen können sind vielfältig. Verwenden Sie Tabellen, Diagramme, Aufzählungen und Nummerierungen, Fotos und Bilder um Ihre Botschaften zu vermitteln.

> **Tipp**
> Zahlen und Statistiken sollten nicht nur auf Folien, sondern am Ende eines Vortrags beispielsweise in Form eines Handouts, das verteilt wird, erscheinen.

Die vielfältigen Möglichkeiten der Darstellungen können Sie bewusst einsetzen und nutzen. Beachten Sie bei der Gestaltung von Schaubildern konsequent die Empfehlungen für Schriftgröße, Farbgestaltung und Aufteilung innerhalb der Folie.

Flip-Chart

Bringen Sie Abwechslung in Ihre Präsentation um die Aufmerksamkeit und Konzentration Ihrer Zuhörer zu verbessern. Dazu können Overheadfolien oder ein Flip-Chart eingesetzt werden. Wechseln Sie manchmal zum Flip-Chart, um spontan etwas zu skizzieren. Zahlen und Statistiken lassen sich am Flip-Chart näher erläutern und es kann zur Skizzierung von Konzepten beitragen.

Ein Flip-Chart bietet sich auch an, um beispielsweise wichtige Begriffe und Fragen, die sich während des Vortrags ergeben, anzuschreiben. Auch einfache Zeichnungen können am Flip-Chart erstellt werden.

Komplexere Zeichnungen können auch vor der Präsentation mit einem Bleistift vorgezeichnet werden und brauchen dann während des Vortrags nur mit einem dicken Filzstift nachgezeichnet werden. Flip-Charts lassen sich bei den meisten Präsentationen als Ergänzung sinnvoll einsetzen. Es eignet sich in idealer Weise zur Ergänzung von Bildschirmpräsentationen mit PowerPoint und ist besonders gut für die Arbeit in kleinen Gruppen geeignet. Für Ihre Vorträge mit dem Flip-Chart sollten Sie zumindest teilweise die Darstellungen vorbereiten. Sie können dann von Seite zu Seite weiterblättern und spontan Änderungen oder Ergänzungen mit farbigen Stiften einfügen. Das macht Ihren Vortrag lebendig und flexibel.

> **Checkliste Flip-Chart**
> - Spezielle Flip-Chart-Stifte in 4 Farben, funktionsfähig
> - genügend Blatt am Flip-Chart
> - Ersatz-Papierblock griffbereit

Versuchen Sie nicht, perfekt zu sein. Aber bereiten Sie sich für Ihren Vortrag gut vor, damit Sie diesen lebendig gestalten können. Es ist niemals früh genug, mit der Ausarbeitung zu beginnen. Zuhörer wollen immer das Neuste erfahren. Versuchen Sie deshalb, wirklich Neues zu bieten und wählen Sie vor allem Themen, die Sie persönlich beherrschen. Verleihen Sie den Folien keine größere Bedeutung als Ihren Informationen. Eine Folie soll den mündlichen Vortrag lediglich unterstützen und Wesentliches betonen.

! Lesen Sie Inhalte Ihrer Folien keinesfalls vor. Eine gut gestaltete Folie kann immer für sich selber sprechen.

Das bedeutet, dass auf den Vortragscharts ausschließlich die wichtigen Sachverhalte dargestellt werden. Die zusätzlichen Informationen liefert der Referent durch seinen Vortrag.

Es gibt bestimmte Elemente einer Präsentation, die darüber entscheiden, ob sie ein Erfolg wird. Wie schon aufgeführt, tragen Ihre Stimme, die Körpersprache, der Blickkontakt, Ihre Körperhaltung, die Aussprache, Gesten und die Kleidung allesamt dazu bei, dass Ihre Botschaft eine Chance hat, zu ihren Zuhörern durchzudringen.

Tipp
Wertschätzung für das Publikum zeigen, sicher, kompetent und glaubwürdig sein. Auch kleine Schritte sichern Erfolge.

Der erste Eindruck ist mit der entscheidende. Reden Sie nicht gleich los, sondern beginnen Sie mit einer Pause. Sehen Sie freundlich in Ihr Publikum und fangen Sie dann mit den einleitenden Worten an. Erinnern Sie sich, Charisma hängt auch von Ihrer inneren Einstellung ab.

Geben Sie sich authentisch und lassen Sie Ihre Persönlichkeit durchscheinen. Denken Sie daran, dass Sie Ihre Zuhörer für sich gewinnen und motivieren wollen. Zeigen Sie Leidenschaft für das Thema und für Ihre Präsentation.

7.2 Kein Tag wie jeder andere

Als Teilnehmer eines **Workshops** in meiner Arztpraxis sollte man sich als Patient ruhig etwas Zeit nehmen. Denn das Konzept heißt: exzellente Informationen, eindrucksvolles Ambiente, bester Service, unvergleichliche Atmosphäre, hochmotivierte Mitarbeiter und die liebevolle Umsetzung des Themas. Wir haben einiges zu bieten.

Wenn Sie den Menschen, die Ihnen wichtig sind – Ihren Patienten – wieder mehr Platz in Ihrer Praxis einräumen wollen, dann ist dieses kleine Extra sehr zu empfehlen.

Wer immer schon wissen wollte,
- wie effektive Laienreanimation tatsächlich funktioniert oder
- warum Cholesterin schädlich sein kann und
- was zu tun ist, um bei Busreisen eine Thrombose zu verhindern,

der ist hier genau richtig.

In unserem Praxisworkshop können sich die Patienten fast einen ganzen Tag über medizinische Themen informieren, Fragen stellen, Vorträge hören und das Ein oder Andere auch selbst ausprobieren oder am eigenen Körper erfahren:
- Zum Beispiel die Heilkraft von Ying und Yang kennenlernen,
- Qigong oder
- Venengymnastik unter fachgerechter Anleitung meistern,
- Rückenschule kennen lernen oder
- erfahren, ob Impfungen unnötig oder ein Segen sind.

Die Patienten erfahren, welche medizinischen Untersuchungsmethoden in den Arztpraxen aussagekräftig sind, bei welchen der Nutzen umstritten ist und welche unnötig beunruhigen können.

Tipp
Unsere Workshops und Patientenseminare geben Ratschläge um gesund zu bleiben und zeigen was die moderne Medizin so alles kann.

Schon beim Betreten der Praxis bemerken unsere Patienten, dass etwas anders ist. Sie werden von meinen Mitarbeiterinnen persönlich begrüßt und erhalten zur ersten Einstimmung ein alkoholfreies Erfrischungsgetränk und personalisierte Informationsunterlagen überreicht. Und da hungrige und durstige Menschen unkonzentriert werden, dürfen sie sich jederzeit mit Gebäck und frischem Obst stärken. Fruchtsäfte, Mineralwasser und Kaffee stehen ebenfalls zur Verfügung.

Es darf aber nur Frisches auf den Tisch. Qualität und Handhabbarkeit von Fingerfood und Obst müssen stimmen. Anschließend können sie nach und nach die verschiedenen, perfekt aufeinander abgestimmten Stationen in der Praxis erkunden und eine ganze Menge Neues zu ihrer Gesunderhaltung erfahren. Es lohnt sich also für jeden unserer Patienten, genügend Zeit mitzubringen.

7.2.1 Patientenbetreuung einmal anders

Oft bringt es den größten Erfolg, für besondere Termine ein ganz besonderes Ambiente auszuwählen. Doch nicht nur das Ambiente macht die Veranstaltung in der Praxis zu einer einmaligen Inszenierung. Es sind vor allem auch die Inhalte, die die Patienten mit auf den Weg bekommen. Unser **Praxistag** bietet nicht nur medizinische Informationen, sondern auch Erlebnis.

Praxistag »Gesund bleiben bei Auslandsreisen«

Der Weg durch die Praxis beginnt im Wartezimmer mit einem Vortrag zum Thema »Empfehlenswerte Impfungen vor Auslandsreisen«. Im nächsten Raum werden die Impfausweise überprüft und Informationsmaterialien zu notwendigen Impfungen ausgehändigt. Der Besucher informiert sich über »Risiken bei Auslandsaufenthalten« und erhält wichtige Tipps zur Zusammenstellung einer individuellen Reiseapotheke. Wir sprechen über Kopfbedeckung und Kleidung, über UV-Strahlung und Sonnenbrand, Ernährung und Gesundheit am Urlaubsort und diskutieren über mögliche Gefahrenquellen für Kinder und Erwachsene. Ein Vortrag »Was tun im Notfall« rundet den Themenkomplex ab. Zum Abschluss der Veranstaltung erhalten die Teilnehmer ein Urlaubskärtchen (◘ Abb. 7.4) überreicht mit persönlichen Hinweisen für einen sorgenfreien Urlaub. Dieses passt in jeden Geldbeutel und hat auch die Kontaktdaten der Praxis aufgeführt. Man kann ja nie wissen!

Aber auch die **Kinder** nehmen Platz. Und sie sind ziemlich gespannt. Sie werden sich heute mit der Gesundheitsversorgung in Entwicklungsländern beschäftigen: Was bedeutet eigentlich Gesundheit in Afrika? Die Kinder erhalten Papier und bunte Stifte, um ihre eigenen Ideen zu zeichnen. Die kleinen Künstler werden von einer Mitarbeiterin meiner Praxis betreut und in ihren Zeichenkünsten unterstützt. Die Kinder überlegen, malen, tuscheln und diskutieren über die Unterschiede der Gesundheitsversorgung in afrikanischen Ländern.

Fantastisch sind die kleinen Kunstwerke und jedes Kind ist stolz auf sein Werk. Vor allem auch, weil die Bilder in der Praxis ausgestellt werden und jeder der möchte, sie in Ruhe betrachten kann. Die Galerie unserer Kinderzeichnungen finden Sie als Fotografie auf der Homepage zum Buch.

Themen und Inhalte werden in eine besondere Dekoration verpackt und geben dem Praxistag auch durch Ausstattung und szenische Mittel seine besondere Prägung. Deshalb beginnt die Veranstaltung nicht erst zum eigentlichen Termin, sondern schon im Vorfeld durch unsere **Einladungsstrategie**. Wir laden unsere Patienten persönlich ein und bitten darum, uns mögliche Dekorationsartikel, Skulpturen oder passende Fotos für den einen Tag zur Verfügung zu stellen. Diesem Wunsch kommen sie immer sehr gerne nach und helfen uns engagiert, die Praxis themenbezogen auszustatten. Nichts hat eine authentischere Wirkung.

Auf der Homepage zum Buch www.erfolgreich-im-gesundheitsmarkt.de finden Sie weitere Fotos. Der Großteil der Dekorationsartikel, Skulpturen und Fotos aus Afrika, Tropenhelm und Tuareg-Rucksack stammen von unseren Patienten und wurden für unseren Praxistag »Gesund bleiben bei Auslandsreisen« zur Verfügung gestellt.

Wie Ihre Ideen Form annehmen

Am Anfang stehen die Idee, der Anlass und das Ziel.

Zu Beginn der Teambesprechung wird diskutiert, welche Themen interessieren könnten. Und am Ende haben alle eine Vorstellung davon, wie das Praxisevent aussehen soll. Doch bis zur Umsetzung vergehen noch viele Monate und es müssen eine Vielzahl von Details geklärt werden.

Soviel vorweg: Eine **Idee** ist zunächst nur etwas Unbestimmtes und Unverbindliches. Um ihr den notwendigen Rahmen zu geben und die Verant-

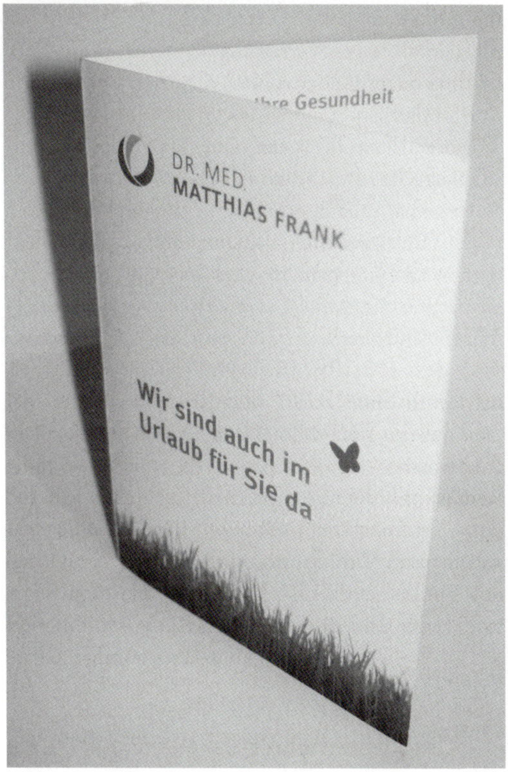

Abb. 7.4. Unser Informations- und Kontaktkärtchen für einen sorgenfreien Urlaub.

wortlichkeiten festzulegen, braucht es ein Konzept. Dieses ist nicht nur Entscheidungsgrundlage für die spätere Umsetzung der Idee, sondern beschreibt in gewissem Sinne auch die Dramaturgie der Veranstaltung.

Formulieren Sie kurz und knapp die Kernbotschaft und definieren Sie alle wesentlichen Fakten, die Beschreibung der einzelnen **Aufgaben** und das **Ziel** der Veranstaltung. Es ist von besonderer Bedeutung, dass nicht nur für den ersten Entwurf der Veranstaltung ein professionelles Vorgehen vereinbart wird, sondern auch eine qualitätsgesicherte Umsetzung der erarbeiteten Vorgaben resultiert. Von der ersten Idee über die Qualität des Praxisevents bis zur Nachbereitung müssen hohe Maßstäbe angesetzt werden. Planen Sie Ihr Projekt deshalb äußerst sorgfältig und realistisch. Je nach Ziel und Anlass des Events werden Vorgehen und Zeitplanung individuell anders sein.

Verwenden Sie bei Ihrer Teambesprechung ein Flip-Chart oder nehmen Sie ein leeres Blatt und einen Stift zur Hand und notieren Sie die Antworten auf die Leitfragen, die sich bei der Vorbereitung des Events ergeben. Die Antworten auf die Fragen geben Aufschluss über die Motivation, über die mögliche Umsetzung des Themas und zeigen Schwierigkeiten und Hindernisse auf, die das Praxisteam schon bei den Vorarbeiten überwinden muss.

Wenn man einen Praxistag inszeniert, spannt man den Rahmen oft viel zu weit. Visualisierungen können die Orientierung erleichtern und die Vorbereitung unterstützen.

Nach der groben Vorplanung geht es nun an die eigentliche Arbeit. Es liegt ein umfangreiches Pensum vor Ihnen. Im Laufe der Zeit werden Sie bemerken, dass Ihr Konzept kaum so realisiert wird, wie es ursprünglich gedacht wurde. Rahmenbedingungen können sich ändern, Inhalte werden abgeändert. In dieser Phase ist es wichtig, den Überblick zu behalten und immer auf dem aktuellen Stand zu sein. Stimmen Sie sich mit Ihren Mitarbeiterinnen regelmäßig ab und klären Sie beharrlich auch Detailfragen.

! Denken Sie bei allen Tipps, die Sie in diesem Buch erhalten stets daran, dass es darum geht *Ihren* eigenen Weg zu finden.

Nehmen Sie sich nun eine Minute Zeit darüber nachzudenken, ob Sie genügend Motivation haben um einen solchen Patiententag in Ihrer eigenen Arztpraxis durchzuführen. Wenn Sie meinen, dies sei eine gute Idee, dann probieren Sie es aus. Sie sind Experte. Zeigen Sie Ihren Patienten, dass sie sich auf Sie, Ihr Praxisteam und Ihre Qualität verlassen können. Besonderer Service und außergewöhnliche Leistungen bewirkt Reputation, sind die Basis für loyale Patienten und erzeugen Weiterempfehlungen.

Denken Sie darüber nach, dass Sie sich von anderen Arztpraxen differenzieren wollen. Es gibt keinen besseren Zeitpunkt. Wenn nicht jetzt, wann dann. Vielleicht mailen Sie mir Ihre Erfahrungen. Ich werde diese – mit Ihrem Einverständnis – gerne an interessierte Kollegen weitergeben und auf der Homepage zum Buch hinterlegen.

Checkliste Praxisevent

Misserfolg ist das Ergebnis schlechter Vorbereitung.

- **Zielgruppe:**
  - Wie groß ist die Zielgruppe?
  - Sind die Inhalte der Veranstaltung für die Zielgruppe von Interesse?
  - Motivation für die Teilnahme: Nur solche Inhalte wählen, die dem Interesse der Zielgruppe entsprechen.
- **Anlass des Events:**
  - Idealerweise hat ein Event immer einen Anlass und sollte nicht zufällig sein.
  - Das Motto der Veranstaltung exakt auf den Punkt bringen.
- **Ziele:**
  - Ziele helfen planloses Agieren zu vermeiden. Welche Mittel und welchen Anlass Sie für Ihre Botschaft wählen, hängt von Ihrem Ziel ab.
  - Nur wenn Sie die Ziele eindeutig formuliert haben, können Sie im Nachhinein überprüfen, ob Sie die Ziele erreicht haben und damit den Erfolg Ihrer Veranstaltung beurteilen.
- **Inhalt und Themen:**
  Sie sollten in jedem Fall ein schriftliches Programm entwickeln, dass die Ziele Ihrer Praxisveranstaltung wirkungsvoll und nachhaltig unterstützt.
- **Budget:**
  Ganz wichtig für Ihre weitere Arbeit ist auch eine klare Eingrenzung des Aufwands.
- **Planung und Organisation:**
  - Die organisatorischen Maßnahmen sind abhängig von der inhaltlichen Konzeption und der Vorplanung.
  - Am Praxistag ist keine offizielle Sprechstunde. Notfälle werden aber selbstverständlich unverzüglich behandelt.

Die persönliche und individuelle **Betreuung der Veranstaltungsteilnehmer** übernimmt eine Ihrer Mitarbeiterinnen, die die Patienten auch durch die einzelnen Stationen führt und für Fragen zur Verfügung steht. Denken Sie auch daran, einen Aufenthaltsraum mit Erfrischungen, Kaffee und frischen Obst zur Verfügung zu stellen. Eine klare und übersichtliche Struktur der Programmabläufe ist wichtig.

Sorgen Sie für genügend Platz, ausreichend Sitzplätze, gute Lichtverhältnisse und ansprechende Informationsmaterialien für die Patienten. Die Veranstaltungsräume müssen stets aufgeräumt sein. Verpackungsmaterialien, nicht benötigte Informationsmaterialien, Geschirr und gebrauchte Gläser sind kein erfreulicher Anblick, weshalb eine der Praxismitarbeiterinnen verantwortlich auf Reinlichkeit achtet und Kontrollgänge in allen Räumen durchführt. Die Pausen werden zur Erfrischung, persönlichen Gesprächen und zum Wechsel der Stationen genutzt. Als Grundstruktur Ihrer Veranstaltung sollten sie immer feste, wiederkehrende Zeitblöcke mit kurzen Pausen festlegen. Voraussetzung für den Erfolg ist natürlich ein motiviertes und gut eingespieltes Praxisteam.

Tipp

Zum langfristigen Erfolg gehört auch, regelmäßig auf sich aufmerksam zu machen.

Ihr Event ist nicht an die eigene Praxis gebunden. Durch Kooperation mit Partnern, die mit Ihren Zielen und Wünschen im Einklang stehen, können sie auch Veranstaltungen außerhalb der Praxis organisieren. Praxisevents und Veranstaltungen zu Gesundheitsthemen bieten hierzu die entsprechende Gelegenheit:

- Aktionen in Schulen und Kindergärten
- Sport- und Laufveranstaltungen und Fitnessprogramme
- Betriebe (ggf. in Kooperation mit dem Betriebsarzt)
- Verbände und Vereine
- Physiotherapiepraxen, Fitness-Studios, Krankenkassen

Voraussetzung für zufriedene Teilnehmer Ihrer Veranstaltung ist eine reibungslose Organisation und ein problemloser Veranstaltungsablauf. Auch die Inhalte der Themen müssen den Erwartungen der Teilnehmer entsprechen und angemessen sein. Hierbei ist zu beachten, dass die Informationen und Botschaften zielgerichtet an die Adressaten auch in geeigneter Form erfolgen.

Zu diesen Adressaten zählt auch die **Presse**. Erstellen Sie deshalb eine kurze Pressemitteilung über die vorgesehen Veranstaltung, die dann über den Presseverteiler der Praxis versandt wird.

! Vergessen Sie nicht, Pressevertreter zu Ihrer Veranstaltung persönlich einzuladen.

Pressemappe

Die Pressemappe ist eine sehr ausführliche Pressinformation. Sie wird für den eigentlichen Praxistag vorbereitet und den anwesenden Journalisten persönlich überreicht. Nach der Veranstaltung können Sie die Pressemappe dann auch an ausgewählte Redaktionen versenden. Die Pressemappe informiert über Zielsetzung der Veranstaltung, Referenten, Teilnehmer, Veranstalter und thematische Schwerpunkte. Ihre Praxisbroschüre, Berichte, Literaturangaben, Fotos, Visitenkarten, Grafiken, Stadtplan mit Wegbeschreibung zur Praxis, Aktuelles zum Thema und auch Randbereiche der Thematik können Sie in Ihrer Pressemappe unterbringen. Oft findet man in der Pressemappe auch einen Pressespiegel. Dies ist eine Zusammenstellung ausgewählter Zeitungs- und Zeitschriftenberichte, die bereits zum Thema veröffentlicht wurden. Ein gutes Follow-up rundet das Ergebnis Ihrer Veranstaltung ab.

Ziele von Praxisevents

- Botschaften und Informationen begreiflich machen
- Prävention und Gesundheitsförderung
- Wertschätzung vermitteln
- Patienten an die Praxis binden
- Qualitätswahrnehmung erhöhen und Vertrauen steigern
- Qualitätssicherung
- Dienstleistung spürbar machen und Premium-Service schaffen
- Öffentlichkeitsarbeit und Imagepflege

Praxistag »Ernährung und Diät«

Trotz Hightech-Medizin ist es in den vergangenen Jahrzehnten nicht gelungen, die epidemieartige Zunahme von Diabetes mellitus Typ II, der arteriellen Hypertonie, Arthrosen, Fettstoffwechselstörungen, Adipositas oder Herz-Kreislauferkrankungen aufzuhalten.

Für die Entwicklung dieser Krankheiten ist in erster Linie ein bestimmter **Lebensstil** verantwortlich, denn Übergewicht und Adipositas sind weit verbreitet. Da Übergewicht bereits im Kindesalter auch vielfältige Auswirkungen auf die Gesundheit des Kindes hat, muss sich die Behandlung und Beratung von adipösen Kindern und Jugendlichen immer aus einer langfristigen Ernährungs-, Verhaltens- und Bewegungstherapie unter Einbeziehung der Eltern zusammensetzen. Denn insbesondere das Verhalten der Eltern hat immer eine prägende Bedeutung für die Gesundheit ihrer Kinder. Darüber hinaus werden aus übergewichtigen Kindern häufig übergewichtige Erwachsene. Wobei das Risiko mit dem Alter des Kindes und dem bestehenden Ausmaß des Übergewichts sowie mit dem Anteil übergewichtiger Eltern zunimmt.

Da die Eltern eine wichtige Modellfunktion für das Ess- und Bewegungsverhalten ihrer Kinder haben, können Sie ein Praxisevent zum Thema ausrichten und selbstverständlich sowohl die Eltern als auch deren Kinder mit einbeziehen.

Wie ein effizientes **Präventionskonzept** und der Patiententag aussehen kann, lässt sich bereits im Vorfeld durch Ihr Praxisteam – idealerweise mit Unterstützung einer Diät- und Ernährungsberaterin – erarbeiten. Idealerweise engagieren Sie hierfür eine Expertin, die Sie auch während der Veranstaltung unterstützt. Beispielsweise die Diätassistentin des nahe liegenden Krankenhauses oder die Assistentin der diabetischen Schwerpunktpraxis, die Ernährungsberaterin einer Krankenkasse oder eine Ernährungswissenschaftlerin, Dipl. Oecotrophologin. Für meine eigene Praxisveranstaltung hatte ich eine Diätassistentin der naheliegenden Klinik engagiert und ihr natürlich auch ein hinreichendes Honorar bezahlt.

Die Ziele Ihres Praxisevents liegen in der Erhaltung der Gesundheit und Vorbeugung von ernährungsassoziierten Erkrankungen. Deshalb sollten Ihre Gäste beispielsweise Informationen über eine ausgewogene und gesunde Ernährung erhalten und auch Tipps bekommen, wie man sein Gewicht am besten reduzieren kann. Diesen Part übernimmt die Diätassistentin.

Tipp
Ihr Praxisevent kann nur einen Anstoß zu geben um selbst aktiv zu werden.

Motivieren können Sie nur dann, wenn Sie von dem, was Sie sagen und was Sie wollen, selbst überzeugt und begeistert sind. Hinzu kommt, dass die gute Vorbereitung den halben Erfolg ausmacht. Und zu dieser guten Vorbereitung gehört natürlich eine erste Themenübersicht, die die Voraussetzungen für den Projekteinsatz klärt. Ziel der Übersicht (Tab. 7.1) ist deshalb, alle Aspekte des Themengebiets für den Patiententag sicher voneinander abzugrenzen.

Achten Sie darauf, dass Ihre Vorgaben realistisch sind und ein konkretes Konzept erarbeitet wird. Bei dieser Projektgrobplanung werden zunächst nur die Eckpunkte definiert, die Feinplanung erfolgt dann in einem zweiten Schritt. Unter Feinplanung ist aber keinesfalls zu verstehen, dass der in der Vorbereitungsphase erstellte Plan nochmals in allen Einzelheiten diskutiert wird. In der Feinplanung werden die einzelnen Details besprochen. Es wird nun vom Groben zum Detail geplant und auch ein erstes Programmraster für den konkreten Ablauf festgelegt.

Programmraster: Praxistag Ernährung und Diät

Idealerweise richten Sie zur Begrüßung am Praxiseingang einen Welcome-Desk ein. Eröffnung der Veranstaltung, die persönliche Begrüßung und Registrierung der Patienten erfolgt durch die Praxismitarbeiterinnen direkt am Praxiseingang. Die Patienten erhalten einen Laufzettel mit den vorgegebenen Uhrzeiten und den jeweiligen Veranstal-

Tab. 7.1. Ansatzpunkte für die Organisation eines Patiententages in der Arztpraxis

Fragen als Denkimpuls	Planung und Organisation	Begründungen und Details
Wer ist die Zielgruppe?	Übergewichtige Kinder und deren Eltern	Machen Sie aus der Zielgruppe ganz konkrete Teilnehmer für eine Ernährungsberatung: Zielgruppenansprache.
Welche Informationen sollen vermittelt werden?	Aufzeigen, wie ein effizientes Präventions- und Behandlungskonzept für übergewichtige Kinder und Erwachsene aussehen kann.	Übergewicht ist auch im Kindes- und Jugendalter keineswegs nur ein kosmetisches Problem.
Was soll erreicht werden?	Zur Diät- und Ernährungsberatung motivieren und die, der Gesundheit förderlichen Verhaltens- und Ernährungsweisen aufzeigen	Anstoß geben und die verschiedenen Möglichkeiten zu einer dauerhaften Gewichtsreduktion aufzeigen: Bewusstseinsbildung
Welche Aktionen sollen erfolgen?	Beispielhafte Gruppenschulung durch Diätassistentin ärztlicher Vortrag Bestimmung des BMI Aufzeigen von Bewegungs- und Sportmöglichkeiten Party-Service bereitet gesunde und fettarme Snacks vor.	Menschen essen anders, als sie sich ernähren. Bestandteile der Diät- und Ernährungsberatung Buffet durch Partyservice stellt praktischen Bezug her und zeigt gesunde und gut schmeckende Ernährung auf.
Akteure	Praxisteam: ermittelt den BMI, händigt Informationsmaterial aus Diätassistentin: kann am Buffet referieren Sportlehrer: kann Übungen aufzeigen	Ein Event bietet nicht nur Informationen, sondern auch Erlebnis. Das Thema lässt sich hierdurch nicht nur verbal, sondern auch emotional vermitteln, was die Wirksamkeit erhöht.

Leitfragen zur Vorbereitung des Praxisevents. Das Beispiel zeigt geringfügig modifiziert den originalen Organisationsplan einer Veranstaltung, die wir in meiner Arztpraxis in Karlsruhe durchgeführt haben.

tungsräumen überreicht und werden gebeten, sich zur optimalen Ablauforganisation an den Vorgaben zu orientieren (▫ Tab. 7.2)

Auch das Praxisteam wird Sie darin unterstützen, das notwendige Wissen zu vermitteln und Orientierung zu bieten, indem es in den einzelnen Stationen der Praxis verschiedene Wege zu einer dauerhaften Gewichtsreduktion aufzeigt und motiviert, sich für eine dieser Möglichkeiten zu entscheiden. Kurzum, Sie können sich voll und ganz auf Ihren eigenen Vortrag konzentrieren.

Etwas Besonderes: Ihr Vortrag

Die ersten Minuten vor Publikum sind immer die schwierigsten und die sensibelsten. Vor allem, wenn Sie es nicht gewohnt sind, selbst auf der Bühne zu stehen und Vorträge zu halten. Sie haben zwischenzeitlich auch einiges über die Fallstricke der Kommunikation erfahren und erkannt, dass Ihre Zuhörer insbesondere auch auf Ihre nonverbalen Botschaften reagieren. Gesten sind häufig ehrlicher als Worte. Identifizieren Sie sich mit dem Inhalt Ihres Vortrags und freuen Sie sich darauf, Ihren Zuhörern etwas wirklich Nützliches mitzugeben.

Tipp
Zeigen Sie Leidenschaft für das Thema und schaffen Sie ein Gefühl der Gemeinsamkeit.

Suchen Sie zuerst eine gemeinsame Basis. Idealerweise haben Sie aktuelle Beispiele aus der eigenen Praxis parat, die Ihnen helfen den Faden aufzunehmen und im Anschluss an Ihren Vortrag die Diskus-

▫ **Tab. 7.2.** Ablaufplan: Praxistag Ernährung und Diät

Zeit	Wartezimmer	Raum 1	Raum 2	Raum 3
14.00–14.45	Ärztlicher Vortrag	Diätassistentin informiert über gesunde Ernährung.	Sportlehrer führt mit den Teilnehmern Bewegungsübungen durch.	Bestimmung von Blutdruck, BMI und der Hautfaltendicke durch Praxismitarbeiterin
14.45–15.00	Pause	Pause	Pause	Pause
15.00–15.45	Diskussionsrunde Diätassistentin	Arztgespräch im kleinen Kreis zu ernährungsrelevanten Themen	Sportlehrer führt mit den Teilnehmern Bewegungsübungen durch.	Bestimmung von Blutdruck, BMI und der Hautfaltendicke durch Praxismitarbeiterin
15.45–16.00	Pause	Pause	Pause	Pause
16.00–16.45	Ärztlicher Vortrag	Diätassistentin informiert über gesunde Ernährung.	Sportlehrer führt mit den Teilnehmern Bewegungsübungen durch.	Bestimmung von Blutdruck, BMI und der Hautfaltendicke durch Praxismitarbeiterin
16.45–17.00	Pause	Pause	Pause	Pause
17.15–17.45	Vortrag des Sportlehrers	Diätassistentin informiert über gesunde Ernährung.	Arztgespräch im kleinen Kreis zu bewegungsrelevanten Themen	Bestimmung von Blutdruck, BMI und der Hautfaltendicke durch Praxismitarbeiterin
17.45–18.00	Pause	Pause	Pause	Pause
18.00–18.30	Ärztlicher Kurzvortrag und Abschlussdiskussion mit allen Referenten Verabschiedung der Teilnehmer			

Möglicher Zeitplan für ein Praxisevent. Die Ablaufplanung wurde bereits im Voraus der Veranstaltung mit allen Beteiligten erarbeitet und abgestimmt.

sion mit Ihrem Publikum zu führen. Vermitteln Sie Ihre Botschaften auf einprägsame und anschauliche Weise, Bilder und Geschichten bleiben im Kopf. Sagen Sie Ihrem Publikum schon am Anfang, wann es Fragen stellen kann. Patienten haben immer sehr viele Fragen und sind froh, dass *ihr* Arzt endlich einmal Zeit für sie und ihre Probleme hat. Planen Sie deshalb unbedingt ausreichend Zeit für den Diskussionsteil in Ihre Vorbereitungen ein. Nicht selten verliert ein gelungener Vortrag an Glanz, wenn der Diskussionsteil zu kurz angesetzt wird.

Der zweite Schritt dient dann der Wissensvermittlung. Informieren Sie über die wissenschaftlichen Grundlagen der Ernährungsmedizin und über die verschiedenen Methoden und Diäten zur Gewichtsreduktion. Hinweise zu ernährungsmedizinischen Aspekten in der Arztpraxis runden das Thema ab.

Der dritte Schritt erläutert den Zusammenhang zwischen verminderter körperlicher Aktivität und Übergewicht bei Kindern und Erwachsenen. Ein Sporttherapeut kann den Vortrag ergänzen und fachliche Informationen über die verschiedenen Möglichkeiten der aktiven sportlichen Betätigung und Bewegungsmöglichkeiten für Kinder und ihre Eltern im Alltag bieten.

Mögliche **Themen des Arztvortrags** sind:

- Übergewicht im Kindes- und Jugendalter: Mahlzeiten außerhalb der Familie, in der Schule und Fast-Food-Restaurants. Emotionsindiziertes Essverhalten bei Kindern und Jugendlichen
- Ursachen der steigenden Prävalenz der Adipositas im Kindes- und Jugendalter und gesundheitliche Folgen: Bewegungsverhalten, Ernährungsverhalten, Fernsehkonsum. Inzidenz des Typ-2-Diabetes mellitus bei Kindern und Jugendlichen
- Diagnostisches Vorgehen und Ausmaß der Adipositas: Body-Mass-Index und Perzentilenkurven. Psychiatrische Grunderkrankungen, die mit Adipositas assoziiert sein können, wie depressive Verstimmung, Sozialphobie, Belastungsstörungen, Essstörungen.
- Prävention und Therapie: Ernährungstherapie, Bewegungstherapie, Verhaltenstherapie, Elterntherapie
- Diät- und Ernährungsberatung in der Arztpraxis: Bestandteile der Diät- und Ernährungsberatung, Rahmenbedingungen

Internet-Links zur weiteren Information: www.tutmirgut.net, www.kiggs.de, www.fke-do.de, www.bleibfit.at/kalorientabelle-naehrwerte.phtml.

Wir Ärzte haben eine hohe Verantwortung bei der Betreuung übergewichtiger und adipöser Patienten, die uns in vielfältiger Weise fordert. Ihr Praxisevent sensibilisiert nicht nur für dieses wichtige Thema, sondern gibt auch zahlreiche Impulse für die Patienten um gesund zu bleiben.

Checkliste Patiententag in der Arztpraxis

- Wen möchte ich erreichen?
- Was möchte ich erreichen (Zielgruppenansprache)?
- Wie erreiche ich die Zielgruppe?
- Wen muss ich ansprechen (Referenten)?
- Wie möchte ich jemanden erreichen?
- Welches Budget steht zur Verfügung?
- Welche Maßnahmen müssen getroffen werden?
- Wie erfolgt Pressearbeit (Presseverteiler, Pressemappe, persönliche Einladung)?
- Welche Zeitplanung ist sinnvoll?

Ein kleines bis mittleres Unternehmen – zu denen Arztpraxen grundsätzlich gehören – kann mit einer gut durchdachten Strategie und ambitioniertem Engagement die Patienten nicht nur zufrieden stellen, sondern auch von den besonderen Leistungen der Praxis überzeugen.
Beständige Qualitätssicherung, auf die Patienten zugeschnittene Serviceleistungen, exzellente Betreuung in allen Phasen, qualifiziertes Personal, Begeisterung und Zielstrebigkeit weisen Ihnen den Weg in die Zukunft und schaffen empfehlenswerte Spitzenleistungen.

»Die Zukunft lässt sich am besten vorhersagen,« so der 2005 verstorbene Managementexperte Peter Drucker »wenn man sie selbst erfindet«.

Gestaltung von Patientenseminaren

Schon geringfügige Verhaltensänderungen, beispielsweise die regelmäßige Einnahme der verordneten Medikamente, eine notwendige Ernährungsumstellung oder die sorgfältige Anpassung des

Alltagslebens, sind für den betroffenen Patienten einer chronischen Erkrankung von unschätzbarem Wert. Doch nichts fällt schwerer, als Abschied zu nehmen von liebgewordenen Gewohnheiten.

Durch eigens ausgerichtete Praxisseminare und spezielle Gesundheitsprogramme lassen sich gemeinsam mit den Patienten krankheits- und persönlichkeitsspezifische Lebensstiländerungen entwickeln, die sich an den subjektiven Bedürfnissen des Einzelnen orientieren. In der Gruppe fallen nicht nur die ersten Schritte leichter um selbst aktiv zu werden, sondern die Seminarteilnehmer erfahren auch sehr viel über ihre chronische Erkrankung. Und sie lernen krankheitsbedingte Alltagsprobleme – unter Berücksichtigung der individuellen Situation – eher zu bewältigen. Voraussetzung für den Erfolg ist, dass chronisch Kranke ihre Erkrankung verstehen, die Therapie unterstützen und Verantwortung für ihre Gesundheit übernehmen. Erinnert sei in diesem Zusammenhang an den Ausspruch des Verhaltensforschers Konrad Lorenz: »Gesagt ist nicht gehört, gehört ist nicht verstanden, verstanden ist nicht einverstanden, einverstanden ist nicht getan und getan ist noch nicht behalten«.

Damit die gemeinsam erarbeiteten Vorsätze ganz allmählich auch zur Gewohnheit und zum festen Bestandteil des Alltags werden, müssen sich die Patienten bei Ihnen wohlfühlen und ein optimales Therapiekonzept vorfinden. Entscheiden Sie sorgfältig, wie groß der Teilnehmerkreis ihres Patientenseminars sein soll und wie die Auswahl der Teilnehmer erfolgt. Hier ist große Sensibilität erforderlich.

Tipp

Charakter des Praxisseminars: Fordern, fördern, informieren, motivieren und begleiten.

Vorbereitung Ihrer Unterlagen

Bei jeder Präsentation haben Sie verschiedene Möglichkeiten Ihren Beitrag vorzubereiten. Sie müssen sich als Moderator mit Ihren Unterlagen sicher und souverän fühlen. Für den Moderator ist ein ausformuliertes Manuskript in der Regel eher hinderlich. Wenn Sie eine Diskussion leiten oder eine Präsentation mit dialogischer Ausrichtung halten, ist es wichtig, dass Sie Ihre Argumente stets parat haben und aktuelle Daten liefern können.

Besonders für chart-gestützte Präsentationen eignen sich **Stichwort-Karten**. Wählen Sie als Format DIN A 5 Karten. Schreiben Sie das jeweilige Thema als Überschrift auf die einzelne Karte und konkretisieren Sie in Stichworten die Inhalte. Fügen Sie die Grundsätze Ihrer Argumentation hinzu. Die Daten und Fakten bilden das Fundament Ihrer Präsentation. Diese sind die Ergebnisse Ihrer Recherchen und unterstützen Ihre Argumentation.

Visualisierungen können die Orientierung erleichtern und damit das Verstehen unterstützen. Die Verknüpfung von Wort und Bild erleichtert das Behalten. Jeder Unterricht gewinnt deshalb an Effektivität, wenn er durch verschiedene Medien unterstützt wird.

Sie erleichtern das Lernen durch Informationsaufnahme über verschiedene Sinne, illustrieren komplizierte Sachverhalte und unterstreichen wichtige Gedanken. Sehr einfach und anschaulich ist die Arbeit mit Overhead-Folien, Flip-Chart, anatomischen Modellen, Wandtafeln, Blutdruck- und Gewichtskurven, Kalorientabellen, Laborwerten, Teststreifen und Ernährungsprotokollen, die auch Eigenleistungen der Patienten ermöglichen. Auch Arbeitsunterlagen wie Merkblätter, Zusammenfassungen von Informationen oder kleinere Wissenstests können in jeder Phase des Seminars eingesetzt werden.

Der Aufbau einer Diät und Ernährungsberatung unterliegt immer einer ähnlichen Struktur. Um diese den Patienten vermitteln zu können, empfehle ich Ihnen in jedem Fall das Flip-Chart einzusetzen. Als Überschrift wählen Sie das Kernthema: Diät- und Ernährungsberatung bei Kindern, Jugendlichen und Erwachsenen.

Zeichnen Sie eine senkrechte Mittellinie und unterteilen Sie das Blatt in 2 Hälften:

- Auf der linken Seite stehen die wesentlichen Punkte des Beratungsmodells:
  - diagnostisches Vorgehen,
  - Perzentilenkurven und Body-Mass-Index (BMI)
  - Prävention des Übergewichts bei Kindern und Jugendlichen
  - Behandlung bereits adipöser Kinder
  - Ablauf der Ernährungs- und Bewegungstherapie

- Verhaltenstherapie
- Elterntherapie
- interdisziplinäre Kooperationsmöglichkeiten
- Auf der rechten Seite werden die Möglichkeiten der Umsetzung aufgeführt.

Die Primärprävention zielt neben der Verhütung von Krankheiten auch auf die Förderung der physischen und psychischen Gesundheit ab. Zu Maßnahmen der primären Prävention zählen beispielsweise Interventionen zur Gesundheitserziehung im Hinblick auf das Ernährungs- und Bewegungsverhalten. Obwohl Übergewicht und Adipositas die am häufigsten auftretenden gesundheitlichen Risiken für Kinder und Jugendliche sind, fehlt derzeit noch immer die notwendige Infrastruktur um der steigenden Adipositas-Prävalenz bei Kindern und Jugendlichen mit Erfolg entgegenzusteuern.

Da gesunde Ernährung und körperliche Bewegung die Schlüsselfaktoren bei der Prävention von Übergewicht sind, sollte Prävention möglichst schon im Vorschulalter ansetzen. Gesundheitsbezogenes Verhalten ist bei Kindern leichter positiv zu beeinflussen, als bei Erwachsenen und die Manifestation von Folgeerkrankungen kann hierdurch besser vermieden werden.

Gemeinsam Ziele erreichen

Die Wege des Lernens hat Pestalozzi sehr anschaulich umschrieben: Man lernt mit dem Kopf, mit den Händen und mit dem Herzen. Er hat damit den Grundstein für den **handlungsorientierten Unterricht** gelegt, einen Pfeiler der modernen Pädagogik und Erwachsenenbildung. Wie bei einem Beratungsgespräch gilt es zu Beginn eines Seminars, das Interesse der Teilnehmer an dem Thema zu wecken.

Auch die Seminararbeit in der Arztpraxis braucht ein Ziel: Was soll gezeigt, erläutert, veranschaulicht werden. Erst wenn dieses klar ist, können Schwerpunkte gesetzt werden. Was ist wichtig und was verzichtbar?

Nutzen Sie Mindmapping als Methode, die Vorschläge und Ideen der Teilnehmer Ihres Seminars zu strukturieren. Fassen Sie nach jedem Hauptpunkt zusammen, was Sie als Wichtigstes erachten und ordnen Sie den Ablauf nach logischen Gesichtspunkten. Involvieren Sie die Seminarteilnehmer und diskutieren Sie, was die Informationen für sie selbst bedeuten könnten. Fragen, die Sie an die Gruppe richten, sollten als offene Fragen formuliert sein (alle W-Fragen). Schreiben Sie die Fragen auf einen Flip-Chart und notieren Sie dazu die einzelnen Antworten mit Stichpunkten.

> **! Keine Wertung der Diskussionsbeiträge, begleiten Sie die Ausführungen Ihrer Diskussionsteilnehmer aufmerksam.**

Vor den eigentlichen Start kann ein **Informationsabend** gelegt werden, an welchem das gesamte Praxisteam teilnehmen sollte. Das wichtigste ist zunächst, in der Gruppe miteinander in persönlichen Kontakt zu kommen. Neben Vereinbarungen zum inhaltlichen und organisatorischen Vorgehen ist ein weiteres Ziel dieser ersten Veranstaltung, den Grundstein für ein vertrauensvolles Gruppenklima zu legen.

Vor allem bei kleineren Seminaren und Workshops mit einer übersichtlichen Teilnehmerzahl ist es empfehlenswert, eine **Vorstellungsrunde** zu machen. Sie dient nicht nur dem gegenseitigen Kennenlernen der Teilnehmer untereinander, sondern hat auch dem Zweck, den Zuhörern zu helfen, ihre Zurückhaltung zu überwinden. In der Anfangsphase ist es auch unerlässlich, dass die Erwartungen und die Befürchtungen der Teilnehmer diskutiert werden. Nur so kann sich die Gruppe auf ein gemeinsames Ziel einigen.

> **! Der Einstieg in ein Praxisseminar ist überaus wichtig und entscheidend für den weiteren Verlauf.**

Nehmen Sie sich genügend Zeit, um einen wirkungsvollen Einstieg für Ihr Seminar zu finden. Stellen Sie gleich zu Beginn ein positives Ziel in Aussicht und machen Sie den Teilnehmern den Nutzen Ihres Praxisseminars deutlich und die Kernbotschaft zum Titel und Leitfaden Ihrer Veranstaltung.

Es gibt keinen idealen **Zeitpunkt** und keine ideale **Dauer** für ein Praxisseminar. Bedenken Sie aber, dass Vorträge und Gruppenabende für viele Ihrer Patienten, für die Lernen nicht mehr zu den alltäglichen Aufgaben gehört, anstrengend und ermüdend sein kann. Oft fällt es vor allem älteren Patienten schwer, 45–60 Minuten lang aufmerksam zuzuhören. In Abhängigkeit von der Gesamtdauer des Treffens sollte auch daran gedacht werden, regelmäßige Pausen vorzusehen. Je nach Tageszeit können auch hier Getränke und Gebäck oder frisches Obst eine wünschenswerte gelockerte Atmosphäre unterstützen.

Versuchen Sie jederzeit, Ihre Ausführungen so präzise und kurz wie möglich zu halten und lassen Sie Fragen und **Diskussionen** zu. Sprechen Sie die einzelnen Zuhörer direkt an und stellen Sie auch Zwischenfragen.

Tipp
Zahlen, Informationen und Statistiken sollten nicht auf einer Folie, sondern erst am Ende des Seminars auf einem Handout erscheinen.

Ähnlich wie beim Einstieg, ist die Aufmerksamkeit der Zuhörer am Ende einer Veranstaltung am größten. Und genauso wie der erste Eindruck wichtig für den Verlauf des Seminars ist, bleibt der letzte Eindruck haften, wenn die Teilnehmer das Seminar verlassen. Denken Sie zum Schluss vor allem an das Ziel der Veranstaltung. Sie wollen etwas erreichen. Geben Sie den Teilnehmern deshalb konkrete **praktische Vorschläge** mit, die sie zu Hause umsetzen können.

Tipp
Was zuletzt gesagt wird, hinterlässt in der Regel einen bleibenden Eindruck.

Die bewusste Unterstützung einer medizinischen Behandlung ist auch aus psychologischer Sicht wertvoll. Denn sie ermöglicht es dem Patienten, sich aus seiner passiven Rolle als Behandelnder zu befreien, um selbst Verantwortung für seine Gesundheit zu übernehmen. Aktiv in den Heilungsprozess einbezogen zu werden bedeutet auch, bis zu einem gewissen Grad die Kontrolle zurück zu erlangen. Je mehr eine Behandlung auf die Persönlichkeit des Patienten ausgerichtet wird und je besser sie zu dessen Lebensumständen passt, desto zufriedener wird er mit seinem Arzt und dessen Arbeit sein.

Durch die Praxisseminare werden die Patienten dabei unterstützt, die Option auszuwählen, die für sie bestmöglich ist. Verständlich aufbereitete Informationen können hilfreich sein. Beispielsweise kann man wissenschaftliche Daten und Studienergebnisse in Informationen übersetzen, die sich leichter auf den Alltag übertragen lassen und für den medizinischen Laien hierdurch verständlich werden.

Viele krankheitsspezifische Schulungsmaßnahmen können in Form von Patientenseminaren stattfinden. Diese Gruppenarbeit wird dann auch zum wesentlichen Therapieelement. Dabei geht es letzten Endes um die Beeinflussung von negativen Verhaltensweisen durch eigenverantwortliches Handeln des Patienten und um die gegenseitige Motivation. Jeder muss hierbei das für ihn persönliche richtige Maß finden, dass ihn seine Ziele erreichen lässt.

Zusammenfassung

Grundbedingungen guter Vorträge und Präsentationen ist eine klare Struktur und ein folgerichtiger Aufbau. Sie sind kein Selbstzweck, sondern zielorientiert und sie werden gründlich vorbereitet. Achten Sie darauf, die Beiträge sachgerecht zu behandeln und lebendig zu gestalten. Greifen Sie in der Diskussion auf Folien oder andere visuelle Hilfsmittel zurück. Fassen Sie am Ende die Quintessenz der Diskussion zusammen. Durch aktives Zuhören aufmerksames Interesse zeigen und zu einem kooperativen Diskussionsklima beitragen.
Entscheidend für den Erfolg Ihres Praxisseminars ist die sorgfältige und gründliche Vorbereitung, Begeisterung für medizinische Themen, Zielstrebigkeit und der Wunsch Ihre Patienten umfassend zu betreuen und zu begleiten.

Erfolg beginnt im Kopf

Immer soll nach Verbesserungen des bestehenden Zustandes gestrebt werden,
keiner soll mit dem Erreichten sich zufrieden geben, sondern stets danach trachten, seine Sache noch besser zu machen.
Robert Bosch (1861–1942), deutscher Unternehmer, der den Automobilbau revolutionierte

Gute Vorsätze zu fassen ist einfach, diese Erkenntnis allein bringt aber noch keinen Erfolg. Wirkung erzielen Sie erst, wenn Wissen durch Handeln ersetzt wird. Es liegt nicht an Ihren Mitarbeiterinnen oder an den Patienten, nicht an der gesundheitspolitischen Entwicklung und nicht am veränderten Gesundheitsmarkt, ob Sie erfolgreich sind oder nicht. Es liegt ausschließlich an Ihnen selbst und Ihrem Willen zum Handeln.

Nicht nur die Promenade oder die Allee und der große Schritt nach vorne sind das einzig Richtige. Sondern die vielen kleinen Feld- und Landwege, die Pfade und Weggabelungen, Schritte zur Seite oder die Orientierung in ungewöhnliche, manchmal auch beschwerliche Routen hinein, in das Unwägbare führen zum Erfolg. Hier und da endet man unter Umständen auch in einer Sackgasse. Dann heißt es umkehren und sich neu orientieren.

Um jeden Tag ein bisschen besser zu werden und um etwas aktiv verändern zu können, brauchen Sie neue Impulse und motivierende Denkanstöße.

Seien Sie nach vorne gerichtet. Damit Sie alle Chancen und die vielschichtigen Facetten erkennen, die Ihre Wünsche und persönlichen Ziele Wirklichkeit werden lassen, sollten Sie Fragen stellen, nachdenken und handeln. Lenken Sie Ihre gesamte Aufmerksamkeit gezielt auf diejenigen Weggabelungen, die Sie in die Zukunft führen.

Nun geht es daran, Ihr Ideenpotenzial wirklich zu nutzen und entschlossen in Energien umzusetzen. Die Ideen nach Ihrer Bedeutung zu gewichten und mit gewissenhafter Sorgfalt umzusetzen, wird das Rückgrat Ihres Erfolgs sein. Sie müssen nun entscheiden, welche aktiven Schritte unternommen werden müssen, um das Ziel zu erreichen: eine außergewöhnliche Arztpraxis auf höchstem Niveau.

8.1 Fundament

Ohne positive Veränderungen gibt es keine Weiterentwicklung. Ein erster Ansatz zur Verbesserung ist, die **eigene Qualität** zu evaluieren und zu verbessern. Durch Ihre Bereitschaft, kontinuierlich am Qualitätsprozess zu arbeiten, werden die Arbeitsabläufe der Praxis nicht nur effizienter, sondern Sie verbessern Ihre strategische Position und legen die Messlatte für Ihre Wettbewerber wesentlich höher. Sie verschaffen sich durch die außergewöhnliche Qualität Ihrer Leistungen nicht nur Marktvorteile, sondern signalisieren auch, dass Sie und Ihr Praxisteam nicht nur das Beste geben, was Sie können, sondern dass Sie für Transparenz stehen und die Praxis in Zukunft, zumindest regional führend sein wird.

Nur, wenn alle Bereiche Ihrer täglichen Arbeit optimiert sind, ist Qualität gewährleistet. Dazu zählt aber nicht nur die Qualität Ihrer ärztlichen Tätigkeit und die Ergebnisqualität, sondern auch die Zufriedenheit der Patienten, die Mitarbeiterzufriedenheit, das Image der Praxis, die gesellschaftliche Verantwortung und das soziale Engagement. Eine regelmäßige Bewertung in diesen Bereichen und die Verbindung zu den Unternehmenszielen, Strategien und den Geschäftsergebnissen sind Kernstück des Qualitätsmanagements.

Wenn Sie sich vorgenommen haben, die beste Arztpraxis am Ort zu werden und den Patienten eine einzigartige und empfehlenswerte Leistung bieten wollen, so ist dies schon der erste Schritt auf dem Weg in die richtige Richtung. Wie Sie aber mühelos feststellen werden, ist der gute Wille allein noch keine Garantie für eine sehr gute Leistung.

Gleichgültig, welchen Weg Sie auch einschlagen, als Führungskraft Ihres Unternehmens können Sie Spitzenleistungen nur entwickeln, wenn Sie Ihre Vision auch nach außen hin lebendig werden lassen. Die Klarheit Ihrer gewählten Worte verstärkt das Bild Ihrer Vision und wird gelegentlich die Gemüter Ihrer Mitarbeiter und Ihrer Patienten bewegen.

Je klüger Sie Ihre Worte wählen, je geflissentlicher Sie argumentieren, desto gewisser wird Ihre Botschaft wahrgenommen.

> Jedes Wort, bevor es sich von mir niederschreiben lässt, dreht sich zuerst nach allen Seiten um
> Franz Kafka (1883–1924), österreichischer Schriftsteller

Tipp
Der Wille, besser zu sein als bisher und die nötige Ausdauer werden Ihnen helfen, greifbare Ergebnisse zu erzielen.

Immer ergeben viele Details ein Gesamtbild, wobei sich die einzelnen Teile dieses Bildes gegenseitig positiv beeinflussen können. Eines dieser Teile wird von vielen Ärzten gerne übersehen: ihr schlummerndes Potenzial.

Schlummerndes Potenzial

Jeder Patient setzt bei einer Arztpraxis eine gewisse Basisqualität voraus. Wenn die erlebte Qualität jedoch höher ist als das, was landläufig erwartet wird, so hat dies notwendigerweise auch positive Folgen für die Zukunft.

Die Herausforderung besteht nun aber nicht darin, lediglich die Leistungen und Angebote auf attraktive Weise zu positionieren und in Praxisflyern oder Patienteninformationen und der praxiseigenen Homepage wortgewaltig aufzuführen, sondern tatsächlich auch ein qualitätsgesichertes Unternehmen zu schaffen. Denn was gute Qualität ist, entscheiden nicht die gewählten Worte oder Hochglanzbroschüren, sondern nur Ihre Patienten.

Tipp
Solange nicht festgelegt ist, was genau verbessert werden soll, kann keine gute Qualität entstehen.

Marken sind omnipräsent. Sie begegnen uns plakativ in der Öffentlichkeit und niemand kann sich ihrem Einfluss so wirklich entziehen. Mit dem Begriff Qualität assoziiert der Verbraucher – und natürlich auch Ihr Patient – vor allem Vorstellungen wie Markenartikel und somit vor allem die gute und einwandfreie Beschaffenheit einer Ware.

Markenartikel geben deswegen Sicherheit und sind im Allgemeinen ein Gütekriterium für die bestmögliche Qualität einer Ware. Marken geben demnach ein Versprechen für gute Qualität. Wird das Wort Qualität näher analysiert, so geht der Begriff zurück auf das lateinische »qualitas«, was in der deutschen Übersetzung »Beschaffenheit und Güte« bedeutet.

Seneca (um 1–65 n. Chr.), römischer Philosoph und Schriftsteller und in die Geschichte als

Erzieher Neros eingegangen, benutzte das Wort im Zusammenhang mit der Beschaffenheit eines Strandes (qualitas litoris). Vitruv (88–24 v. Chr.), dem Baumeister unter Cäsar und Augustus, war es um eine besonders gute Schalleigenschaft von Bauwerken gegangen (qualitas sonituum). Auf Aristoteles (384–322 v. Chr.), dem Lehrer Alexander des Großen (356–323 v. Chr.), geht die Unterscheidung zwischen objektiver und subjektiver Qualität zurück: objektiv auf Beschaffenheit und messbare Eigenschaften, subjektiv auf das Verständnis von Wert und Güte bezogen.

Qualität kann nur bewertet und verbessert werden, wenn sie überprüft und optimiert wird. Ohne Beschreibung oder Messung von Qualität kann eine Verbesserung nur schwierig nachgewiesen und die Wirksamkeit von speziellen Maßnahmen kaum evaluiert werden.

In der medizinischen Versorgung wird Qualität bisher primär unter pragmatischen Gesichtspunkten definiert. Qualität bezieht sich auf die Differenz zwischen dem, was bei der Behandlung eines Patienten erreicht werden könnte und dem, was tatsächlich erzielt worden ist.

Qualitätssicherung hat idealerweise eine große Eigendynamik, die gleichzeitig ständigen Änderungen, speziellen Anpassungen und Verbesserungen an unterschiedliche Anforderungen unterliegt. Eine kontinuierliche interne qualitative Überprüfung und Weiterentwicklung ist deshalb unverzichtbar. Die Qualität zu sichern und weiterzuentwickeln, ist Aufgabe des **Qualitätsmanagements** und schlicht eines der grundlegenden Erfolgsfaktoren einer Arztpraxis.

Qualitätsaspekte einer Arztpraxis

- Ausstattung/Einrichtung der Praxis
- Berücksichtigung der Patientenwünsche
- Betriebsklima
- Diskretion
- Fortbildungsangebote für die Mitarbeiterinnen
- Gebrauch der EDV
- sinnvoller Praxisablauf und Freundlichkeit im Umgang mit den Patienten
- geregelte Verantwortlichkeiten und übersichtliche Arbeitsplanung
- Kommunikation im Team
- Dokumentation
- Ordnung in der Praxis
- Telefonkommunikation und Terminvergabe
- professionelles Qualitätsmanagement
- Notfallversorgung und Wartezeiten

Es sind allerdings nicht die unterschiedlichen Qualitätsmanagementsysteme oder die Qualitätswerkzeuge und Instrumente, die die Grundlage des nachhaltigen Erfolgs bilden. Sondern die Werte und Denkmuster, das Engagement jeder einzelnen Mitarbeiterin, die Ausrichtung auf das Wesentliche, die verlässliche Unternehmenskultur, unvergleichlicher Service und das Bemühen um die Entwicklung einer qualitätsgesicherten Arztpraxis.

! Nicht das gewählte Qualitätsmanagementsystem entscheidet über den Erfolg einer Arztpraxis, sondern Werte, persönliche Einstellungen und vor allem auch gelebte Qualität.

Qualitätsmanagement bedeutet, neue Denkweisen zu etablieren, Anregungen zu geben, etwas Neues zu gestalten und Dinge zu verknüpfen, die zuvor vielleicht getrennt und unkoordiniert umgesetzt wurden. Qualitätsmanagement heißt auch ungewöhnlich zu sein, kontinuierlich Bestleistungen zu erbringen, zu begeistern, die Weitsicht zu haben Chancen zu erkennen und Hindernisse als vorübergehende Störungen anzusehen.

8.2 Qualitätsmanagement als Grundlage des Erfolgs

Mit dem Begriff Qualitätsmanagement sind zwei zentrale Begriffe verbunden: **Effektivität** und **Effizienz**. Peter F. Drucker verstand unter Effektivität »die richtigen Dinge zu tun« und unter Effizienz »die Dinge richtig zu tun«. Mit diesen beiden Aussagen wird im Prinzip der Kern des Qualitätsmanagements sehr gut getroffen.

Wenn Sie allerdings nicht genau wissen, welches die richtigen Dinge sind und wer Ihre Zielgruppe ist, dann sollten Sie dringend über Ihre Strategie nachdenken. Wer über keine exakte Zielvorstellung verfügt, kann auch nicht zielgerichtet handeln, auch wenn die Methoden noch so effektiv und effizient sind.

Diese Fragen helfen Ihnen jetzt weiter

- Welches sind Ihre Stärken?
- Mit welchen Leistungen hat Ihr Praxisteam den größten Erfolg?
- Welche Vision haben Sie und mit welchen Zielen können Sie diese erreichen?
- Wer ist Ihre Zielgruppe?
- Wie lassen sich Ihre Erfolgspotenziale aktivieren?
- Welche Qualitätsbelege können Sie vorweisen?

Wenn Ihnen die Antworten auf diese Fragen schwer fallen oder Sie keine Antworten geben können, dann fragen Sie Ihre Mitarbeiter, gute Freunde, Verwandte und Bekannte. Vielleicht haben Sie sich bisher aber auch keine wesentlichen Gedanken über Ihre Zukunft, die Qualität Ihrer täglichen Arbeit oder über die Zufriedenheit Ihrer Patienten gemacht.

Tipp

In der Form Ihrer Arbeit, in Ihrer Haltung und in Ihrer kommunikativen Kompetenz kommt immer auch Ihre persönliche Einstellung zum Ausdruck.

Als Instrument jeden Qualitätsmanagementsystems dient die wiederkehrende Kunden-(Patienten-)befragung mittels standardisierter Fragebogen. Darüber hinaus ist die Ermittlung der Patientenzufriedenheit immer auch ein laufender Prozess jeder Arztpraxis durch persönliche Gespräche mit den Patienten während der Sprechstunden.

8.2.1 Qualitätsmanagerin der Arztpraxis

Stellen Sie Ihrem Praxisteam eine **engagierte Mitarbeiterin** zur Seite, die die Funktion der Qualitätsmanagerin übernimmt. Sie hat die Aufgabe, das Praxisteam zum Qualitätsmanagement zu schulen, regelmäßig über Neuigkeiten zu informieren, zu beraten und das Qualitätsmanagement zu aktivieren und weiter zu entwickeln.

Zu ihren Aufgaben gehört auch, dass **Qualitätsstandards für den Patientenservice** formuliert und verwirklicht werden. Beispielsweise eine identische Begrüßungsformel und Standards in der Kommunikation. Wichtig ist in diesem Zusammenhang, dass einheitlich auf die persönliche Anrede des Patienten mit seinem Namen geachtet wird.

Tipp

Durch Nennung des Namens wird Wertschätzung für die Person ausgedrückt.

Sie sollte auch auf die Umsetzung einfacher Kommunikationsregeln achten. Die Verwendung von offenen Fragen gibt dem Patienten die Möglichkeit, in seiner Sprache auszudrücken, was ihn tatsächlich bewegt und er wird angeregt, mit seinem Gesprächspartner in einen offenen Dialog einzutreten. Und dabei erhält die Mitarbeiterin auch relevante Informationen über den Patienten, seine Beschwerden, seine Erwartungen und Wünsche. Diese Kommunikationsregeln gelten selbstredend auch für Sie als Arzt.

Das Treffen von klaren Vereinbarungen und verbindlichen Aussagen und deren Einhaltung vermittelt Kompetenz und wird durch die Qualitätsmanagerin garantiert. Jeder Patient erkennt hierdurch, dass er es mit einer professionellen Organisation zu tun hat und erhält ein klares Bild darüber, was er erwarten kann. Das setzt aber voraus, dass es in Ihrem Team eine klare Übereinkunft gibt, die auch eingehalten wird.

Der Erfolg einer Arztpraxis basiert auf unterschiedlichen Anforderungen. Diese sind zum einen die hohen fachlichen und technischen Kompetenzen, zum anderen aber auch soziale und unternehmerische Kompetenz. Diese hohen Anforderungen gelten grundsätzlich nicht nur für den Inhaber der Arztpraxis, sondern auch für alle Mitarbeiterinnen. Den täglichen Job gut zu machen ist entscheidend nicht nur für das Unternehmen Arztpraxis, sondern auch entscheidend für jede Mitarbeiterin als Einzelperson. Zufriedenheit allerdings bedeutet Stillstand. Denn was gut ist, kann immer noch besser werden.

Eine weitere Aufgabe der Qualitätsmanagerin ist es, im Team sicherzustellen, dass die bereits erfolgreich festgelegten Veränderungen effektiv greifen und auch innerhalb des Praxisteams nach weiteren Verbesserungsmöglichkeiten gesucht wird. Verbesserung und Sicherung einer hochwertigen Qualität in der Patientenversorgung muss zu einem kontinuierlichen Prozess werden. Denn eines der ausdrücklichen Ziele von Qualitätsmanagement lautet: Besser werden und nie damit aufhören. Eine Philosophie, die das gesamte Unternehmen Arztpraxis umfasst.

Tipp
Achten Sie darauf, dass regelmäßige Teambesprechungen stattfinden und regelmäßig das Thema Qualitätsverbesserung aufgegriffen wird, um Schwung und Engagement aufrecht zu erhalten.

8.2.2 Von Qualität zum Qualitätsmanagement

Qualitätsmanagement war lange Zeit nur ein Thema für Ingenieure und Fachleute für Qualitätskontrolle. Somit ist leicht ersichtlich, dass an der Entwicklung des modernen Qualitätsgedankens wir Mediziner eigentlich einen nur geringfügigen Anteil hatten. Das Aufkommen von Begriffen wie Qualitätsmanagement, Total Quality Management und Business Excellence fand zunächst nicht im Bereich des Gesundheitswesen statt, sondern in der Industrie.

Angefangen hat es in Japan vor rund einem halben Jahrhundert. Seinerzeit war es so, dass ein Auto, bei dem schon an der ersten Fließbandstation ein fehlerhaftes Teil eingebaut wurde, alle restlichen Stationen durchlief, bis bei der Endkontrolle dann festgestellt wurde, dass schon frühzeitig ein Fehler aufgetreten war. Es wurde erkannt, dass es keinen Sinn macht am Ende einer Produktion festzustellen, dass ein Fehler aufgetreten war, sondern es wurde klar, dass Qualität nicht erprüft werden kann, sondern kontinuierlich produziert werden muss. Qualitätssicherung war deshalb nicht länger der Versuch, am Ende des Fertigungsprozesses eines Autos unvermeidliche Fehler fest zu stellen.

Die neue Arbeitsform machte **Qualitätssicherung** zum Bestandteil des gesamten Prozesses. Jetzt wurde nach jeder einzelnen Produktionsstufe geprüft. Ein Fehler wurde sofort erkannt und behoben und nicht bis zum Ende der Produktion mitgeschleppt.

Bevor aber die Frage beantwortet werden kann, was ein **Qualitätsmanagementsystem** (**QM-System**) für die Praxis bedeutet und leistet, muss zunächst die Frage gestellt werden, was überhaupt Qualität bedeutet. Die beiden Schlagwörter Qualitätssicherung und Qualitätsmanagement beherrschen seit einigen Jahren die Diskussionen um die Versorgung der Patienten in Klinik und Praxis. Dabei wird die Bedeutung der Begriffe immer als bekannt und einheitlich voraus gesetzt. Dies ist aber weitgehend nicht der Fall.

Der grundlegende Begriff ist sicher der der Qualität. Sie sprechen beispielsweise von guter oder schlechter Qualität eines Produkts, wenn Sie in ihrem Supermarkt einkaufen gehen, wenn Sie sich neue Kleidung oder eine schicke Armbanduhr leisten. Qualität ist demzufolge eine Bezeichnung, die bei jeder Entscheidung eines Konsumenten für ein Produkt oder eine Dienstleistung vorrangige Bedeutung hat. Verständlicherweise ist die Variabilität des Begriffs Qualität ebenso groß, wie die Palette der Produkte und Dienstleistungen.

Der Maßstab wird immer von Ihnen als Konsument gelegt, der Anbieter des Produkts muss infolgedessen – um erfolgreich zu sein – das persönliche Verständnis des Kundens von Qualität treffen. Dabei kann sich natürlich die persönliche Einschätzung der Qualität von Person zu Person unterscheiden. Das liegt in erster Linie daran begründet, dass die individuellen Anforderungen an ein Produkt unterschiedlich sind.

Patienten können durchaus als Kunden einer Arztpraxis verstanden werden. Denn der Patient nimmt die Dienstleistungen eines Unternehmens in Anspruch – genauer gesagt, die des Unternehmens Arztpraxis. Wie bei anderen Dienstleistungen wählen die Patienten ihren persönlichen Arzt, und zwar den, von dem sie sich die beste Hilfe versprechen. Die Qualität der Arztpraxis ist dann besonders gut, wenn sie zu möglichst hundert Prozent der Erwartung des Patienten entspricht. Was für den Patienten in erster Linie zählt ist deshalb das Ergebnis der Behandlung – die Ergebnisqualität.

Qualität kann in einer Arztpraxis als Synonym für die gute Dienstleistung verstanden werden.

Gewiss beurteilen die Patienten auch Merkmale wie Freundlichkeit des Personals, die ärztliche Zuwendung und Verständlichkeit der Ausdrucksweise.

Erfolge in Diagnostik und Therapie werden immer durch die gemeinschaftliche Betreuung im Praxisteam erzielt. Arzt und Mitarbeiterinnen überzeugen dann vor allem durch ihre fachliche Kompetenz. Denn nur mit umfangreichem Können und Wissen werden gute Ergebnisse sichergestellt. Jedoch auch die technische Kompetenz, d. h. das Wissen um Diagnostik und medizinische Geräte müssen auf dem aktuellen Stand sein und bleiben. Dieses wird durch wiederholte Fort- und Weiterbildungsmaßnahmen gewährleistet. Auch dies garantiert eine hohe Qualität in der Patientenversorgung.

8

Qualitätssicherung

- **Interne Qualitätssicherung**
  Messung der Patientenzufriedenheit, z. B. in Form von Patientenfragebögen, oder des Qualitätsbewusstseins bei den Mitarbeitern. Prinzipiell zählt zur internen Qualitätssicherung alles, was die Arztpraxis ohne Zwang von außen zur Erreichung seiner Qualitätsziele einsetzt.
- **Externe Qualitätssicherung**
  Ist gleichsam die einfachste Form der Qualitätssicherung. Im heutigen Gesundheitssystem betrifft sie die grundsätzliche Frage, ob der Versicherte, also der Patient, das Nötige und das Richtige in professioneller Ausführung bekommt.

Die Qualitätssicherung zielt auf die Wahrung guter Qualität und will schlechte Qualität verbessern. Das Qualitätsmanagement umfasst die Qualitätsplanung, die Qualitätskontrolle, die Qualitätssicherung und wo nötig – die Qualitätsverbesserung.

Am Qualitätsmanagement der Praxis müssen sich alle Mitarbeiter beteiligen. Durch die ständige Überprüfung und Hinterfragung des Erreichten soll durch Qualitätsmanagement sichergestellt werden, dass das hohe Versorgungsniveau gehalten und wo erforderlich, weiter ausgebaut werden kann. Eine Form der Darstellung dieses Prozesses ist der im englischen Sprachraum weit verbreitete und aus der Industrie stammende Plan-Do-Check-Act-(PDCA)-Zyklus der Ständigen Verbesserung nach Deming (◻ Abb. 8.1).

In diesem Deming-Zyklus wird der Zusammenhang der ständigen Verbesserung sichtbar, denn die Selbstbewertung der Qualität entspricht immer der Phase der Überprüfung (Check), in der die Erreichung der Verbesserungsziele der vorangegangenen Planung berücksichtigt wird.

Dieser Verbesserungsprozess mit dem Ziel hervorragender Ergebnisse (Business Excellence) zu erreichen, ist ein wesentliches Element des Total Quality Management und wird auch im Rahmen der Qualitätsauszeichnungen beispielsweise im EFQM-Modell (European Foundation for Quality Management) für den European Quality Award, gefordert.

Hilfreich bei der Beschreibung der Praxisqualität ist auch, die unterschiedlichen Qualitätsebenen

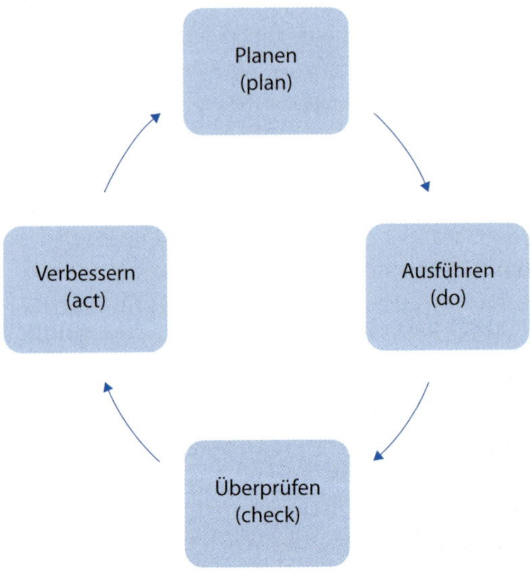

◻ **Abb. 8.1.** PDCA-Zyklus nach Deming.

zu betrachten, wie sie der Arzt Donabedian schon 1966 vorschlug. Die Beschreibung von Qualitätsmerkmalen hat demnach alle Qualitätsebenen zu berücksichtigen, auch wenn im Mittelpunkt die Darstellung der Erlebnisqualität steht (◘ Abb. 8.2).

Jede Arztpraxis kann auf Basis dieser 3 unterschiedlichen Qualitätsebenen,

- Prozessqualität,
- Strukturqualität und
- Ergebnisqualität

auf die Erfüllung des jeweiligen Sollzustands bewertet und verbessert werden.

Schwerpunkte der **Strukturqualität** sind:

- Beschreibung der medizinischen Konzeption einschließlich der medizinisch-technischen, personellen und diagnostisch-therapeutischen Ausstattung,
- Ausbildungsstand und fachliche Qualifikation von Arzt und des Praxisteams und die Organisation der Praxis,
- Kommunikationsstrukturen,
- kontinuierliche Versorgung und Betreuung der Patienten im Sinne des Case-Managements,
- das individuelle Wohlbefinden fördernde Einrichtung der Praxis.

Auf der Ebene der **Prozessqualität**

- spielt die Dokumentation sowie die Verhältnismäßigkeit der Ressourcen, mit denen ein Ziel erreicht wird und deren kontinuierliche Optimierung, z. B. die Anwendung von diagnostisch-therapeutischen Leitlinien und Handlungspfaden, eine beachtliche Rolle.
- Darüber hinaus bildet die sachgerechte Ausführung diagnostischer und therapeutischer Maßnahmen und die Qualität der einzelnen Arbeitsschritte und somit die aller Praxisabläufe eine weitere wichtige Vorgabe.

Die Darstellung der **Ergebnisqualität** ist der eigentliche Schwerpunkt des Qualitätsmanagements. Erfasst werden Informationen

- zur Effektivität der Patientenversorgung,
- Lebensqualität der erkrankten Patienten,
- zur Patientenzufriedenheit und
- zu den Behandlungsergebnissen erfasst.
- Aber auch die Kostenseite der Praxis und die finanziellen Ergebnissen werden auf dieser Stufe bewertet.

Diese Übersicht ist nicht vollständig und kann selbstverständlich um praxisspezifische Merkmale ergänzt werden.

! Die Ergebnisqualität beschreibt die Qualität von Beratung, Diagnostik und Therapie.

Qualitätsmanagement hat sehr viel mit der Etablierung einer Qualitätskultur zu tun. Diese lässt sich aber nicht per Dekret verordnen, sondern sie muss gewollt und aus eigenem Antrieb gelebt werden. Qualitätsorientierung ist deshalb nur dann erfolgreich, wenn sie als Selbstverpflichtung aller Beteiligter verstanden wird. Qualitätsmanagement verhilft Ihnen und Ihrem Praxisteam alle Praxistätigkeiten optimal zu organisieren, um die Patienten bestmöglich medizinisch versorgen zu können. Keine große Sache, oder?

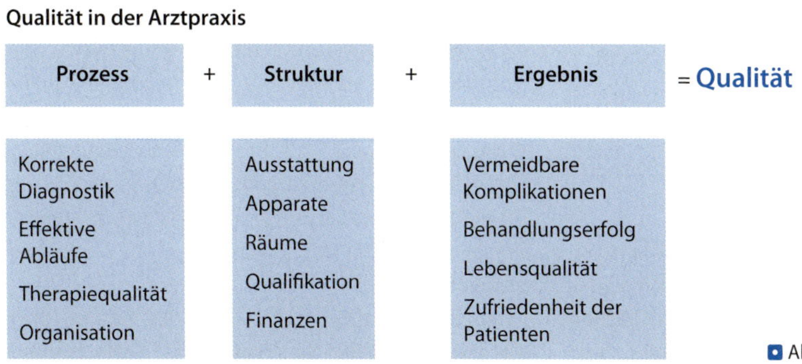

◘ Abb. 8.2 **Qualität in der Arztpraxis.**

Unter Qualitätssicherung versteht man die Sicherung eines bestimmten Niveaus der Qualität, während unter Qualitätsmanagement die systematische und fortlaufende Verbesserung der Qualität verstanden wird.

Qualitätssicherung und Qualitätsmanagement in der Arztpraxis zielen darauf hin, die Qualität zu sichern und Transparenz zu garantieren, Sicherheit und Rückversicherung für den Arzt zu gewährleisten und staatliche Vorgaben nach Qualitätssicherung zu erfüllen. Die Qualitätssicherung dient somit in erster Linie dem Patienten und dem Arzt.

Qualitätsmanagement bedeutet, das gesamte Leistungsspektrum der Arztpraxis systematisch zu erfassen, zu beschreiben und hierdurch die Transparenz der Leistungserbringung zu gewährleisten. Ergebnisse werden gemessen, festgehalten und patientenorientiert beurteilt. Das Qualitätsmanagementsystem stellt hierzu im Prinzip nur die Instrumente, Methoden und Techniken zur Verfügung. Mit Hilfe dieser Tools gestaltet dann quasi jede Arztpraxis individuell Ihr eigenes Qualitätsmanagementsystem. Die bekannten Verfahren – genannt seien hier nur die DIN EN ISO und EFQM – sind lediglich Vorgaben um dieses praxisindividuelle System zu überprüfen und zu bewerten. Die Verfahren geben sozusagen nur die Rahmenbedingungen vor, nach denen das Qualitätsmanagement in der Arztpraxis umgesetzt werden kann. Im Prinzip lässt sich Qualitätsmanagement als die Gesamtheit aller Bemühungen verstehen, die das Praxisteam unternimmt, um die gewünschte Qualität zu erreichen. Weitere Informationen und Formulare zum Qualitätsmanagement in der Arztpraxis finden Sie auf der Homepage zum Buch unter www.erfolgreich-im-gesundheitsmarkt.de.

8.2.3 Richtlinien für Qualitätsmanagement

Der **Gemeinsame Bundesausschuss** (G-BA) als Vertreter der Spitzenverbände im Gesundheitswesen wurde per Gesetz beauftragt, Richtlinien für die Qualitätssicherung in der ambulanten Versorgung im ärztlichen Bereich zu entwickeln. Diese Aufgabe hat die Selbstverwaltung im Herbst 2005 durch Verabschiedung der »Richtlinien über grundsätzliche Anforderungen an ein einrichtungsinternes Qualitätsmanagement für die an der vertragsärztlichen Versorgung teilnehmenden Ärzte, Psychotherapeuten und medizinische Versorgungszentren« erfüllt.

Die Richtlinie trat zum 01.01.2006 in Kraft. In diesem Regelwerk wird definiert, wie Praxisinhaber ihrer Verpflichtung zur Einführung und kontinuierlichen Weiterentwicklung eines praxisinternen Qualitätsmanagements nachkommen sollen. Ferner wird durch die Richtlinie der Zeitplan für die Gestaltung und Umsetzung sowie das Vorgehen bei den durch die Kassenärztlichen Vereinigungen (KV) durchzuführenden Stichprobenkontrollen geregelt.

Die Durchführungsrichtlinien des Gemeinsamen Bundesausschusses sind seit dem Januar 2006 für die Ärzteschaft in Kraft. Mit ihnen wurden die folgenden gesetzlichen Vorschriften im 5. Sozialgesetzbuch umgesetzt:

§ 135a SGB V Verpflichtung zur Qualitätssicherung
Die Leistungserbringer sind zur Sicherung und Weiterentwicklung der Qualität der von ihnen erbrachten Leistungen verpflichtet. Die Leistungen müssen dem jeweiligen Stand der wissenschaftlichen Erkenntnisse entsprechen und in der fachlich gebotenen Qualität erbracht werden.
Vertragsärzte, medizinische Versorgungszentren, zugelassene Krankenhäuser (…) sind verpflichtet (…), die Ergebnisqualität zu verbessern und einrichtungsintern ein Qualitätsmanagement einzuführen und weiterzuentwickeln.

Dieser Paragraph und die nachfolgenden Paragraphen schreiben dem Vertragsarzt die Einführung eines praxisinternen Qualitätsmanagement vor. Der G-BA bestimmt nur die grundsätzlichen Anforderungen an ein einrichtungsinternes Qualitätsmanagement. Der Aufwand für die Einführung eines QM-Systems soll in einem angemessenen Verhältnis zum Nutzen, insbesondere im Bezug auf personelle und strukturelle Ausstattung stehen. Der Individualität der Praxis soll somit Rechnung getragen werden.

In der Richtlinie des G-BA wird betont, dass die kontinuierliche Sicherung und Verbesserung der Qualität der medizinischen und psychotherapeutischen Versorgung die Grundlage aller Tätigkeiten in den Arzt- und Psychotherapiepraxen ist. Den ärztlichen Praxen wurde eine 4-jährige Frist eingeräumt, in der sie ihr praxisinternes QM einführen müssen. Die Umsetzung musste somit Ende 2009 abgeschlossen sein.

§ 73b SGB V Hausarztzentrierte Versorgung

Für Verträge zur »Hausarztzentrierten Versorgung« nach § 73b SGB V gelten dagegen ganz eigene Regeln. Bei diesen Verträgen gibt der Gesetzgeber vor, dass sicherzustellen sei, »dass die hausarztzentrierte Versorgung insbesondere folgenden Anforderungen genügt, die über die vom Gemeinsamen Bundesausschuss sowie von den Bundesmantelverträgen geregelten Anforderungen an die hausärztliche Versorgung nach § 73 (in diesem sind die Regelungen der vertragsärztlichen Versorgung für Fach- und Hausärzte festgelegt) hinausgehen. Der Absatz 4 formuliert die Vorgaben für das Qualitätsmanagement in der hausarztzentrierten Versorgung folgendermaßen:

(4) *Einführung eines einrichtungsinternen, auf die besonderen Bedingungen einer Hausarztpraxis zugeschnittenen, indikatorengestützten und wissenschaftlich anerkannten Qualitätsmanagements.*

Durch diesen Absatz 4 weichen die Anforderungen an ein Qualitätsmanagementsystem von den Richtlinien des G-BA ab. Wenn die Arztpraxis also solche Verträge zur Hausarztzentrierten Versorgung abschließt, gelten für das Qualitätsmanagement andere Regeln und Voraussetzungen als die vom Gemeinsamen Bundesausschuss festgelegten.

Tipp
Trotz aller Vorschriften lässt Qualitätsmanagement Individualität zu. Kein Praxisteam muss also Angst haben, in ein starres Regelwerk gepresst zu werden.

8.2.4 Überprüfung der Umsetzung

Die **Kassenärztlichen Vereinigungen** kontrollieren die Umsetzung der Qualitätsmanagement-Richtlinien in den ärztlichen Praxen. Dazu wurden Qualitätskommissionen gebildet. Jedes Jahr haben diese Kommissionen 2,5% der Arztpraxen ihres KV-Bereichs daraufhin zu überprüfen, ob der von der Richtlinie geforderte Stand der Einführung des Qualitätsmanagements erreicht ist. Hierzu können durch die Kassenärztliche Vereinigung Unterlagen aus der Praxis angefordert und bei Bedarf auch eine mündliche Befragung des Praxisinhabers durchgeführt werden. Sollte der Nachweis der Überprüfung Anlass zu Zweifeln geben oder das Managementsystem der Praxis nicht dem Stand der Anforderungen entsprechen, werden weitere Überprüfungen – vorgesehen sind Gespräche und Praxisbegehung – folgen.

Ab 2011 wird der **Gemeinsame Bundesausschuss** den Stand der Einführung und die Weiterentwicklung des Qualitätsmanagements in den Arztpraxen überprüfen. Er wird dies auf der Grundlage der oben beschriebenen KV-Berichte tun. Insbesondere sollen dann die Auswirkungen des Qualitätsmanagements auf die Vertragsärztliche Versorgung untersucht werden. Auf der Homepage des Gemeinsamen Bundesausschusses finden Sie weitere Informationen (www.g-ba.de).

8.3 Schritt für Schritt zu mehr Qualität mit Handlungspfaden

Das Ziel von geregelten **Behandlungspfaden** ist immer dasselbe: Eine ausdrückliche Erhöhung des Qualitätsniveaus der Behandlung durch eine geringere Fehlerzahl und eine bessere Koordination aller Beteiligten am Therapie- und Diagnoseprozess.

Behandlungspfade bilden gewissermaßen checklistenförmig den medizinischen Ablauf jedes einzelnen Vorgehens innerhalb der Arztpraxis ab. Für unterschiedliche Krankheitsbilder wird anhand medizinischer Standards, vom Betreten des Patienten in der Praxis bis zu seiner Verabschiedung, jede Untersuchung, jeder Verwaltungsakt im Voraus geplant. Die Patienten werden effizient betreut und der Aufwand für das Praxisteam sinkt durch die festgelegten Standards. Wie ein roter Faden markiert der Behandlungspfad gleichsam den gesamten Weg des Patienten durch ihre Praxis.

Die Transparenz der Abläufe macht den Tagesverlauf besser planbar, sowohl für die Patienten als auch für das Praxisteam. Vor allem profitieren die Patienten. Sie müssen seltener und weniger lange warten und werden lege artis nach Leitlinien behandelt.

Weil die Abläufe während der Behandlung transparent und auch für den Patienten verständlich werden, ist der Aufenthalt für den Patient mit weniger Zeitaufwand, geringerer Ängsten und Unsicherheiten verbunden. Zudem haben wissenschaftliche Studien ergeben, dass Behandlungspfade ein effizientes Instrument zur Qualitätssicherung sind. Der festgelegte Pfad ist Leitlinie, Qualitätsgarant und Kommunikationsplattform zugleich. Jedes Mitglied Ihres Praxisteams sieht genau, wer wann was zu tun hat und kann die anstehenden Aufgaben unverzüglich erledigen.

> **Tipp**
> Der Pfad des Patienten durch die Praxis steht bereits fest, noch bevor der Patient die Praxis betritt.

Wer Behandlungspfade einführen will, muss die individuellen Gegebenheiten der Praxis berücksichtigen. **Disease-Management-Programme** (**DMP**) sind im Prinzip mustergültige Beispiele, wie Behandlungspfade in einer Arztpraxis gestaltet werden können.

Der Behandlungspfad eines DMP beschreibt alle Faktoren und Aufgaben, die insgesamt erledigt werden müssen und ordnet jeden einzelnen Arbeitsschritt. Wir erhalten einen gesamten Überblick des Praxisablaufes, wenn ein Patient in einem DMP eingeschrieben ist. Die einzelnen Prozesse des DMP beschreiben qualitätsgesichert die einzelnen Tätigkeiten, die auf der jeweiligen Stufe erledigt werden müssen.

Beispiele für Prozesse des Behandlungspfades DMP sind die Terminvergabe oder auch Abläufe, die bei Erst- und Folgeuntersuchungen erledigt werden müssen. Diese einzelnen Prozesse werden in Flussdiagrammen dargestellt und als Arbeitsanweisungen festgelegt. Sie werden wie im Baukastenprinzip zu einem Patientenpfad zusammengestellt.

Häufig ist die Organisation in größeren Gemeinschaftspraxen so geregelt, dass der Patient aus dem Wartezimmer aufgerufen und anschließend in die verschiedenen Praxisabteilungen geschickt wird. Sehr häufig muss er dann seinen Namen nennen und sein Anliegen erneut schildern. Nachdem die Diagnostik und Therapie abgeschlossen sind, muss sich der Patient schlimmsten Falls wieder in die Warteschlange an der Anmeldung einreihen, um beispielsweise eine Überweisung abzuholen oder einen neuen Termin zu vereinbaren.

Das lässt sich natürlich auch anders und viel besser organisieren: Zum einen können die erforderlichen Untersuchungen des Patienten schon im Voraus festgelegt werden und alle Termine vergeben werden. Zum anderen kann die Praxiskommunikation so gestaltet werden, dass jede Praxismitarbeiterin genau weiß, was für den Patienten als nächstes ansteht.

Die Kernaufgabe im Qualitätsmanagementsystem ist eine kontinuierliche Verbesserung aller Abläufe zu erreichen, um damit die Patientenzufriedenheit zu erhöhen. Praktisch gesehen, wird durch Qualitätsmanagement und die Nutzung von Behandlungspfaden die Betreuung der Patienten verbessert. Als Folge von Behandlungspfaden wird der Patient nicht fortwährend nachfragen müssen, was als nächstes mit ihm passiert.

Den Behandlungspfad gestalten:

- Zu Beginn der Pfadkonstruktion steht die Auswahl des Krankheitsbildes oder des Prozesses.
- Nach der Auswahl eines Krankheitsbildes erfolgt die Analyse des aktuell praktizierten Vorgehens mit Darstellung des Ist-Zustandes, d. h. wie ist der Ablauf in der Praxis derzeit organisiert.
- Es folgt nun die graphische Darstellung des jetzt optimierten Behandlungsablaufs als Flussdiagramm.
- Nach Korrektur aufgedeckter Mängel wird der Pfad dann in der Praxis eingeführt.
- Der Patient durchläuft in der Regel verschiedene Abteilungen einer Praxis. Der gesamte Ablauf ist so zu planen, dass die verschiedenen Untersuchungen aufeinander abgestimmt werden.

Jede der beschriebenen Veränderungen ist für sich betrachtet klein, doch in der Summe bewirken sie eine deutliche Leistungsverbesserung der Arztpraxis. Größere Probleme werden in kleine, lösbare Teile zerlegt und erzeugen hierdurch einen kontinuierlichen Strom von schrittweise durchgeführten Verbesserungen.

Behandlungspfade legen fest

- wie eine Behandlung organisiert wird und welcher Patient welche medizinische Behandlung erhalten soll,
- welcher Mitarbeiter die Verantwortlichkeit übernimmt,
- wie die Kommunikation erfolgt,
- wie jeder Arbeitsschritt ausgeführt werden sollte.

Die einzelnen Arbeitsschritte wiederum werden in Prozessen festgelegt, Unklarheiten werden ausgeräumt und sie können drastische Verbesserung bei der Qualität, Patientenzufriedenheit, Sicherheit und Zufriedenheit des Praxisteams feststellen. Dieser Ansatz kann von jedem Praxisteam zu eigen gemacht werden, um die Entwicklung von Behandlungspfaden zu festen Bestanteilen ihrer Arbeit werden zu lassen.

8.3.1 Wie Sie herausfinden, was Ihre Patienten erwarten

Kunden sind Menschen, die Interesse an einer Dienstleistung oder Produkten einer Dienstleistung haben. Viele Ärzte empfinden ein Unbehagen, in Zusammenhang mit Patienten von Kunden zu sprechen. Natürlich gibt es gewisse Unterschiede in der medizinischen Betreuung, die sich von den üblichen Kundenbeziehungen im Gewerbe unterscheiden. Die Annahme, dass im Gesundheitssektor der Begriff Kunde immer nur auf den Patienten zu übertragen sei ist allerdings zu kurz gedacht.

Kunden im Gesundheitsbereich sind bei Weitem nicht nur die Patienten, sondern auch deren Angehörige, die häufig das Interesse des Kranken vertreten. Auch Krankenhäuser und Fachkollegen, Rehabilitationskliniken, Physiotherapeuten und Kostenträger haben Erwartungen an die Praxisleistungen, den Service und die Kommunikation. Im Rahmen des Qualitätsmanagements erhält der Begriff Kunde deshalb eine erweiterte Definition und umfasst alle Leistungsbezieher die von der Arztpraxis Leistungen erhalten. Wenn im Folgenden vom Kunden die Rede ist, sind also immer explizit alle Kunden des Gesundheitsmarkts und damit auch einer Arztpraxis gemeint.

Kunden einer Arztpraxis

- Patienten
- Angehörige von Patienten
- Zuweiser
- Lieferanten
- Kostenträger
- Krankenhäuser und Rehabilitationskliniken
- Kooperationspartner
- Behörden, Banken, KV und Gesetzgeber

Angehörige aus Gesundheitsberufen besitzen bei Patienten oft einen großen Vertrauensvorschuss, die medizinische Kompetenz und die medizinische Qualität setzen alle Patienten bei einem Arzt voraus. Nur selten wird ein Patient, mit der Aussicht einen noch fachkundigeren Arzt zu finden, die Praxis wechseln, wenn er mit den Leistungen seines Arztes immer zufrieden war.
Eine Praxis, in der qualitätsorientiert gearbeitet wird, hat immer einen Wettbewerbsvorteil. Und solange die Therapien erfolgreich sind, werden die meisten Patienten von den medizinischen Fähigkeiten ihres Arztes auch überzeugt sein. Gerade aber, weil Patienten die feinen Differenzen in der medizinischen Qualität von Arztpraxen kaum wahrnehmen können, achten sie vor allem auf die Unterschiede im Service und in der Patientenorientierung.

Die Patienten sind dann besonders zufrieden, wenn ihre Erwartungen an eine Arztpraxis übertroffen wurden.

Tipp
Sie sollten Ihren Patienten immer das Gefühl geben, die wichtigste Person in der Praxis zu sein.

Oft genügen schon kleine Verbesserungen. Die meisten Patienten verlangen im Grunde nur eines: Wertschätzung, das Gefühl dem Arzt und den Mitarbeitern wichtig zu sein.

Ein Patient nimmt die Dienstleistungen der Praxis in Anspruch. Qualität kann hierbei als Synonym für die gute Dienstleistung verstanden werden. Das bedeutet, ausreichend Zeit für das Patientenanliegen zu haben, zu unterschiedlichsten Zeiten ständig erreichbar zu sein, verständliche und umfassende Auskünfte über Erkrankungen, Therapie und Nebenwirkungen zu geben und ausreichende Erklärungen für ärztliche Handlungen anbieten zu können.

Patienten wollen auch zu Wort kommen, erwarten Empathie – Einfühlungsvermögen und Mitgefühl –, angemessene Wartezeiten und patientenfreundliche Praxiszeiten. Natürlich muss eine **gute Ablauforganisation** erkennbar und der termingerechte Ablauf der Behandlung gewährleistet sein. Das Praxisteam muss ein gutes Betriebsklima bieten, freundlich und zuvorkommend sein und wird stets fort- und weitergebildet. Hohe medizinische Kompetenz des Arztes und seiner Mitarbeiter sind eine Selbstverständlichkeit und eine funktionelle Ausstattung und Sauberkeit der Praxis wird garantiert. Der Patient erwartet eine Diagnosestellung oder zumindest eine plausible Deutung seiner Beschwerden und eine therapeutische Antwort. Sicherheit wird vom Patienten durch die Art des ärztlichen Auftretens und durch das Verhalten des Praxisteams gewonnen.

Die Qualität der Arztpraxis ist dann besonders gut, wenn sie möglichst zu einhundert Prozent der Erwartung des Patienten entspricht. Wie bei anderen Dienstleistungen wählen die Patienten ihren persönlichen Arzt, und zwar den, von dem sie sich die beste Hilfe versprechen.

! Nur mit hohem beruflichem Wissen und Können aller Beteiligten werden gute Ergebnisse sichergestellt.

Allerdings beurteilen die Patienten auch Merkmale wie Freundlichkeit des Personals, die ärztliche Zuwendung und die Verständlichkeit der Ausdrucksweise. Der Arzt kann die Patienten vor allem durch seine fachliche Kompetenz überzeugen.

i Tipp

Ein zentrales Merkmal erfolgreicher Arztpraxen ist, unnötigen Ballast abzuwerfen und sich auf die eigentliche Kernkompetenz zu besinnen.

Eine zentrale Bedeutung des Qualitätsmanagements kommt der **Patientenzufriedenheit** zu. Dies bedeutet zunächst, dass sämtliche Arbeitsabläufe und Prozesse innerhalb der Praxis auf die Bedürfnisse und Anforderungen der Patienten abgestimmt werden. Qualität als oberstes Ziel definiert sich demnach nicht nur an der eigentlichen medizinischen Versorgungsleistung. Vielmehr müssen auch die Erwartungen der Patienten und der Öffentlichkeit an die Leistungen einer Arztpraxis mit berücksichtigt werden.

Qualitätssicherung meint somit ein patienten- und prozessorientiertes Vorgehen, wobei sich sowohl Führungskräfte als auch die Mitarbeiter unterer Hierarchieebenen der Notwendigkeit zur Patienten- und Qualitätsorientierung jederzeit bewusst sein sollten. Im Rahmen des ständigen Verbesserungsprozesses müssen auch alle strukturellen, personellen und technischen Ressourcen eingebunden sein, wobei vor allem auch die Bereitschaft bestehen muss, sich ständig weiterzuentwickeln und zu verbessern. Zufriedene Patienten sind wichtige Werbeträger der Arztpraxis. Zudem wirkt sich die Zufriedenheit mit der Betreuung äußerst positiv auf die Compliance aus.

Unzufriedenheit entsteht durch eine Abweichung zwischen der Erwartung und der empfangenen Leistung. Grundsätzlich erwarten die Patienten in erster Linie eine korrekte Diagnostik und die erforderliche Behandlung von Krankheiten. Zwar können die Patienten in der Regel nicht beurteilen, ob eine Untersuchung oder eine Behandlung indiziert ist, wohl aber ob sie lange Wartezeiten haben, die Praxis gut organisiert ist, medizinische Geräte modern und funktionstüchtig sind und ob notwendige Unterlagen wie Klinikberichte oder Facharztbefunde vorliegen. Die Erwartungen an die Dienstleistung einer Arztpraxis, an die Serviceleistungen und die Kommunikation können von jedem Patienten beurteilt werden.

Bei der Umsetzung von Qualitätssicherungsprogrammen in der ambulanten Versorgung muss die Patientenzufriedenheit im Mittelpunkt aller Bemühungen des Praxisteams stehen. Deshalb ist besonders wichtig, die Erwartungen der Patienten an die Praxis zu ermitteln und deren Erfüllung zu gewährleisten. Eine hohe Zufriedenheit der Patienten ist auch deshalb wichtig, da hierdurch die eigene Wettbewerbsposition deutlich gestärkt wird. **Patientenbefragungen** liefern, wenn sie methodisch durchgeführt werden, dem Praxisteam wertvolle

Hinweise und Informationen über Schwachstellen des Praxisablaufs.

Voraussetzungen für den erfolgreichen Transfer der Ergebnisse in das Praxismanagement ist eine sorgfältige Durchführung dieser Erhebung. Durch die Befragung der Patienten bietet sich die Möglichkeit, direkte Informationen über Prozesse und Problembereiche zu erhalten. So lassen sich Schwachstellen aufdecken, aber auch Lösungsvorschläge sammeln. Dieses Potenzial nicht zu nutzen, würde bedeuten auf eine wichtige Informationsquelle zu verzichten. Als zentrales Element sollten die Patienten insbesondere auch danach befragt werden, welche Leistungsmerkmale der Praxis ihnen wichtig sind und wie zufrieden die Patienten mit diesen Merkmalen sind.

Checkliste Patientenbefragung

- Sorgfältige Planung und Durchführung
- Zieldefinition der Befragung
- Stichprobendefinition, z. B. Voll- oder Teilerhebung
- Festlegung des Zeitraums der Befragung
- Zeitpunkt der Ausgabe und Rückgabe der Fragebögen
- Art der Rückgabe, z. B. Einwurfbox im Wartezimmer
- Art und Umfang des Fragebogens
- Auswertung des Fragebogens
- Information der Patienten über die Ergebnisse der Befragung

In diesem Sinne ist auch die Einführung eines **Beschwerdemanagementsystems** zu werten. Die Informationen aus den, durch die Patienten artikulierten Beschwerden können wertvolle Hinweise auf mögliche Qualitätsdefizite geben und umfangreiche Verbesserungspotenziale aufzeigen. Somit sind Beschwerden als wertvolle Beiträge zur Qualitätsverbesserung zu verstehen.

Um die Anonymität der Patienten zu gewährleisten, kann z. B. im Wartezimmer ein »Beschwerdekasten« aufgestellt werden. Der Patient erhält hierdurch die Möglichkeit, sich aktuell und anonym negativ oder auch positiv über die gerade in Anspruch genommene Dienstleistung zu äußern. Eine weitere Möglichkeit ist, direkt auf der Praxishomepage eine Rubrik für Beschwerden einzurichten.

Damit das Beschwerdemanagement auch funktioniert, sollten durch das Praxisteam eindeutige Regelungen festgelegt werden. Die Beschwerdekultur der Praxis muss umfassend sein, d. h. Mitarbeiter, Praxisleitung und Kunden der Praxis mit einbeziehen. Die direkte Aufforderung der Praxismitarbeiter an die Patienten zur Mitteilung von Anregungen, Wünschen oder Defiziten und Anonymität muss gewährleistet sein. Eine schnellstmögliche Bearbeitung der Beschwerden und Transparenz – die Patienten sollten das Beschwerdeergebnis und die Konsequenzen erfahren, beispielsweise über eine Praxiszeitung oder einen Aushang in der Praxis – muss selbstverständlich sein.

8.3.2 Nachfrage beim Patienten

Die Erhebung der Patientenerwartungen erfolgt natürlich immer durch das Gespräch mit Arzt und Praxisteam, außerdem durch standardisierte Analysen mittels Patientenbefragungen in regelmäßigen Abständen. Patientenbefragungen sind zu einem wesentlichen Element eines Qualitätsmanagementsystems in Arztpraxen geworden. Sie sind eine gute Methode, um neben der Ermittlung der Patientenzufriedenheit auch Schwachstellen in unterschiedlichen Bereichen zu erkennen.

Diese Fragen helfen weiter

- Wie zufrieden Sind Sie mit der Arztpraxis?
- Wurde Ihnen die Praxis empfohlen?
- Weshalb wurde Ihnen die Praxis empfohlen?
- Erfüllen wir Ihre Erwartungen an eine Arztpraxis?
- Wie wahrscheinlich ist es, dass Sie die Arztpraxis einem Freund oder Verwandten empfehlen?
- Wie wahrscheinlich ist es, dass Sie auch weiterhin in unsere Arztpraxis gehen?

Beurteilungsbögen helfen, Befragungen durchzuführen. Die Bögen im Wartezimmer auszulegen und die Patienten lediglich aufzufordern, sie auszufüllen, genügt aber nicht. Besser ist es, dem Patienten den Fragebogen persönlich auszuhändigen und sich für seine Mühe und Anregungen zu bedanken, und die Wünsche und Vorschläge für den Patienten spürbar umsetzen.

Als Schreibunterlage kann ein im Bürohandel erhältliches Block-Klemmbrett für DIN A 4 mit Stiftschlaufe dienen. Wir stellen den Patienten in meiner Praxis in Karlsruhe bei Bedarf auch eine Lesebrille zur Verfügung. Diese kleine Investition ist sehr sinnvoll, da der eine oder andere Patient seine eigene Brille vielleicht gerade nicht zur Verfügung hat und den Fragebogen deshalb nicht ausfüllen könnte.

Der Umfang des Fragebogens sollte im Allgemeinen nicht mehr als 2 DIN A 4 Seiten umfassen, außerdem muss er einfach und übersichtlich gestaltet sein. Die Rückgabe des ausgefüllten Fragebogens kann durch Einwurf in eine Box, die im Wartezimmer aufgestellt wurde, erfolgen oder durch Rücksendung des ausgefüllten Fragebogens per Post. Wichtig ist, dass die Fragebogenaktion anonym erfolgt. Hierdurch ist eine höhere Rücklaufquote gewährleistet. Angestrebt werden sollte eine Rücklaufquote von mehr als fünfzig Prozent.

Tipp
Ein Fragebogen sollte zur Ermittlung der Patientenzufriedenheit Freitext zulassen. Der Patient kann so seine Meinung begründen und sich auch konkret zu bestimmten Sachverhalten äußern.

Der Fragebogen wird mit Schreibstift von einer Mitarbeiterin persönlich übergeben. Sicherlich reicht die Erhebung der Daten alleine nicht aus, um notwendige Probleme im Praxisablauf zu erkennen und entsprechende Verbesserungen umzusetzen. Wichtig ist bei einer Fragebogenaktion, dass das Praxisteam auch bereit ist, aus den erhaltenen Ergebnissen hinreichende Konsequenzen zu ziehen. Wird dieses Instrument des Qualitätsmanagements eingesetzt, sind einige Grundsätze vorab zu beachten:

- Welche Mitarbeiterin organisiert die Befragung?
- Festlegung der Zielgruppe
- Wer wertet die Fragebögen aus?
- Ziel der Befragung
- Größe der Stichprobe
- Art und Umfang der Befragung

Die Durchführung einer Patientenbefragung erfordert beachtliches personelles Engagement. Vor allem den zeitlichen Aufwand bei der Gestaltung und Erarbeitung der Fragen sollten Sie nicht unterschätzen. Außerdem muss berücksichtigt werden, dass die Patientenzufriedenheit, bei selbstentwickelten Fragebögen ohne wissenschaftliche Basis, mit einem nicht qualitätsgesicherten Instrument gemessen wird.

Inhalt einer Fragebogenaktion ist nicht die Bewertung der allgemeinen Zufriedenheit des Patienten, sondern. als wesentliches Instrument des Qualitätsmanagements, die konkrete Bewertung der medizinischen Versorgung, die Beseitigung von Schwachstellen und die Qualitätsverbesserung. Um Patientenumfragen zur relevanten Qualitätsbeurteilung nutzen zu können, müssen die Fragebögen deshalb besonders sorgfältig entwickelt werden.

Tipp
Die Qualität des angewandten Messinstrumentes ist ausschlaggebend für die Ergebnisse der Befragung.

Gut für die Auswertung, ist es eine Bewertungsskala von 1–5 anzuwenden, wobei die Ziffer 1 »Sehr zufrieden«, die Ziffer 5 »Sehr unzufrieden« bedeutet.

Jedes Ergebnis einer Patienten- bzw. Kundenbefragung hängt zwangsläufig von der verwandten Methode ab. Wenn Sie wissen wollen, was Ihre Patienten erwarten, dann müssen Sie sie danach fragen. Nutzen Sie zur Befragung standardisierte Fragebögen. Wenn Sie auch die emotionale Patientenbindung interessiert, müssen Sie Ihren Fragenkatalog entsprechend erweitern.

8.3.3 Patientenorientierung

In manchen Arztpraxen erschöpft sich die Patientenorientierung – nach einer anfänglichen Euphorie – lediglich in Patientenumfragen und Zufriedenheitsstatistiken, die schließlich in den Schubladen verschwinden.

Der Grund dafür ist: Diese Praxen sind nur äußerlich patientenorientiert. In ihren wirklichen Strukturen, den persönlichen Einstellungen und den Prozessen gibt es keine Verbesserungen, kein aufrechtes Interesse und kein Bemühen für den Menschen als Individuum. Es gibt keine erwähnenswerten Leistungen, keine Patientenorientierung, und keine unmittelbaren Anstrengungen. Diese Arztpraxen werden zu keiner Zeit eine Spitzenstellung erreichen können. Sie werden sich in Zukunft auch besonders schwer tun, um mit engagierten Praxisteams überhaupt im Wettbewerb bestehen zu können. Und sie werden früher oder später substantielle Maßnahmen ergreifen müssen, um ihre Praxissituation zu verbessern, wenn es dann nicht bereits zu spät ist.

Tipp

Die Formel für überdurchschnittliche Leistungen und persönliche Anerkennung ist im Prinzip ganz einfach: Es geht darum, anders zu sein als andere und besser.

Anders sein bedeutet, einen höheren Patientennutzen als vergleichbare Arztpraxen zu bieten. Gerade weil die Patienten die feinen Unterschiede in der medizinischen Qualität nur selten wahrnehmen können, achten sie vor allem auf den Service der Dienstleitung. Und auf diese Weise auf die persönliche Einstellung der Mitarbeiter, auf authentisches Bemühen, die Fürsorge des Arztes und auf die Qualitätsausrichtung der Praxis.

Deshalb organisieren Top-Praxisteams die Abläufe so, dass nicht nur eine einwandfreie medizinische Betreuung und qualitätsgesicherte Leistungen sondern auch ein bestmögliches Zeitmanagement und umfassender Patientenservice garantiert sind. Sowohl den Mitarbeiterinnen als auch dem behandelnden Arzt bleibt dann immer genügend Zeit für eine ausführliche Beratung und persönliche Gespräche mit den ihnen anvertrauten Patienten. Patientenorientierung par excellence eben.

Und Spitzenteams geben sich niemals mit dem Erfolg von heute zufrieden. Sie suchen permanent nach neuen Chancen und Herausforderungen. Sie kennen ihre Kernkompetenzen ganz genau und wissen, wo ihre Grenzen liegen und welche Kompetenzen in Zukunft gefragt sind.

Übermäßig große Ansprüche stellen nur wenige Patienten. Die meisten wünschen sich dem Grunde nur eines: Persönliche Wertschätzung und individuelle Behandlung. Geben Sie Ihren Patienten folglich immer das aufrichtige Gefühl, die wichtigste Person in Ihrer Praxis zu sein. Und zeigen Sie das Ihren Patienten auch.

8.4 Qualitätsorientierte Zukunft: Besser werden und besser bleiben

In Folge der geänderten gesundheitspolitischen Rahmenbedingungen wird sich die Rolle des freiberuflich tätigen Arztes anhaltend wandeln. Zwar bleiben die Ziele der Medizin dieselben, aber die Umsetzung erfolgt unter veränderten Prämissen.

Unser Gesundheitswesen verliert beständig seinen besonderen Status, folgt aber zunächst noch zögernd den üblichen Regeln des Marktes. Dies stellt Ärzte vor allem im ambulanten Bereich vor große Herausforderungen. Denn neben den herkömmlichen Strukturen entsteht eine Parallelwelt unterschiedlichster Gesundheitsunternehmen und Konzerne. Darüber hinaus entwickelt sich derzeit aber auch ein riesiges Feld aus Gesundheitsberatern, Therapeuten, Trainern, selbst ernannten Heilern, Lifestyle-Psychologen und Life- und Wellness-Coaches in direkter Konkurrenz zu den etablierten Arztpraxen.

Mehr **Wettbewerb im Gesundheitswesen** bedeutet dem ungeachtet aber auch, eine Vielzahl von Wahlmöglichkeiten für den aufgeklärten und gesundheitsbewussten Patienten. Der Einzug des Wettbewerbs in das Gesundheitswesen bringt für die Patienten aber nicht nur Vorteile mit sich, sondern auch Risiken. Je mehr sich der Gesundheitsmarkt öffnet, desto mehr marktspezifischem Einfluss sind auch unsere Patienten ausgeliefert. Diese Entwicklung wird sich in den kommenden Jahren mit einer noch größeren Dynamik fortsetzen. Die Veränderungen der Rahmenbedingungen und der wirtschaftliche Druck in den Arztpraxen erfordern eine Anpassung an die neuen Strukturen. Hier gilt es, gut vorbereitet zu sein.

Auch der Wandel im gegenwärtigen Arzt-Patienten-Verhältnis macht ein Umdenken notwendig. Die Patienten von heute kommen mit veränderten Einstellungen und Erwartungen in eine Arztpraxis. Sie sind aufgeklärter, anspruchsvoller und fordernder geworden. Ärzte und Praxisteams werden nunmehr als Dienstleister wahrgenommen und mit anderen Ärzten und Praxisteams verglichen und bewertet.

Das Vertrauen in uns Ärzte wird in Zukunft auch davon abhängen, inwieweit es uns gelingt, unseren Patienten eine individuelle Therapie anzubieten, obwohl wir Ärzte aus Kostengründen und gesundheitspolitischen Entscheidungen immer weniger dazu in der Lage sind. Damit bewegen wir uns auf einer schwierigen Gratwanderung und müssen uns auch fragen, welches Anforderungsprofil in Zukunft von einem guten Arzt erwartet werden kann.

Somit wird klar, dass es nicht einzelne Managementmethoden oder einzelne Instrumente sind, die die Grundlage für den Praxiserfolg und die Zukunftssicherung bilden, sondern letztendlich die Einstellungen des gesamten Teams. Dessen Zusammenwirken ist mitentscheidend für den Praxiserfolg. Eine Praxis, in der qualitätsorientiert gearbeitet wird, hat immer einen Wettbewerbsvorteil. Und solange die Therapien erfolgreich sind, werden die meisten Patienten von den medizinischen Fähigkeiten ihres Arztes auch überzeugt sein.

Zusammenfassung

Ein gutes Betriebsklima ist eine der wesentlichen Voraussetzungen dafür, dass sich die Patienten in einer Arztpraxis wohl fühlen. Jede einzelne Mitarbeiterin gibt ihr Bestes, wenn ihre Arbeit wichtig ist und ihre Leistungen anerkannt werden. Sie muss aber auch verstehen, wie durch optimale Praxisorganisation und engagierte Serviceleistungen ein Mehrwert für die Patienten geschaffen werden kann. Das gesamte Praxisteam muss erkennen, wie es Vertrauen und Zufriedenheit erreicht und hierdurch die Patienten an die Praxis bindet.

Die Qualitätsmanagerin erhöht die Effizienz und Effektivität der Arztpraxis.

Die Einführung von Qualitätsstandards setzt voraus, dass sie als fester Bestandteil in die Teambesprechung und die Kommunikation integriert sind.

Zielsetzung des Behandlungspfades ist, die medizinische Betreuung des einzelnen Patienten

▼

in einer Arztpraxis zu verbessern. Durch Behandlungspfade lassen sich innerhalb der Praxis Strukturprobleme beseitigen und es wird verhindert, dass die medizinischen Fachangestellten improvisieren müssen.

Bei Patientenbefragungen sollte der Patient explizit um Verbesserungsvorschläge gebeten werden. Stellen Sie Fragen zu allen relevanten Aspekten des Praxisbesuchs. Und fragen Sie Ihre Patienten auch nach ihren persönlichen Erwartungen an Ihre Arztpraxis.

Verdeutlichen Sie sich auch, dass Arztpraxen mit Zielen und Visionen einfach besser zu organisieren sind. Qualitätsmanagement macht Erfolg planbar, strukturiert Ihre Arbeit und signalisiert, dass vieles, was bisher immer so war, bald anders – und besser – sein wird.

Wissen kompakt

Es ist nicht wenig Zeit, die wir zur Verfügung haben, sondern es ist viel Zeit, die wir nicht nützen.
Seneca (um 1–65 n. Chr.), römischer Dichter und philosophischer Schriftsteller

Es gibt keine einfachen Wege oder gar ein Patentrezept für den Erfolg. Wenn Sie aber ambitionierte Ziele haben und diese schlüssig und konsequent angehen, sind Sie den Mitbewerbern immer einen entscheidenden Schritt voraus. Verabschieden Sie sich von der Mittelmäßigkeit und definieren Sie realistische und motivierende Ziele. Ideale Abläufe zu organisieren und Ihre persönlichen Stärken zu erkennen genügen jedoch keineswegs. Hochleistungssportler machen es Ihnen tagtäglich vor. Schmieden Sie die Pläne für die Zukunft und zur Umsetzung Ihrer Ziele. Mehr denn je kommt es nun darauf an, die richtigen Entscheidungen zu treffen und sich auf Ihr Thema zu konzentrieren, innovative Konzepte zu entwickeln und diese schnell umzusetzen.

Tipp
Konzentrieren Sie sich ganz auf Ihr Ziel und Ihre Stärken und versuchen Sie Schwächen zu verbessern.

Diese Fokussierung ist das Fundament für den Wandel und eine wichtige Komponente Ihrer Zukunftsstrategie und der persönlichen Weiterentwicklung. Sie werden nicht nur besser, sondern vielleicht auch etwas anders.

Manchmal muss nur die Perspektive gewechselt werden, um neue Chancen entdecken zu können. Das bedeutet aber zwangsläufig auch, sich von herkömmlichen Denkmustern und Gewohnheiten zu verabschieden. Beginnen wir flott damit. Wir ändern unser Rollenverständnis und – IGeLn.

9.1 Arztbehandlungen dürfen nichts kosten?

Wir Ärzte fallen doch immer wieder darauf rein: Was die gesetzlichen Krankenversicherungen bezahlen ist gut, was sie nicht bezahlen ist schlecht.

Wenn die Meinung mancher Kollegen differenzierter wäre, gäbe es nicht immer diese unendlichen Diskussionen um **Individuelle Gesundheitsleistungen** (**IGeL**). Es wird Zeit, sich von dieser Sichtweise zu distanzieren und Selbstzahlerleistungen in das eigene Portfolio der Praxis aufzunehmen.

Tipp
Der moderne Gesundheitsmarkt wächst sehr schnell und sehr viele Patienten fragen Selbstzahlerleistungen mehr und mehr nach.

Die Entwicklung eines Praxiskonzepts mit Schwerpunktsetzung im privatärztlichen- und Selbstzahlerbereich ist eine durchaus empfehlenswerte Möglichkeit, um zu wirtschaftlichem Erfolg zu gelangen. Die Einbindung von Gestaltungsmöglichkeiten der freien Wirtschaft mit der Konzentration auf Privatpatienten und Selbstzahlerleistungen ermöglichen besonders im zukünftigen Gesundheitsmarkt – gemeinsam mit dem Partner Patient – die Existenzsicherung und eine realistische Zukunftsplanung.

Der Leitsatz einer Selbstzahlersprechstunde lautet: Zuvorkommend, kompetent, patientenfreundlich und termingerecht in angenehmen Ambiente.

9.1.1 Privatpatienten und Selbstzahler

Für die Akzeptanz der Praxis ist es wichtig, dass alle Mitarbeiterinnen geschlossen hinter den Plänen des Praxisinhabers stehen. In diesem Zusammenhang kann es hilfreich sein, die Mitarbeiter konkret zu befragen, ob sie den vorgesehenen Angeboten und Leistungen gegenüber aufgeschlossen sind und welches Angebot an Individuellen Gesundheitsleistungen (IGeL) sie für die Praxis vorziehen würden.

Individuelle Gesundheitsleistungen (IGeL) sind alle Leistungen, die nicht von den Gesetzlichen Krankenkassen (GKV) angeboten werden, aber von den Patienten gewünscht sind. Diese Leistungen sind grundsätzlich nach den Vorgaben der Gebührenordnung für Ärzte (GOÄ) privatärztlich zu liquidieren.

Äußerst wichtig ist, dass dem **Praxisteam** die Gelegenheit gegeben wird, das neue Aufgabengebiet kompetent zu beherrschen und sich durch ein qualitatives Weiterbildungskonzept das notwendige Wissen anzueignen. Diese Schritte werden die Motivation der Mitarbeiterinnen nicht nur steigern und festigen, sondern zu einem Teamprozess führen, der die Umsetzungsbereitschaft für Individuelle Gesundheitsleistungen steigert. Beiläufig wird hierdurch auch die Qualität der generierten Leistungen und Angebote verbessert. Auch für Selbstzahlerleistungen gilt, dass nur beste Fachkompetenz zum Erfolg führt.

Tipp
Ein Erfolgsfaktor ist, die Spielregeln des Marktes zu verstehen und zu beherrschen.

Das Praxisambiente, optimale Praxisabläufe und Marktorientierung zählen mit zu den wesentlichen Mosaikteilchen bei der Etablierung einer erfolgreichen **Privatsprechstunde**. Die Entwicklung eines eigenen Praxisprofils durch visionäres Denken, einem attraktiven Praxisteam, modernen Praxisräumlichkeiten, Corporate Identity, Marketing und Öffentlichkeitsarbeit führt zu einer durchgängig Praxisidentität mit einem erkennbaren und in sich schlüssigen Gesamtkonzept.

Mangelndes Engagement und fehlende Motivation der Mitarbeiter ist in erster Linie dem Verhalten des Praxisinhabers geschuldet.

Strukturelle Unterschiede zwischen den einzelnen Fachdisziplinen haben einen nicht zu vernachlässigenden Einfluss auf die Umsatzchancen in der Privatpraxis. Insbesondere fällt im Allgemeinen der Anteil der Privateinnahmen am Gesamtumsatz in einer allgemeinärztlichen Praxis deutlich geringer aus als bei den fachärztlichen Kollegen. Um die Umsatzchancen bestmöglich zu nutzen und die Privateinnahmen steigern zu können, muss das Praxisteam bemüht sein, die Zahl der Privatpatienten ausdrücklich zu steigern.

Schwerpunkte im privatärztlichen Bereich zu setzen, wird für die Arztpraxis der Zukunft eine notwendige Maßnahme sein, um sich neben dem medizinischen auch den wirtschaftlichen Erfolg zu sichern. Welchen besonderen Service Sie für Ihre Kunden »Privatversichert oder Selbstzahler« anbieten wollen, muss in einer Teambesprechung eindeutig festgelegt und vereinbart werden.

Privatärztlicher Service und Behandlungskomfort umfasst nicht nur Soforttermine außerhalb der Sprechstunde, geringere Wartezeiten und bevorzugte Terminvereinbarungen, auch der aktive

Telefonservice sollte eine Selbstverständlichkeit sein. Bei Selbstzahlerleistungen ist zunächst die schrittweise Heranführung der Patienten an die Selbstzahlerpraxis zu empfehlen. Die Praxis muss im Selbstzahlerbereich aktiv agieren und ein spezifisches Leistungsangebot entwickeln. Hierbei können dann auch individuelle Wünsche und Bedürfnisse seitens der Patienten erfüllt werden.

Tipp
Für den Patienten bedeuten IGeL-Leistungen eine Verbesserung und individuelle Anpassung der medizinischen Versorgung an seine persönlichen Gegebenheiten.

Arztpraxen werden auf diese Weise zu modernen Dienstleistungsunternehmen, die sich auch an den individuellen Patientenbedürfnissen orientieren und nicht an den politischen Vorgaben.

Selbstzahlerleistungen geben der Praxis immer eine positive Perspektive und unterstützen die zukunftsweisende Unternehmensstrategie und den langfristigen Unternehmenserfolg. Eine spezielle Privat- und Selbstzahler-Sprechstunde und attraktives Informationsmaterial für die Patienten unterstützen Sie in den Bemühungen um eine Steigerung der Privateinnahmen bei individueller Betreuung durch eine durchweg patientenorientierte Praxisführung.

Der Leitsatz einer Selbstzahlersprechstunde lautet: Zuvorkommend, kompetent, patientenfreundlich und termingerecht in angenehmen Ambiente

9.1.2 Rechnungslegung bei IGeL

Juristisch umfasst das IGeL-Konzept alles, was nicht zur Leistungsbeschreibung der gesetzlichen Krankenversicherung gehört. Somit handelt es sich bei IGeL-Leistungen um individuelle Gesundheitswünsche der Patienten, die außerhalb der finanziellen Restriktion gesetzlicher Krankenkassen realisiert werden können. Achten Sie bei der **Rechnungslegung** auf plausible Preisgestaltung und vereinbaren Sie mit dem Patienten ein Privathonorar im Rahmen der GOÄ unter Berücksichtigung der dort vorgegebenen Kriterien.

Wichtig ist außerdem, dass der Patient eine **persönliche Erklärung** über die Inanspruchnahme von Individuellen Gesundheitsleistungen abgibt. Aus dieser Bestätigung muss ausdrücklich hervorgehen, dass die Behandlung auf Wunsch des Patienten erfolgt und dass der Patient keine Erstattungsansprüche gegenüber seiner Krankenkasse hat.

Tipp
Achten Sie darauf, dass sich Ihre Selbstzahlerleistungen deutlich von den GKV-Leistungen differenzieren. Mittelfristig ist eine zeitliche Trennung zwischen Privat- und Kassenpraxis unbedingt zu empfehlen.

Ich werde Ihnen im nachfolgenden Kapitel nicht alle Details der regelrechten Abrechnung nach der Gebührenordnung für Ärzte (GOÄ) aufzeigen, sondern nur einige wichtige Anhaltspunkte erläutern können. Durch die Beachtung einfacher Regeln werden Sie in die Lage versetzt, eine Fülle von Abrechnungsproblemen zu lösen, um ein angemessenes Honorar für Ihre Arbeit zu erhalten. Wir werden wichtige Begriffe und Zusammenhänge klären und ein umfassendes, einfach verständliches Wissen erarbeiten, um die Welt der privatärztlichen Abrechnung besser zu durchschauen.

Vielleicht wäre es gut, jetzt eine kleine Pause zum Nachdenken einzulegen und sich ein Gebührenhandbuch – GOÄ für Ärzte – zu holen, um etwas darin zu blättern. Im nächsten Kapitel werden Sie das strategische Rüstzeug erhalten und vielleicht auch einige Neuigkeiten erfahren.

Tipp
Sie werden sich einige Mühen und Frust ersparen, wenn Sie bei der Abrechnung Ihrer Leistungen einige Grundregeln beachten: Eine gute Vorbereitung zahlt sich aus, die korrekte Abrechnung schafft Vertrauen und Transparenz, gute Qualität begründet ein angemessenes Honorar.

9.1.3 Abrechnung nach der GOÄ

Als privatärztliche Leistungen müssen auch Individuelle Gesundheitsleistungen auf Basis der Gebührenordnung für Ärzte (GOÄ) abgerechnet werden. Die unbedingte Einhaltung der gebührenrechtlichen Bestimmungen ist Voraussetzung für die generelle Akzeptanz der zu liquidierenden

IGeL-Leistungen. Die genaue Kenntnis der einzelnen Gebührenpositionen sowie der Abrechnungsbestimmungen ist für eine korrekte Abrechnung unerlässlich.

Wenn ein Kassenpatient den Wunsch nach Individuellen Gesundheitsleistungen äußert, sollten Sie ausnahmslos vor Behandlungsbeginn generell eine schriftliche Vereinbarung darüber schließen. Sie können hierdurch dokumentieren, dass diese Leistungen auf Wunsch des Patienten erbracht werden und sichern sich somit ab, falls der Patient die Rechnung nicht bezahlen möchte und ihnen womöglich eine Verletzung vertragsärztlicher Pflichten vorgeworfen wird.

! Auch eine Pauschalierung in festen Euro-Beträgen ist nicht zulässig. Dies bedeutet, dass Pauschalbeträge ohne Bezug zu Leistungen der GOÄ zwischen dem behandelndem Arzt und seinem Patienten nicht vereinbart werden dürfen. Auch Selbstzahlerleistungen sind Teil der ärztlichen Berufsausübung und unterliegen damit den Ausführungen der GOÄ.

9

Alle Leistungen, die in der Gebührenordnung für Ärzte beschrieben sind, müssen auch nach der GOÄ abgerechnet werden. In anderen Fällen wird analog abgerechnet.

Gebührenrechtliche Bestimmungen und Analogbewertung

In der GOÄ sind neue und moderne diagnostische und therapeutische Verfahren gebührenrechtlich häufig nicht erfasst oder ergänzt worden. Ärztliche Leistungen, die in der GOÄ nicht enthalten sind, können deshalb nach analogen Bewertungen gemäß § 6 Abs. 2 der GOÄ abgerechnet werden. Voraussetzung für eine **Analogbewertung** ist, dass die entsprechende Leistung in der GOÄ nicht verzeichnet und auch nicht als Bestandteil einer anderen Leistung beschrieben ist.

! Die zu wählende Analogleistung muss der tatsächlich erbrachten Leistung gleichwertig sein. Eine analoge Bewertung ist nur ansetzbar, wenn die entsprechende Leistung nicht im Gebührenverzeichnis der GOÄ enthalten ist.

Auch wenn die GOÄ vom Prinzip her keine direkten Abrechnungsausschlüsse aufführt, sind die berufsrechtlichen Regelungen unbedingt zu beachten, wonach sich jeder Arzt auf sein Fachgebiet zu beschränken hat.

! Berufsrechtlich ist es unzulässig, fachfremde Leistungen zu liquidieren. Diese sind nicht abrechnungsfähig.

Die Initiative für Individuelle Gesundheitsleistungen muss immer vom Patienten ausgehen. Auch muss der Patient über den Leistungsumfang der gesetzlichen Krankenversicherung in Kenntnis gesetzt werden. Der Arzt hat deshalb den Patienten immer darauf hinzuweisen, welche Leistungen durch die gesetzliche Krankenversicherung übernommen und vom Patienten ohne zusätzliche Zahlungen beansprucht werden können.

Wenn der Patient eine privatärztliche Behandlung wünscht, muss er vorab auch darüber informiert werden, welche Konsequenzen sich aus seinem Wunsch nach Privatbehandlung ergeben. Er muss sich im Klaren darüber sein, dass er die Kosten der Behandlung alleine zu tragen hat und keine Rückerstattung durch die gesetzliche Krankenversicherung erfolgt. Deshalb sollten Sie gewissenhaft darauf achten, dass der Patient den Wunsch auf eine Privatbehandlung vor Beginn der Behandlung auch schriftlich erklärt.

Für den Patienten ist eine verständliche und nachvollziehbare Leistungsbeschreibung in der Honorarabrechnung besonders wichtig und unterstützt auch Transparenz und Qualitätssicherung Ihrer Praxis. Dabei können Sie neben den Pflichtangaben – GOÄ-Ziffern, Steigerungssätze, Leistungsbeschreibungen nach GOÄ und dem Betrag in Euro – auch die durchgeführten Leistungen in für den Patienten verständlichen Worten begreifbar machen.

! Bei der Erbringung von Leistungen, die noch nicht in die Gebührenordnung für Ärzte (GOÄ) aufgenommen wurden, erfolgt die Berechnung einer nach Art, Kosten- und Zeitaufwand gleichwertigen Leistung als Analogbewertung und wird mit einer Analogziffer berechnet.

Analogbewertung von Anamnese und Beratung

Zur Veranschaulichung der Analogbewertung möchte ich beispielhaft die Ziffer 34 GOÄ aufgreifen und die Anwendung als Analogziffer näher erläutern.

Die Ziffer 34 kann nach der Legende der GOÄ angesetzt werden zur:

> *Erörterung, lebensverändernder oder bedrohender Erkrankung. Die Erörterung (Dauer mindestens 20 Minuten) der Auswirkungen einer Krankheit auf die Lebensgestaltung in unmittelbarem Zusammenhang mit der Feststellung oder erheblichen Verschlimmerung einer nachhaltig lebensverändernden oder lebensbedrohenden Erkrankung – gegebenenfalls einschließlich Planung eines operativen Eingriffs und Abwägung seiner Konsequenzen und Risiken –, einschließlich Beratung – gegebenenfalls unter Einbeziehung von Bezugspersonen –. Die Leistung nach Nummer 34 ist innerhalb von 6 Monaten höchstens zweimal berechnungsfähig. Neben der Leistung nach Nummer 34 sind die Leistungen nach den Nummern 1, 3, 4, 15 und/oder 30 nicht berechnungsfähig.*

An dieser Stelle sei noch einmal betont, dass Leistungen, die in der GOÄ beschrieben sind auch nach GOÄ abgerechnet werden müssen. In allen anderen Fällen muss gemäß § 6(2) GOÄ »entsprechend«, d. h. analog, abgerechnet werden.

! Voraussetzung für eine Analogbewertung ist, dass die entsprechende Leistung in der GOÄ nicht verzeichnet ist und auch nicht als Bestandteil einer anderen Leistung beschrieben ist.

Sehen wir uns nun ein konkretes Beispiel an:
Zu einer qualitativ hochwertigen **Raucherberatung** gehört zweifelsohne ein eingehendes Erstgespräch. Für die Erörterung der durchzuführenden Maßnahmen und der ausführlichen Raucheranamnese sind durchaus mindestens 20 min Zeitaufwand für den Arzt anzusetzen. Die GOÄ kennt für die Anamnese einige Abrechnungsziffern, von denen aber keine die Erfordernisse der vollständigen Raucheranamnese exakt erfüllt.

Sowohl die Ziffer 1 als auch die Ziffer 3 der GOÄ entsprechen nicht im Mindesten dem Aufwand für eine qualitativ akzeptable Anamnese bei Patienten zur Raucherentwöhnung. Wir werden deshalb die Ziffer 34 GOÄ analog – als Ziffer A34 – bei einer Einzelberatung zur Raucherentwöhnung heranziehen.

Tipp

Die Ziffer A34 GOÄ lässt sich mit modifizierter Legende für eine Vielzahl von Beratungsleistungen ansetzen:
- Raucherentwöhnung,
- Diät- und Ernährungsberatung,
- Erstanamnese zur Akupunktur nach den Diagnose- und Therapiegrundsätzen der Traditionellen Chinesischen Medizin (TCM),
- Naturheilverfahren und Homöopathie,
- Erörterung einer Anti-Aging-Behandlung und Risiken einer Hormontherapie,
- Erörterung über sportliche Betätigung

um nur eine Auswahl zu nennen.
Die GOÄ schafft durch die Analogbewertungen viele Möglichkeiten, sehr detailiert abrechnen zu können.

Die Erzielung einer Nikotinabstinenz ist in keinem Fall eine Leistung der GKV, sondern stets eine Selbstzahlerleistung. Zuerst wird der aktuelle körperliche Status erhoben. Dazu ist auch eine Untersuchung der Atemwege mittels körperlicher und technischer Zusatzuntersuchungen sinnvoll. Somit gehört auch eine Lungenfunktionsprüfung mit in das Screening-Programm. Auch könnte in diesem Zusammenhang eine Gesundheitsuntersuchung – beispielsweise als Intervallcheck – angeboten werden.

Die Abrechnungsziffern zur Raucherentwöhnung unter Anwendung strukturierter Programme und einer umfassender Beratung würden dann wie folgt kombiniert:

Beispiel: Auswahl möglicher Abrechnungsziffern zur **Raucherentwöhnung**
- GOÄ-Ziffer A34: eingehende Anamnese und Beratung, Erörterung lebensverändernde Maßnahmen
- GOÄ-Ziffer 605: Ruhespirographie
- GOÄ-Ziffer 605a: Flussvolumenkurve
- GOÄ-Ziffer 7: Organuntersuchung oder GOÄ-Ziffer 29: Früherkennungsuntersuchung
- GOÄ-Ziffer A76: Entwöhnungsplan

Weitere diagnostische oder therapeutische Leistungen je nach Einzelfall:
- Verhaltenstherapie (Einzeltherapie/Gruppentherapie: GOÄ 870 oder 871)
- Entspannungstherapie (Einzeltherapie/Gruppentherapie: GOÄ 846 oder 847)
- Akupunktur (GOÄ 269 oder 269a)

! Bitte berücksichtigen Sie, dass nach Bestimmung der GOÄ nicht immer alle Leistungspositionen bei einem Arzt-Patienten-Kontakt nebeneinander abrechenbar sind. Die Ausschlüsse der GOÄ gelten auch für alle analog angesetzten Leistungen.

Bei den meisten ärztlichen Leistungen zur Diagnostik und Therapie, wie auch bei den IGeL-Leistungen, sind Beratungen oder Untersuchungen erforderlich. Im Beratungsbereich stehen
- die einfache Beratung (GOÄ-Ziffer 1),
- eine ausführliche Beratung (GOÄ-Ziffer 3) und
- eine Erörterung von mindestens 20 min Dauer (GOÄ 34) zur Verfügung.

Welche dieser Leistungen letztendlich angesetzt werden, muss der behandelnde Arzt entscheiden.

Bei Anwendung der GOÄ-Ziffer 30 »Homöopathische Erstanamnese« und der GOÄ-Ziffer 31 »Homöopathische Folgeanamnese« ist die jeweilige Mindestdauer zu beachten. Die GOÄ-Ziffer 30 kann nicht nur bei homöopathischer Erstanamnese, sondern auch bei anderer fachgebietsspezifischer Anamnese – dann allerdings analog – abgerechnet werden.

Wie bei einer homöopathischen Behandlung kann auch im Verlauf einer anderen Behandlungsoption die Notwendigkeit bestehen, nochmals ausführlich nachzufragen und die Vorgehensweise zu modifizieren. In diesem Fall kann der Arzt – bei entsprechendem Zeitaufwand – auf die analoge Heranziehung der GOÄ-Ziffer 31zurückgreifen. Diese kann demnach nicht nur bei homöopathischer Folgeanamnese, sondern auch bei jeder anderen fachgebietsspezifischen Anamnese – analog – angesetzt werden.

Bei Anwendung dieser beiden Ziffern sollte sich der Arzt aber immer auch über mögliche Fallstricke im Klaren sein.

Abrechnungsziffern nach Zeitaufwand

- GOÄ-Ziffer 1: einfache Anamnese
- GOÄ-Ziffer 3: eingehende Anamnese, mindestens 10 min
- GOÄ-Ziffer A34: eingehende Anamnese und Erörterung, mindestens 20 min. Darf maximal zweimal innerhalb von 6 Monaten abgerechnet werden.
- GOÄ-Ziffer A30: eingehende Erstanamnese, mindestens 60 min. Darf maximal einmal im Jahr abgerechnet werden.
- GOÄ-Ziffer A31: eingehende Folgeanamnese, mindestens 30 min. Darf maximal dreimal innerhalb von 6 Monaten abgerechnet werden.

Steigerungsfaktoren nach der GOÄ

Auch durch die Berücksichtigung der Steigerungsfaktoren ergeben sich ausreichende Spielräume für Ihre Honorarabrechnung. In der Regel wird die Gebühr, unter Berücksichtigung der Schwierigkeit und des Zeitaufwandes der einzelnen Leistung sowie der Umstände der Leistungserbringung, zwischen dem 1-Fachen und dem 2,3-Fachen des Gebührensatzes bemessen. Der **Steigerungsfaktor** 2,3 entspricht einem mittleren Standard der ärztlichen Leistung.

Bis zum Faktor 2,3, dem Schwellenwert, bedarf es keiner Begründung für die Steigerung des Abrechnungssatzes über den Einfachsatz hinaus. Bei einer Erhöhung über diesen Faktor hinaus bis zum 3,5-fachen Steigerungsfaktor muss der Arzt jeweils begründen, warum der höhere Abrechnungssatz berechnet wird.

Für Gebühren der Abschnitte
- A (Gebühren in besonderen Fällen),
- E (Physikalische-medizinische Leistungen) und
- O (Strahlendiagnostik, Nuklearmedizin, Magnetresonanztomographie und Strahlentherapie)

liegt der Schwellenwert bei Faktor 1,8 des Gebührensatzes, der Höchstbetrag darf das 2,3-fache des Gebührensatzes nicht überschreiten.

Für Leistungen des Abschnitts M (Laboratoriumsuntersuchungen) sind Gebühren zwischen dem 1-fachen und dem 1,3-fachen des Gebührensatzes möglich, der Schwellenwert liegt bei Faktor 1,15.

Eine Erhöhung über den 3,5-fachen Satz hinaus bedarf einer vorherigen Vereinbarung, der **Abdingung**. Die Abdingung, d. h. die vertraglich vereinbarte Abweichung von den gesetzlichen Höchstsätzen, wurde deutlich eingeschränkt und erfordert einen schriftlichen Vertrag zwischen Arzt und Patient. Generell untersagt ist die Abdingung für alle Leistungen der Abschnitte A, E, O und M (Labor), bei Notfällen und akuter Schmerzbehandlung.

! Abrechnungen unterhalb des 1-fachen GOÄ-Satzes sind ebenso wie Pauschalbeträge nicht zulässig und verstoßen gegen die Berufsordnung und das Wettbewerbsrecht. Grundsätzlich ist auch eine Erhöhung der Steigerungssätze über den 3,5-fachen Satz nicht zu empfehlen.

Die Höchstwerte des Steigerungsfaktors können überschritten werden, wenn ein besonders hoher Geräte- oder Leistungsaufwand dies erfordert. Es genügt aber nicht, dass der Patient eine entsprechende Honorarvereinbarung unterzeichnet. Der Arzt muss dem Patienten vor der Behandlung auch anschaulich erläutern, warum er vom vorgegebenen Gebührenrahmen abweicht.

Steigerungsfaktoren

1,0–2,3-fache Satz: ohne Begründung
2,3–3,5-fache Satz: nur mit Begründung
über 3,5-facher Satz: nur mit Abdingung
Der Schwellenwert ist der Regelsatz mit dem Faktor 2,3. Machen Sie durch Variierung der Steigerungssätze deutlich, dass Sie nicht schematisch abrechnen.

Grundsätzlich kann der Arzt seine Leistungen bis zum 3,5-fachen Satz steigern, wenn er dies ausreichend begründet. Für die erforderliche Transparenz und Ihre Reputation ist eine stets korrekte Abrechnung unerlässlich. Insbesondere für den Selbstzahlerpatient ist eine verständliche und nachvollziehbare Leistungsbeschreibung in der Honorarabrechnung besonders wichtig.

9.2 Einfach organisiert

Systematisches **Selbstmanagement** ist eine zunehmende Herausforderung, deren erfolgreiche Umsetzung im Rahmen Ihrer Zukunftsstrategie jedoch unumgänglich ist. Professionelles Selbstmanagement ist hierbei vor allem auch als Schlüsselkompetenz zu verstehen, um ein höchstmögliches Maß von optimalen Organisationsabläufen zu ermöglichen.

Dies ist insbesondere auch unter dem Gesichtspunkt von Bedeutung, dass unser berufliches und soziales Umfeld zunehmend vielschichtiger wird, vielerlei Ansprüche an die Tätigkeit des Arztes gestellt werden und ausgeweitete Handlungsmöglichkeiten eine effiziente und effektive Arbeit erfordern. Dieser zunehmenden Komplexität können wir nur mit einer gut entwickelten Fähigkeit zur Selbstorganisation begegnen. Auch bei niedergelassenen Ärzten gilt die Bedingung, dass nur derjenige, der seine Arbeit und sich selbst optimal organisieren kann, auch langfristig Erfolg haben wird.

Selbstorganisation bedeutet in diesem Zusammenhang:

- Sich auf das Wesentliche konzentrieren und Unwesentliches mit einem Minimum an Arbeits- und Zeitaufwand erledigen,
- bewusst Ziele setzen, die man erreichen möchte,
- den aktuellen Stand reflektieren (Fähigkeiten, Wünsche) und bestehende Aufgaben nach ihrer Bedeutung ordnen und effektiv abarbeiten,
- eigene Arbeitstechniken überprüfen, verfeinern und die Selbstorganisation verbessern,
- lernen, eigene Fähigkeiten richtig einzuschätzen,
- Stärken aus- und Schwächen abzubauen und
- den individuellen Arbeitsstil permanent auf Effektivität zu überprüfen.

Unsystematisches Arbeiten schränkt Kreativität und Problemlösungsfähigkeit erheblich ein. Legen Sie deshalb immer das vorgesehene Ziel schriftlich fest und überlegen Sie sich eine geeignete Strategie, um dieses Endergebnis erreichen zu können.

Die **schriftliche Zusammenstellung Ihrer Ziele** sowie der anstehenden Aufgaben ermöglicht Ihnen darüber hinaus eine bessere Übersicht. Sie können dann die Arbeitsabläufe besser strukturieren und Prioritäten bewusst und zielgerichtet einsetzen. Die Gewissheit, dass Sie einen optimalen Überblick über alle Aufgaben haben, erleichtert die Konzentration auf jeweils ein Thema, sodass das Endergebnis auch Ihren Erwartungen entspricht. Wenn Sie Ihre eigene Organisation optimal gestalten und exakt überblicken, in welcher Ablage die benötigten Informationen zu finden sind, können Sie jederzeit effektiv und effizient arbeiten und haben aus der umfangreichen Zahl von Dokumenten, die für Sie wichtigen ständig griffbereit.

9.2.1 Organisationsstrategien

Strukturieren Sie Ihr Handeln und legen Sie bereits vor Beginn der Arbeit fest, wie gut das Resultat sein muss und welcher Zeitaufwand gerechtfertigt ist.

- Formulieren Sie Ziel und anstehende Aufgaben schriftlich.
- Sorgfältige Planung eines Projekts nimmt zunächst zwar Zeit in Anspruch, spart diese aber mehrfach wieder ein.
- Berücksichtigen Sie den Zeitbedarf für Vor- und Nachbearbeitung.
- Planen Sie auch notwendige Folgearbeiten ein.
- Überprüfen Sie das Erreichte regelmäßig und setzen Sie Zeitmarken, an denen festgelegte Zwischenziele erledigt sein sollten.
- Verhindern Sie, dass Sie gegen Projektende aus Zeitgründen in der Qualität Ihrer Arbeit nachlassen.

Vorgesehene Ziele konkret zu benennen, schriftlich darzustellen und schließlich als Entscheidungsgrundlage zu nutzen, zählt zu den Grundprinzipien der Selbst- und Arbeitsorganisation. In diesem Sinne sollten immer Prioritäten festgelegt werden, da nicht jede Tätigkeit als gleichwertig anzusehen ist. Da wir ständig dazu neigen, Aufgaben, die einen dringenden Termin haben, vorrangig anzugehen – ungeachtet der Frage, ob sie überhaupt wichtig sind – ist, um effizient arbeiten zu können, eine Unterscheidung der anstehenden Aufgaben in dringend und wichtig zu empfehlen.

Eines der grundlegenden Probleme, mit dem sich auch niedergelassene Ärzte täglich konfrontiert sehen, ist die unglaubliche Informationsflut in der Medizin. In diesem Zusammenhang ist es umso wichtiger, dass Sie folgende Bedingungen beachten. Es kommt nicht so sehr darauf an, Informationen anzuhäufen und unbestimmt auf einem Papierstapel abzulegen – vielmehr zählt letztlich nur, was Sie möglichst im Arbeitstag umsetzen können.

In einer guten Selbstorganisation gibt es nur 3 Arten von **Planungs- und Dokumentationsaufgaben**:

- **Prioritäten setzen und Ziele formulieren**
  Durch die Orientierung an vorgegebenen Zielen wird die Zielerreichung konsequent vorangetrieben.
- **Optimierung des Ablagesystems**
  Gezielter Zugriff auf dokumentierte Informationen bedeutet geringer Suchaufwand und Einsparung von Arbeitszeit.
- **Projektplanung**
  Durch eindeutige Projektplanung wird der einträglichste Lösungsweg beschritten.

Schlüssige Planung und Dokumentation bedeutet zunächst zwar ein Mehr an Zeitinvestitionen, führt aber in der Konsequenz letztendlich zu einer deutlichen Zeiteinsparung. Wichtig ist, durch strukturiertes Handeln und optimal eingerichtete Arbeits-, Ablage-, Nachschlage- und Archivsysteme ein hohes Maß an Übersichtlichkeit zu gewährleisten. Planen Sie in jedem Fall alles schriftlich und widmen Sie Ihrer Arbeitsorganisation genauso viel Aufmerksamkeit wie Ihrer Arbeit selbst. Legen Sie sich ein Zeitplanbuch oder ein elektronisches Organizer-Programm zu. Lernen Sie, mit Planungstechniken und Hilfsmitteln wie Flussdiagrammen und Mindmapping umzugehen.

9.3 Ziele und Motive

Warum sollten wir eigentlich etwas verändern, wenn das Geradeausdenken so einfach ist und Gedankenarbeit für uns gerne erledigt wird? Sei es durch Berater, Funktionäre, Vertreter der Kassenärztlichen Vereinigungen, Berufsverbände, Beamte des Gesundheitswesens oder Politiker.

Für alle ist es nahezu selbstverständlich, dass sie immer ganz genau wissen wie eine Arztpraxis zu führen ist und wie wir Ärzte zu arbeiten haben. Sie wissen was Patienten wünschen, was richtig und falsch ist und wie erfolgreiche Medizin betrieben werden muss. In ihrer ganz eigenen Denkweise übersehen Sie auch gerne, dass Ärzte im Allgemeinen immer höchste Anforderungen an die Qualität ihrer Arbeit erfüllen und nahezu ständig verfügbar für ihre Patienten sind.

Wir sollten aber das Denken beileibe nicht den anderen überlassen. Sondern die uns gebotenen Chancen erkennen und auch wahrnehmen. Nicht nur das vorgegeben System leben, sondern aktiv werden und unseren ganz eigenen Ideen folgen.

In diesem Buch geht es um Entscheidungen. Entscheidungen, die Sie als Führungskraft, Unternehmer und Praxisinhaber treffen müssen. Einige davon sind relevant und werden Ihre Zukunft umgestalten, einige sind nur winzig und werden vielleicht nur wenig bewegen können. Aber wichtig sind sie alle.

Der Fokus liegt auf den Hebeln, an denen Sie ansetzen können und den Hürden, die Sie bewältigen müssen. Neue Perspektiven sehen zu wollen und Gelegenheiten zur Weiterentwicklung zu ergreifen ist ebenso wichtig, wie zu wissen wie man Strategien umsetzt und Visionen realisiert. Es wird Ihnen zwar nicht immer gleich ein Erfolg beschieden, aber Sie haben immer die Aussicht, nützliche Erfahrungen zu sammeln.

Um erfolgreich zu sein – davon bin ich überzeugt – müssen Sie bereits heute die Weggabelungen erkennen und den Weg, der in eine erfolgreiche Zukunft führt, gehen. Sie müssen von sich selbst überzeugt sein und Werte schaffen – für Ihre Patienten und Ihre Mitarbeiterinnen. Das mag mitunter in Vergessenheit geraten, wenn uns die tägliche Arbeit zu sehr absorbiert. Es gibt aber keine schnellen Lösungen. Erfolg erfordert nachdenken und persönlichen Einsatz und geht an diejenigen zuerst, die am besten vorbereitet sind.

Und nun starten Sie durch und sichern Sie Ihre Zukunft.

Zusammenfassung

Die Gebührenordnung für Ärzte (GOÄ) gilt bei GKV-Patienten in all den Fällen, in denen nicht eine gesetzliche Krankenversicherung die Behandlungskosten nach dem Sachleistungsprinzip übernimmt, d. h. für alle Behandlungen, die nicht auf Krankenschein abgerechnet werden können, ist die GOÄ anzuwenden. Der Arzt ist demnach verpflichtet, nicht nur bei privatversicherten Patienten, sondern auch bei Patienten, die Individuelle Gesundheitsleistungen verlangen, nach der Gebührenordnung für Ärzte abzurechnen.

Damit bei komplexen Aufgaben jederzeit die Übersicht behalten wird, ist es äußerst hilfreich, spezielle Hilfsmittel einzusetzen. Um den Überblick nicht zu verlieren, sollten die zu erledigenden Aufgaben in übersichtliche Teilschritte aufgeteilt werden. Wichtig ist auch, Fristen festzulegen, bis wann Sie was erledigt haben müssen. Sie sollten sich auch zur Angewohnheit machen, permanent zu überprüfen, ob Sie den Zielen näher kommen und ob der Zeitplan eingehalten wird.

Die wesentlichen Punkte zum Erfolg sind:

- Chancen erkennen,
- Entscheidungen treffen und
- aktiv werden.

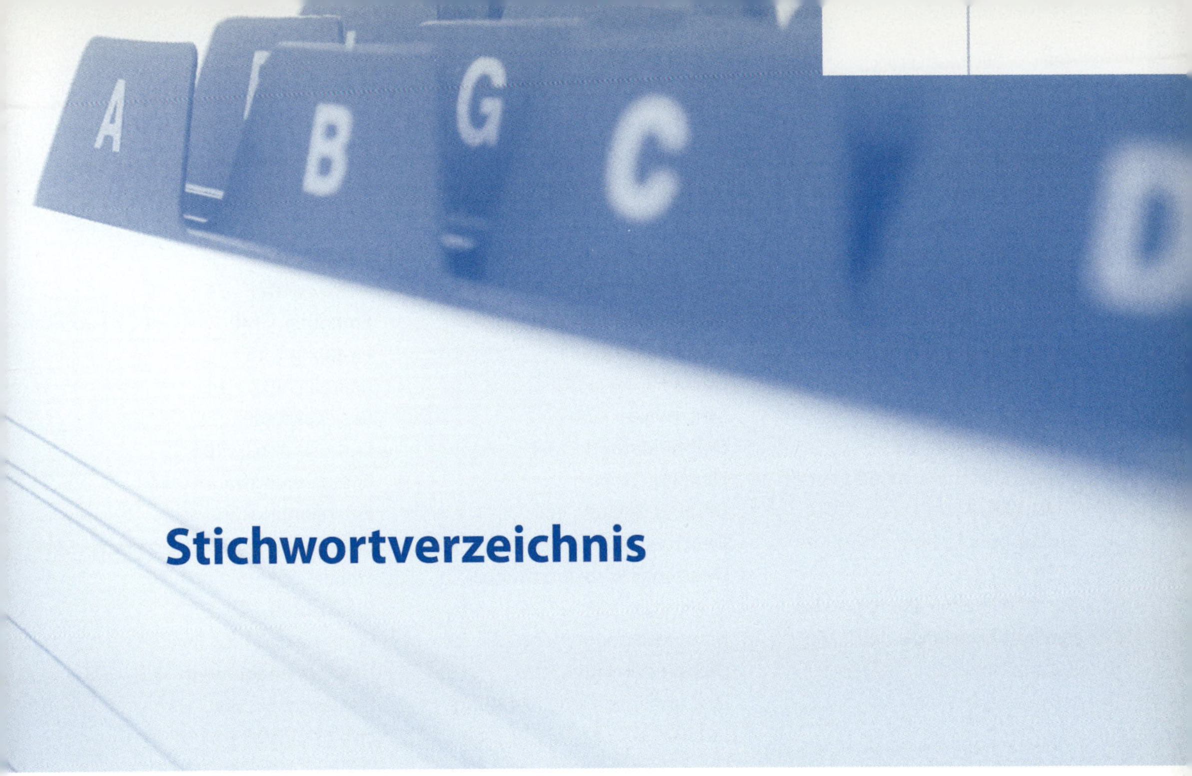

Stichwortverzeichnis

A

Abdingung 183
Ablagesystem 184
Ablaufdiagramme 11
Ablauforganisation 59
Ablaufpläne 59
Abrechnung nach der GOÄ 179
Abrechnungsziffern
– nach Zeitaufwand 182
– zur Raucherentwöhnung 181
Adipositasbehandlung 142
Aktionsplan 108
Akupunktur 18, 133
Alarmknopf 18
Algorithmen 11
Alkmaion aus Kroton 123
Alleinstellungsmerkmale 143
Alternativmedizin 7
Amazon 105
Analogbewertung 180
– von Anamnese und Beratung 181
Analogziffer 181
Analysenkarte 119, 120
Ankle-Brachial-Index (ABI) 45
Anti-Aging 2, 7, 27, 47, 55
Antioxidantien 56
Antoine de Saint-Exupéry 30
Arbeitsabläufe 34
Arbeitsanleitungen 33
Arbeitsbuch 21
Arbeitsgemeinschaft 9
Archivsysteme 184
Aristoteles 83, 163
Art-Studie 134
Arzt als Unternehmer 16
Ärztekammer 15
Ärztevertreter 4
Arztpraxis
– als Marke 106
– im Wettbewerb 4
Arztpraxis, erfolgreiche 22
Arztvortrag 156

B

Bakteriologie 113
Balanced-Scorecard 119
Balzac 29
Bateson, Gregory 79
Behandlung
– ärztliche 9
– naturheilkundliche 18
– privatärztliche 180
Behandlungspfade 169
Behandlungsprogramme 60
Behandlungsraum 17
Beleuchtung 14
Benchmarking 5
Berufsausübungsgemeinschaft 30
– überörtliche 2
Berufsverbände 15
Beschwerdemanagement 173
Betriebsklima 176
Bewegungsmelder 14
Bewegungsprogramm 49
Beziehungsebene 78
Bezos, Jeff 105
BGH 56
Bioimpedanz-Messungen (BIA) 49
Biotechnologie, medizinische 102

Bircher-Benner 131
Blumenstrauß 19
Blutegeltherapie 132
Body-Mass-Index (BMI) 48
Body-Shop Kosmetikkette 110
Brainstorming 58, 70
Brainwriting 70
Branding 25
Brecht, Bertold 116
Brown-Séquard 55
Bundesausschuss, gemeinsamer 40, 168
Bundesgerichtshofes (BGH) 56
Busch, Wilhelm 80, 107, 131
Business Excellence 165, 166
Buzan, Tony 71

C

Cantharidenpflaster 131
Carnegie, Dale 92
Carrel, Alexis 57
Carroll, Lewis 4
Cato 142
Charisma 139
Checkliste 22, 33, 38, 59, 83
– Patientenbefragung 173
– Patiententag in der Arztpraxis 156
– Praxisevent 152
Check-up 31, 35, 44
Chiropraktik 126
Cicero 142
Cirque du Soleil 94
C.K. Pralahad 109
Cleveland Clinic 109
Coach 7
Coffee-Shop 28
Collins, Jim 31
CO-Messgerät 52
Compliance 126
Corporate Design 15
Corporate Identity 14, 23
Crosby, Philip B. 70
Csikszentmihalyi, Mihaly 104

D

Dallmayr 14
Darboven, Albert 14
David P. Norton 119
David Sackett 11
Deckenfluter 14
Dell, Twyla 120
Delphi-Methode 64
Deming 166
Deming-Zyklus 166
Deutscher Markenverband 25
Deutsches Krebsforschungszentrum 51
Diabetesmanagement 57, 59
Diabetes mellitus 57
Diät und Ernährungsberatung 153, 157
Dienstbesprechung 68
Dienstleister 106
Dienstleistungsqualität 6, 15, 31, 57
Dienstleistungsservice 118
Dienstleistungsunternehmen 11, 20
– Arztpraxis 43
Differenzierung 4, 6, 18
Differenzierungsmerkmal 16, 105
DIN EN ISO 168
Disease-Management-Programm 11, 12, 58, 170
– Diabetes 60
Dokumentation 184
Donabedian 167
Dramaturgie 146
Dreigroschenoper 116
Drucker, Peter 109, 156, 163
Dry Needling 135

E

Edison, Thomas A. 90
EFQM-Modell (European Foundation for Quality Management) 166
Eigenverantwortlichkeit der Patienten 27
Einstein, Albert 90
E-Mail 36
– Newsletter 36
Empathie 140
Empfang 35
Energiecheck 14
Energiekosten 14
Enthusiasmus 104
Entspannungsraum 17
Entspannungsübungen 18
Entwöhnung von der Zigarette 51
Erektile Dysfunktion 46
Erfolgsboni 15
Erfolgsfaktor 22, 89
– Impfmanagement 32
Erfolgsgeheimnis 15
Erfolgskontrolle 118
Erfolgsstrategie 19, 89
– persönliche 19
Ergebnisqualität 162, 166, 167
Erkrankungen, tabakassoziierte 51
Ernährung 1, 141
Ernährungsberatung 6, 7, 48, 56, 142
Ernährungsgewohnheiten 47
Ernährungstherapie 142
European Quality Award 166
Evaluation 38
Event 152
Eventtage 19
evidenzbasierte Leitlinien 10
evidenzbasierte Medizin 5, 10–12
Experten 89, 145
Expertenkommissionen 64
Expertenmeinungen 64
Expertenstatus 88

F

Fachgesellschaften, medizinische 11
Fachkompetenz 15
Fagerström-Test 52
Familienunternehmen 13, 23

Ferdinand Huneke 133
Feynman 98
Finanzbudget 22
Finanzplanung 22
Firmen, mittelständische 13
Fischer, Bill 40
Fischer-Ski 110
Fitness-Check 7
Fitness-Studio 2
Fitness- und Gesundheitsboom 2
Flip-Chart 70, 72, 148, 151, 157
Flow 104
Flyer 14, 86
Ford, Henry 28
Fragebogen 164
Fragetechniken 83, 84
Framingham-Studie 47
Frauen als Zielgruppe 106
Freud, Sigmund 132
Friedemann Schulz von Thun 79
Fromm, Erich 85
Früherkennung 6, 43
Früherkennungsmöglichkeiten 43
Führungskompetenz 40

G

Gebärmutterhalskarzinom 5
Gebührenordnung für Ärzte (GOÄ) 52, 178
Gebührenrechtliche Bestimmungen 180
Gemeinschaftspraxen 13
Genesungskarte 18
GERAC-Studie 134
Gespräch 78
Gesprächsführung 83
Gesundheitsberater 28
Gesundheitsberatung 143
Gesundheitscoach 7, 43, 44, 50
Gesundheitsförderung 27
Gesundheitskonzept, ganzheitliches 2
Gesundheitsleistungen, individuelle (IGeL) 20, 43, 45, 46, 47, 52, 57, 177, 180
Gesundheitsleistungen, innovative 60
Gesundheitsmarkt 1, 15, 19, 23, 30, 85, 86, 98, 175, 178
Gesundheitstage 91
Gesundheitstrends 66, 85
Gesundheitsvorträge 32
Gilgamesch 1
Gleich, Lorenz 130
Goethe, Johann Wolfgang von 25, 112
Goleman, Daniel 77
Grünberg, Hubertus von 12
Grundregeln ärztlicher Gesprächsführung 126
Guy Laliberté 94

H

Hahnemann, Samuel 135
Halmich, Regina 16
Hamel, Gary 109
Handeln, patientenorientiertes 107
Handlungsanweisungen 60
Handlungspfad 57
Heilpraktiker 28
Helicobacter pylori 5
Heraklit 114
Hippokrates 27, 100
Hirudo medicinalis 132
Höchstwerte des Steigerungsfaktors 183
Homöopathie 135
– Erstanamnese 182
– Folgeanamnese 182
Honorarabrechnung 180
Honorarvereinbarungen 52
Hormone 55
Hotelbranche 106
Hugo, Victor 122
Humane Papillomavirus (HPV) 5, 35
Humoralpathologie 131
Huneke, Walter 132

I

Ideen-Journal 66
Ideenmanagement 67
Ideen und Notizen 21
Image 86, 89
Imagebildung 91
Imagegewinn 32
Imagepflege 31
Impfaktion 37
Impfassistentin 34
Impfempfehlungen 42
Impfleistungen 34
Impfmanagement 32, 33, 34, 40
– aktives 32
Impforganisation 33
Impfpraxis 33
Impfprojekt 36
Impftage 19
Impfungen 7, 33
– im Kindesalter 42
Impfung, reisemedizinische 35
Impfworkshop 33
Incentives 15
Individualschutz 42
Informationsflut 184
Infusionstherapien 18
Innovation 12, 17
Intelligenz, emotionale 77
Internes Audit 60
Internet 38
Intervallcheck 181

J

Journalisten 88
– Datenbank 87

K

Kaffee und Herzinfarkt 29
Kafka, Franz 103, 162
Kant, Immanuel 8

Kaplan, Robert S. 119
Kernkompetenzen 6, 17, 26, 90, 109, 110
Kjeldsen-Kragh 141
Kleinkinder 5
Kneipp, Sebastian 130
Knöchel-Arm-Index 45
Koestler, Arthur 68
Kokain 132
Kollektivschutz 42
Koller, Carl 132
Kombinationsimpfstoffe 33, 43
Kommunikation 42, 68, 69, 78, 79, 80, 86, 145
– patientenorientierte 126
Kommunikationsmittel 82
– nonverbale 78
Kommunikationsprozess 81
Kommunikationsregeln 164
Kommunikationstrainer 79
Kompetenzen 26, 28, 91
– des Praxisteams 51
– emotionale 139
– kommunikative 43
– rhetorische 142
Kompetenzzentrum 6, 28, 57, 58
– für Prävention 31, 57
– präventiver Maßnahmen 60
Konkurrenz 4, 17, 19
Konkurrenzanalyse 2
Konkurrenzpraxen 8
Konzept 19
– zur Raucherentwöhnung 51
Kooperationen 2
Kooperationsform für Ärzte 137
Kostendruck im Gesundheitswesen 5
Kostenexplosion 5
Kostensenkung 22
Krankenkassenvertreter 4
Krankenversicherungen, gesetzliche 177
Kreativität 63, 70
Kreativitätstechnik 63, 70
Kullmann, Vanessa 29
Kunden einer Arztpraxis 171

L

Laboruntersuchungen 45
Laktat 50
Lay, Rupert 110
Leacock, Steven 8
Lebensenergie Qi 133
Lebensgewohnheiten 49
Lebensstiloptimierung 7, 44
Leitlinien 11
– zur Behandlung der Tabakabhängigkeit 53
Leuchtstoffröhren 14
Lichtenberg, Georg Christoph 63
Lifestyle-Medikamente 86
Lifestyle of Health and Sustainability 2
Logo 14
Lohas 2
Lokalanästhetikum 132
Lorenz, Konrad 157

M

Management
– aktives 11
– der Arztpraxis 20
Männergesundheit 2
Männersprechstunde 55
Manualtherapie 127
Marken 25, 162
Markenartikel 162
Marketing 2, 14
Marktchancen 30
Marktführerschaft 105
Marktumfeld 19
Maßnahmen, qualitätssichernde 10
Maurice Marville 50
Mayo-Klinik 99
McDonald 110
– Logo 49
Medical-Check 50
Medizin
– der Zukunft 101
– ganzheitliche 127
– integrative 127
– naturheilkundliche 31, 32, 127
– physikalische 126
– qualitätsgesicherte 11
– sprechende 78
Megatrend Gesundheit 2, 61, 86
Mehrabian, Albert 78
Meridiane 134
Metabolisches Syndrom 48, 92, 100
Methusalem 1
Microsoft 51
Mindfull-based-stress-reduction 131
Mindmapping 71, 158
MinuteClinic 99
Mitarbeiter 31
Mitarbeiterbesprechungen 68, 69, 82
Mitarbeitergespräche 6
Moderation 69
Moderator 69, 74, 82
Morphologischer Kasten 74
Motivation 120
Motivationsfaktoren 15
Motive 184
motivieren 70
Mütter 106
Myogelose 135

N

Nachricht 78
Nahrungsergänzungsmittel 56, 85
Nanomedizin 98
Nanotechnologie 98
National Health Service 102
National Institute for Clinical Excellence 102
Naturheilkunde 136
Naturheilverfahren 124, 129
Networking 16, 23
Netzwerk, ärztliches 111
Netzwerken 12, 16

Neuraltherapie 132
– nach Huneke 133
Newsletter 59
Nietzsche, Friedrich 105
Nikotinersatztherapie 53
Nischen 94
Notizbuch Conceptum 66
Number needed to treat (NNT) 5
Nurse practitioners 99
Nurses Health Study 48

O

Öffentlichkeitsarbeit 32, 86, 143
Ökonomie 2
Oliver, Jamie 66
Orakel von Delphi 64
Ordnungstherapie 130, 131
Organisation eines Impftages 92
Organisationsabläufe 183
Organisationsplan 34
Organisationsstrategien 184
Organizer 184
Osborn, Alex 70
Osteopathie 126, 127

P

Partnerschaften, strategische 12
Parto-Prinzip 67
Passivrauchen 51
Patientenbefragung 172, 173
Patientenbindung 23, 31, 89
Patientenflyer 59
Patientengespräch 21
Patienteninformationen 51
Patientenordner 19
Patientenorientierung 6, 8, 26, 174
Patientenpackages 31
Patientenschulungen 36
Patientenseminare 159
– Gestaltung von 156
Patiententag 153
Patientenumfrage 6
Patientenvortrag, ärztlicher 51
Patientenzeitschriften 86
Patientenzufriedenheit 164, 172
Patient, schmerzkranker 136
Pauschalbeträge 183
Pauschalierung 180
PAVK 45
Perinatalerhebung 9
Perinatal- und Neonatalerhebung 11
Personalführung 20, 23
Personal Trainer 2, 50
Pertussis-Impfung 37
Pisani, Edgar 63
Plan-Do-Check-Act-(PDCA)-Zyklus 166
Planungskonzept 103
Planungstechniken 184
Planungs- und Dokumentationsaufgaben 184
Platon 83
Pole-Position 15
Politiker 15
Popper, Karl 11
Portfolio 12, 20, 21, 22, 23, 30
– Ordner 22
Positionierung 108
Präsentation 26, 143, 145
– Ihre erste 146
– PowerPoint 146, 148
– Schrift 147
– technische Gestaltung 146
Prävention 6, 27, 30, 43, 49, 61, 100
Präventionskonzept 153
Präventionsleistungen 6, 58
Präventionsmedizin 57
Präventionsprogramm 30
Praxisaktionen 32, 38
Praxisambiente 14, 23
Praxisarchitektur 17
Praxisevents 45, 86, 91, 92, 150
Praxisguide Impfungen 32
Praxis-Homepage 14, 19, 38
Praxiskonzept 8, 178
Praxismarketing 14
Praxis-News 38
Praxis-Newsletter 36
Praxisorganisation 2, 34
– strategische 10
Praxisprofil 178
– eigenes 25
Praxisschild 14
Praxis-Service 58
Praxisstrategie 8, 21, 59, 107
Praxisstruktur 21
Praxistag
– Ernährung und Diät 153
– Gesund bleiben bei Auslandsreisen 150
Praxisteam 77
– erfolgreiches 8
Praxis-Tool 21
Praxisvorträge 36
Praxis-Workshop 69
Praxiszeitung 36
Praxisziele 23
Premium 105
Premium-Entrées 31
Presse 88, 153
Pressemappe 153
Pressemitteilungen 88, 153
Pressespiegel 153
Presseverteiler 88
Primärprävention 47
Privathonorar 179
Privatpatienten 57, 178
– Selbstzahler 178
Privatsprechstunde 178
Privatversicherte 32
Procain 132
Programm Publisher von Microsoft 51
Programmraster 154
Projektarbeit 113, 121
Projekte 111, 113
Projektmanagement 30, 36, 113
Projektplan 111
Projektplanung 30, 68, 112, 184
Projektziele 36, 113
Protokoll 83
Prozessmanagement 18
Prozessqualität 167
Public Relations (PR) 14, 86, 89

Q

Qigong 101
Qualität 40, 162, 166
Qualitätskommissionen 169
Qualitätskultur 167
Qualitätsmanagement 6, 10, 11, 12, 22, 38, 39, 42, 68, 77, 82, 84, 162, 163, 168, 171, 172, 176
Qualitätsmanagementrichtlinie 40
Qualitätsmanagementsystem 8, 60, 163, 165, 170
Qualitätsmanagerin der Arztpraxis 164
Qualitätsservice 43
Qualitätssicherung 11, 40, 163, 165, 166
– externe 166
– interne 166
Qualitätssicherungsmaßnahme 9
Qualitätsverbesserung 165
Qualitätswerkzeuge 163

R

Rationierung 102
Raucheranamnese 181
Raucherberatung 52, 181
Raucherentwöhnung 6, 51
– in der Arztpraxis 52
– Schulungskonzept für das Praxisteam 52
Raucherentwöhnungsprogramm 52
Raucherentwöhnungsseminar 7
Rauchersprechstunde 50, 51
Rauchertagebücher 53
Rauchertherapie 51, 53
Rauchgewohnheiten 51
Raumestaltung 14
Recall 19, 36, 42
Rechnungslegung bei IGeL 179
Rede 143
Referenz einer Arztpraxis 8
Rehabilitationsmedizin 126
Reisemedizin 32
Rentabilität 22
Reputation 8, 151
Retail-Kliniken 99
Reviews, narrative 10
Rezeption 107
Rhetorik 141, 142, 144
Richtlinien 10
– für Qualitätsmanagement 168
Risikofaktor 100
Robert Koch 112
Robert-Koch-Institut 33
Roddick, Anita 110
Rotaviren 5
Rotavirus-Impfung 5
Rückenschmerzen 124

S

Sachebene 78
Säuglinge 5
Säuglingssterblichkeit 9, 10
Schleich, Carl-Ludwig 132
Schmerzbehandlung 124, 125, 131
Schmerzempfindung 123
Schmerzen 124
– chronische 125
Schmerzkrankheit 124
Schmerzpatienten 124
Schmerzpraxen 125
Schmerzsprechstunde 125
Schmerzsyndrome, myofasziale 135
Schmerztherapie, spezielle 124
Schopenhauer, Arthur 6, 83, 123
Schreiben von medizinischen Beiträgen 87
Schriftgröße 147
Schröpftherapie 131
Schroth, Johannes 131
Schroth-Kur 131
Schwellenwert 182
Schwere der Nikotinabhängigkeit 52
Segmenttherapie 133
Selbstheilungskräfte 128
Selbstmanagement 183
Selbstzahlerleistungen 32, 57, 177, 178
Selbstzahlersprechstunde 178, 179
Sender-Empfänger-Modell 78
Seneca 162, 177
Senioren 27, 50
Service 6, 20, 26, 107, 115
Servicekonzept 57
Servicequalität 16, 17, 21, 35, 91
Signalkodierung 78
Smith, Fred 23
Sokrates 83
Sozialgesetzbuch 168
Spiess, Gustav Adolf 132
Spitzensportler 16
Sport 1
Sportmedizinische Leistungsdiagnostik 50
Sprechstunde 21
Ständige Impfkommission (STIKO) 33, 42
Starbucks 28
Stärken 105
Steigerungsfaktoren nach der GOÄ 182
Steuerberater 22
Störfelder 133
Strategie 107, 108
Stressbewältigungsprogramm 7
Strukturqualität 167
Studien, epidemiologische 100
Successfull Aging 28
Suchterkrankungen 53
Super Size Me 49
Swift, Jonathan 29

T

Tabakabhängigkeit 51
Tabakindustrie 50
Tabakkonsum 51
Tabakrauch 50

Tai-Chi 101
Teamarbeit 77
Teambesprechungen 58, 68, 82, 83, 118, 165
Teamgedanke 68
Teilberufsausübungsgemeinschaft 137
Teilziele 103
Telemedizin 97
Terminvereinbarung 19
Therapien
– naturheilkundliche 141
Therapieverfahren, manuelle 127
Tools 22, 42, 44, 168
Top-Events in der Arztpraxis 32
Top-Praxisteams 175
Total Quality Management 165, 166
traditionelle chinesische Medizin (TCM) 134, 142
Trend nach Gesundheit 86
Triggerpunkte 133
Triggerpunkttherapie 135
Twain, Mark 39, 108

U

U-10-Regel 34
Übersichtsartikel 10
Umsatzchancen 60
Unternehmen Arztpraxis 2
Unternehmenserfolg 15
Unternehmer 98
Unternehmerstrategie 108
Urlaubsreisen 19

V

van der Rohe 102
Veränderungsprozesse 23
Vereinigung, Kassenärztliche 4, 15, 22
Verfahren, ausleitende 131
Verri, Pietro 29
Versorgung, hausarztzentrierte 169
Versorgungszentrum, medizinisches 13
Vesalius 112
Vilfredo Pareto 68
Visionen 26, 85, 105, 110
Vitalstoffe 56
Vitruv 163
Voltaire 28
Vorlagen für Flyer und Poster 51
Vorsorgeuntersuchungen 7, 43, 45
Vorträge 26, 143, 144, 145, 148, 155
– gesundheitsbildende 86

W

Waist-to-Hip-Ratio (WHR) 48
Walk-in-Kliniken 99
Walt (Walter) Whitman 13
Warenzeichen 25
Wartezeiten 18, 34, 35, 38
Wartezimmer 35, 37
Watzlawick, Paul 79
Wein 19
Wellness 30
Weltgesundheitsorganisation 102
Werbeanzeige 15
Werbeinstrumente 86
Werbung 2, 20
Wettbewerb 1, 2, 18, 57
– im Gesundheitswesen 101, 175
Wettbewerbsfähigkeit 17
Wettbewerbsfaktor 20
Wettbewerbsposition 23
Wettbewerbsvorteil 6, 17, 30, 90, 111, 176
W-Fragen 88
Wirtschaftspolitik 3
Wirtschaftsunternehmen 19
Work-Life-Balance 3
Workshops 33, 92, 149, 158
World Health Report 102

Z

Zeitmanagement 9, 115
Zeitplanbuch 184
Zeitplansystem 111
Zeitschriften 36
Zhivago, Kristin 25
Ziele 103, 104, 110, 184
Zielvereinbarung 69
Zufriedenheit der Patienten 6
Zuhören, aktives 83, 84
Zukunft, qualitätsorientierte 175
Zukunftssicherung 109
Zukunftsstrategie 177
Zwei-Klassen-Medizin 4
Zwicky-Box 74
Zwicky, Fritz 73

Printing: Ten Brink, Meppel, The Netherlands
Binding: Stürtz, Würzburg, Germany